リハビリテーション評価
ポケットマニュアル

正門由久
編著

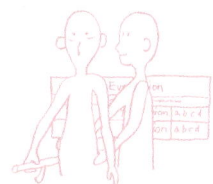

Pocket Manual of
Rehabilitation
Evaluation

医歯薬出版株式会社

This book was originally published in Japanese
under the title of :

RIHABIRITĒSHON HYŌKA POKETTO MANYUARU
(Pocket Manual of Rehabilitation Evaluation)

Editor :
MASAKADO, Yoshihisa
Professor, Department of Rehabilitation Medicine
Tokai University School of Medicine

© 2011 1st ed.
ISHIYAKU PUBLISHERS, INC
   7-10, Honkomagome 1 chome, Bunkyo-ku,
   Tokyo 113-8612, Japan

まえがき

　評価は，リハビリテーション医療のなかで最も重要なもののひとつです．その目的は，現在の状態を知ること，アプローチすべき内容を知ること，リハビリテーション治療の計画を立てること，その治療効果を判定すること，予後を予測すること，他施設との情報交換を行うことなど多岐にわたります．

　十分な評価が行われ，それによってリハビリテーション処方がされ，さらに訓練を行い，再び評価を繰り返し，リハビリテーション医療は進められます．リハビリテーション治療とともに変化する患者の状態を定期的に評価し，処方を変更し，適正な治療内容を検討することが大変重要です．これによって効率的，効果的に，つまり，より短期間でのゴール達成を果たし，社会復帰できることになります．

　他科の診療においても，評価が行われていますが，その他にもいわゆる"検査"によって計測することができるものが多数あります．しかしながら，リハビリテーション医療の中で純粋に計測できるものは限られており，できるだけ客観的な評価が必要です．

　急性期病院での入院期間が短くなり，回復期のリハビリテーションや地域の医療・介護などとの連携が求められている現在，他施設との情報交換は大変重要です．それらの際にも"共通言語"たる評価が求められています．

　本書は，日常頻繁に使われている評価法を中心に，簡潔に解説，記載することを心がけました．つまり，評価法（患者の全体像，疾患，障害，ADLの評価など）とその解釈をまとめ，忙しい臨床現場において，限られた時間内でもこの1冊で確認ができるよう，スタンダードな評価法に絞るとともに，一目で理解ができるような内容となるように努めました．

　本書がリハビリテーション医療にかかわる，研修医，専門医を目指す医師，看護師，理学療法士，作業療法士，言語聴覚士などの医療スタッフの共通書となり，日常診療にすぐに役立つものになればと考えました．皆様の診療に少しでもお役に立てば幸いです．

2011年2月

正門由久

執筆者一覧

● 編　集
正門由久（まさかどよしひさ）　東海大学医学部専門診療学系リハビリテーション科学

● 執　筆　（五十音順）

浦野雅世（うらのまさよ）　横浜市立脳卒中・神経脊椎センター
　　　　　　　　　　　　リハビリテーション部

菊地尚久（きくちなおひさ）　千葉県千葉リハビリテーションセンター

児玉三彦（こだまみつひこ）　東海大学医学部専門診療学系リハビリテーション科学

小西海香（こにしみか）　慶應義塾大学医学部精神神経科学教室

繁野玖美（しげのくみ）　世田谷区立総合福祉センター

先崎　章（せんざきあきら）　東京福祉大学社会福祉学部

早田信子（そうだのぶこ）　明治学院大学学生相談センター

高橋秀寿（たかはしひでとし）　埼玉医科大学国際医療センター運動・呼吸器
　　　　　　　　　　　　　　リハビリテーション科

竹埜未紗（たけのみさ）　横浜市北部地域療育センター

田渕　肇（たぶちはじめ）　慶應義塾大学医学部精神神経科学教室

問川博之（といかわひろゆき）　島田療育センターリハビリテーション科

豊倉　穣（とよくらみのる）　東海大学医学部付属大磯病院リハビリテーション科

花山耕三（はなやまこうぞう）　川崎医科大学リハビリテーション医学教室

正門由久　編集に同じ

水落和也（みずおちかずや）　神奈川県立がんセンターリハビリテーションセンター

三村　將（みむらまさる）　慶應義塾大学医学部精神神経科学教室

目 次

I 評価の目的と重要性 ……………………（正門由久） 1
1. リハビリテーションにおける評価とは …………… 1
   国際疾病分類 1／国際障害分類 2
2. 評価に必要な視点 …………………………………… 2
   評価法の選択 3／評価法選択のポイント 4
3. 情報の読み取り方 …………………………………… 6

II 行動観察の方法 …………………………（正門由久） 7
1. 面接，問診の方法 …………………………………… 7
   面接 7／問診 7／評価 8
2. ベッドサイドでの評価，リハビリテーション室での評価
   ……………………………………………………………… 9
   ベッドサイドでの評価 9／リハビリテーション室での評価 9

III 障害の診断および評価法 ………………………… 10
1. 意識障害 ………………………………（正門由久） 10
   GCS (Glasgow Coma Scale) 10／JCS (Japan Coma Scale) 12
2. 関節可動域測定 ………………………（正門由久） 14
   関節可動域表示ならびに測定法 14
3. 徒手筋力検査 …………………………（正門由久） 22
   徒手筋力検査（MMT；Manual Muscle Test） 22
4. 痙縮 ……………………………………（正門由久） 25
   MAS（Modified Ashworth Scale） 25
5. 嚥下障害 ………………………………（正門由久） 27
   RSST(反復唾液飲みテスト；Repetitive Swaliva Swallowing Test) 27／改訂水飲みテスト（MWST；Modified Water Swallow Test） 28
6. 成長と発達 ……………………（問川博之，高橋秀寿） 29
   DENVER II（デンバー発達判定法） 29／遠城寺式・乳幼児分析的発達検査 32／津守式乳幼児精神発達質問紙 36／

新版K式発達検査2001 37／Motor-Age Test（運動年齢テスト）39／NBAS（ブラゼルトン新生児行動評価；Neonatal Behavior Assessment Scale） 40

7. 知 能 ··· 44

成人の知能 ···（早田信子，三村　將） 44

MMSE（Mini Mental State Examination） 44／HDS-R（長谷川式簡易知能評価スケール；Hasegawa Dementia Rating Scale-Revision） 46／WAIS-Ⅲ（ウェクスラー成人知能検査 第3版；Wechsler Adult Intelligence Scale-3rd Edition） 48／RCPM（レーブン色彩マトリックス検査；Raven's Colored Progressive Matrices） 53

小児の知能 ···（竹埜未紗，三村　將） 55

WISC-Ⅲ（ウェクスラー式児童用知能検査 第3版；Wechsler Intelligence Scale for Children-3rd Edition） 55／田中ビネー知能検査Ⅴ 57／フロスティッグ視知覚発達検査（DTVP；Developmental Test of Visual Perception） 58／WPPSI（ウェクスラー幼児用知能検査；Wechsler Preschool and Primary Scale of Intelligence） 59

8. 高次脳機能障害 ··· 61

注意障害 ··（豊倉　穣） 61

仮名ひろいテスト（浜松方式高次脳機能スケール） 61／PASAT（Paced Auditory Serial Addition Task） 64／CPT（Continuous Performance Test） 67

半側空間無視 ···（繁野玖美，三村　將） 70

線分二等分試験 70／BIT行動性無視検査 日本版（Behavioural Inattention Test） 72

前頭葉機能障害 ··（小西海香，田渕　肇） 76

WCST（Wisconsin Card Sorting Test） 76／Modified Stroop Test 79／Word Fluency Test 80／TMT（Trail Making Test A & B） 81／BADS（Behavioural Assessment of the Dysexecutive Syndrome） 83／Tower of Hanoi（ハノイの塔） 87

記憶障害 ··（小西海香，田渕　肇） 91

三宅式記銘力検査 91／Benton視覚記銘検査 94／リバーミード行動記憶検査（RBMT；Rivermead Behavioural Memory Test） 97／ウェクスラー記憶検査（WMS-R；Wechsler Memory Scale-Revised） 99／コース立方体組み合わせ検査 101／Reyの複雑図形（ROCFT；Rey-Osterrieth Complex Figure Test） 104

失行 ……………………………………………（繁野玖美，三村 將） 107
標準高次動作性検査　107

失語 ……………………………………………（浦野雅世，三村 將） 111
標準失語症検査（SLTA；Standard Language Test of Aphasia）111／WAB 失語症検査（WAB；Western Aphasia Battery）115

9. 心理 ……………………………………………………（先崎 章） 118

うつ 118
ベック抑うつ質問票（BDI-Ⅱ；Beck Depression Inventory-Ⅱ）118／SDS（Zung Self-rating Depression Scale）120／GDS（Geriatric Depression Scale）122

不安・気分 125
STAI（State-Trait Anxiety Inventory）125／MAS（顕現性不安尺度；Manifest Anxiety Scale）128／POMS（Profile of Mood States）131

人格検査 133
YG（矢田部・Guilford 性格検査）133／ロールシャッハテスト 136

10. 疼痛 ……………………………………………………（正門由久） 139
VAS（Visual Analogue Scale）139／MPQ（McGill Pain Questionnaire）140

11. 日常生活動作 143

ADL ……………………………………………………（正門由久） 143
Barthel Index（BI）143／FIM（Functional Independence Measure）145

小児の ADL ……………………………………………（問川博之） 150
WeeFIM（Functional Independence Measure for Children）150／PEDI（Pediatric Evaluation of Disability Inventory）154

12. IADL …………………………………………………（高橋秀寿） 158
FAI（Frenchay Activities Index）158

13. 参加制約（社会的不利）……………………………（高橋秀寿） 163
CHART（Craig Handicap Assessment and Reporting Technique）163／CIQ（Community Integration Questionnaire）169

14. QOL …………………………………………………（高橋秀寿） 174
SF-36（Medical Outcome Study Short-Form 36 Item Health Survey）174／SIP（Sickness Impact Profile）181／EuroQol 182

IV. 主な疾患の評価 … 185

1. 脳卒中 … （正門由久） 185

重症度 … 185

NIHSS（National Institute of Health Stroke Scale） 185／JSS（Japan Stroke Scale） 190／mRS（modified Rankin Scale） 193

機能障害 … 196

SIAS（Stroke Impairment Assessment Set） 196／Fugl-Meyer Assessment（FM） 199／Brunnstrom Stage 204／Motoricity Index 206

バランス … 208

BBS（Berg Balance Scale） 208／Trunk Control Test（TCT） 212

上肢機能 … 214

STEF（簡易上肢機能検査;Simple Test for Evaluating Hand Function） 214／脳卒中上肢機能検査（MFT;Manual Function Test） 216

2. 脳外傷 … （菊地尚久） 219

Glasgow Outcome Scale（GOS） 219／Galveston Orientation and Amnesia Test（GOAT） 221／Disability Rating Scale（DRS） 222／Functional Assessment Measure（FAM） 226

3. 脊髄損傷 … （菊地尚久） 229

ASIA（American Spinal Cord Injury Association ; Standard Neurological Classification of Spinal Cord Injury） 229／Frankel 分類 233／Zancolli 分類 234

4. 骨関節疾患 … （児玉三彦） 236

頸椎疾患 … 236

頸髄症治療成績判定基準〔改訂17(-2)点法〕 236

肩関節疾患 … 239

日本整形外科学会肩関節疾患治療成績判定基準 239／日本語版 DASH（Disabilities of the Arm, Shoulder and Hand） 241

腰椎疾患 … 242

日本整形外科学会腰痛疾患治療成績判定基準 242／RDQ（Roland-Morris Disability Questionnaire）日本語版 244

股関節疾患 … 245

日本整形外科学会股関節機能判定基準（JOA Hip Score） 245

変形性膝関節症 ……………………………………………………… 248
　日本整形外科学会 OA 膝治療成績判定基準　248／WOMAC（Western Ontario and McMaster Universities）　250／JKOM（日本版膝関節症機能評価尺度；Japanese Knee Osteoarthritis Measure）　253

5. **関節リウマチ** ……………………………………………（水落和也）　254
　クラス分類（関節リウマチの機能分類基準）　254／ステージ分類（関節リウマチの病期分類）　255／ACR コアセット（ACR Core set）　257／DAS（Disease Activity Score）　260

6. **脳性麻痺** ………………………………………………（問川博之）　263
　GMFM（粗大運動能力尺度；Gross Motor Function Measure）　263／GMFCS（粗大運動能力分類システム；Gross Motor Function Classification System）　266

7. **二分脊椎** ………………………………………………（水落和也）　270
　Hoffer の分類　270

8. **パーキンソン病** …………………………………………（正門由久）　273
　Hoehn and Yahr 重症度分類　273／UPDRS（Unified Parkinson's Disease Rating Scale）　274

9. **呼吸・循環器疾患** ………………………………………（花山耕三）　284
　Borg スケール　284／Fletcher, Hugh-Jones 分類　286／MRC（Medical Research Council）息切れスケール　286／NYHA（New York Heart Association）分類　288

V. 介護保険 ……………………………………………………（正門由久）　290
介護保険 ………………………………………………………………… 290
　障害老人の日常生活自立度（寝たきり度）判定基準　290／認知症（痴呆性）老人の日常生活自立度判定基準　292

索　引 ……………………………………………………………………… 296

評価の目的と重要性

1. リハビリテーションにおける評価とは

　評価は，リハビリテーション（以下リハ）医療体系の中で最も重要なものである．十分な評価が行われることによってリハ処方がなされ，訓練が行われ，再び評価と繰り返しながら，リハ医療は進んでいく．治療とともに変化する患者の状態を定期的に評価し，処方を変更し，適切な治療内容を検討することによって効率的，効果的な，つまりより短期間でのゴール達成を果たし，社会復帰できることとなる．

　他科の診療においても評価が行われているが，いわゆる"計測することができる"ものが多数である．計測とは，標準化されたものと比較して，その程度を決め，定量化することである．しかしながら，リハ医療の中で純粋に計測できるものは限られており，計測とは別の尺度をもつ評価が必要となる．

　リハ医学・医療では，従来の臨床医学における疾患，病気の診断と治療に加え，それから派生するさまざまな障害に対応することが必要である．WHO（World Health Organization；世界保健機関）は，1980 年に国際障害分類（International Classification of Impairment, Disability and Handicap；ICIDH）を発表した．2002 年には社会参加を含むより広い視野から国際生活機能分類（International Classification of Functioning, Disability and Health；ICF）が発表され，現在用いられている．

●国際疾病分類

　国際疾病分類（International Classification of Disease；ICD）とは，疾病*および関連保健問題の国際統計分類（International Statistical Classification of Diseases and Related Health Problems）

---

*疾病：病気と同義である．診断がされれば，臨床症状を呈する病理である．疾病は，医療処置のターゲットであり，医師が診断し，できる限りそれを治療する．

の略称であり，死因や疾病の国際的な統計基準として WHO によって公表された分類である．死因や疾病の統計などに関する情報の国際的な比較や，医療機関における診療記録の管理などに活用される．

●国際障害分類

1980 年に WHO が発表した国際障害分類が ICIDH である．これにより障害は，「機能障害（Impairment）」「能力障害（Disability）」「社会的不利（Handicap）」の 3 つのレベルに分けられた．ICIDH はリハにおける評価実践，問題点の把握において，現在も用いられている．

- 機能障害：疾病による喪失または異常によって生じる一次的な臓器レベルの障害で，精神的，身体的，解剖学的障害を指す．
- 能力低下：個人レベルの障害で，機能障害から生じる患者個人の能力，活動の低下をいう．ADL 障害，コミュニケーション障害などである．
- 社会的不利：社会的レベルの障害で，機能障害，能力低下の結果として，患者が社会的生活を営むうえでの不利益を指す．

2. 評価に必要な視点

評価の目的は，対象となる人（患者）をさまざまな視点から理解し，疾患の診断，問題点の把握，プログラムの立案，治療手段の成果や有効性，経過をモニターすることなどである．また，他職種や他機関との情報のやりとりに利用することや資料として保存し，管理に用いることも目的となる．それらの目的のために問題を比較的容易に取り出しやすいように構成されたものが評価法である．

評価法は，評価を実施するための手段であり，その目的に見合ったものを用いることが重要である．評価法を十分に理解し，その価値を最大限に活用すべきである．それぞれの評価法には，その背景や，何を取り出そうとしているのかという視点があり，評価対象をどのように捉えるかによって，どのように評価するかが決まる．また，その結果を適切に解釈することで，介入への効果をより客観的にみることができる．

●評価法の選択

 どの評価法を用いるかは,目的によって大きく異なる.使用機器の有無,尺度,方法(観察,調査,計測)などその手段はさまざまであるが,どの評価法にも利点,欠点があり,簡便であれば使用は容易であるが,詳細な評価とはならないであろう.さらに,標準化された評価法を用いることが重要である.

 評価法が具備すべき条件としては,安全であること,努力対効果が大きいことがあげられる.

 ①評価の目的:何を把握したいかによる.ADLの評価法を例にあげてみると,自立度を把握する,介護量を把握するなどがある.

 ②対象者:それぞれの評価法には,評価可能な対象者が決められている.対象者と異なる評価法で評価しても,その評価結果に信頼性,妥当性は保証されない.評価法を選択する際には,その評価法の対象者を確認することが必要である.評価法には,特定の疾患や症状をもつ人やあるいは特定の年齢の人を対象として開発されたものから,より広い視点から対象を定めているものまでがある.

 ③評価者の資格:簡易なものは,医療者であれば比較的容易に用いることができるものがあるが,手順だけを知るのでは不十分であるものも多い.評価法の理論的背景やそれにかかわる知識がなければ,必要な機器や物品などを正しく使用できない可能性がある.また,結果を誤って解釈してしまうこともある.そのため,その評価法に十分に精通していることが望ましい.評価法によっては,講習会などが開かれているものも多い.

 ④標準化:標準化とは,評価対象者,評価する環境,必要な道具,施行手順,信頼性と妥当性が明示されたマニュアルなどが存在することである.

 遂行すべき課題,遂行される環境,使用される道具,施行手順,施行する評価者など評価にかかわるさまざまな要因は,評価結果に影響を及ぼす.この影響は,評価の目的である変化をみることや予後予測などの妨げとなる.このため,評価を行う際には,影響すると考えられる因子を取り除き,一定の状況下で評価できるように要因をコントロールし,繰り返し評価する際には安定した結果が得られるような評価法を用いなければな

評価の目的と重要性

らない.

一方,ある施設内で独自に用いられている評価法も一般的には多く,わが国でもよく使用されている.以前は,そのような標準化がなされていない"院内での評価法"を用いることが多い傾向があった.それらは,院内での評価としての役目は果たしていたものの,地域,県,国レベルでの共通言語となっていないなどの理由から徐々に用いられなくなってきている.

通常,施設内で用いられている評価法は,評価手順や状況の設定などが曖昧であり,一定の状況下で評価できるようには開発されていないものが多い.また,施行手順や評価基準などのマニュアルが作成されていて,一定の状況で評価できるように配慮がなされていても,ほとんどの場合,信頼性や妥当性が検証されていない.このような評価法は,客観的な指標として用いることができるのか疑問である.

●評価法選択のポイント

①**目的**:対象患者への評価目的と評価法のもつ目的が一致していることが,最も優先されるべき事項である.

②**標準化**:その評価法が標準化されているかどうかは重要である.しかし,標準化のレベルはさまざまであり,使用の際に注意が必要である.信頼性,妥当性の検証などが十分に行われているかなどを確認することは重要である.

③**尺度**:尺度は名義尺度,順序尺度,間隔尺度,比例尺度の4つに分けられる.

- 名義尺度:事象や対象を分類するために与えられた数値による尺度である.識別や役割の代用として番号を使用するような場合であり,相互の大小関係などを意味しない.
- 順序尺度:大小や優劣などの一定の序列を表す.順序に意味があり,値の等間隔性が保障されていない尺度である.リハ医療の多くの評価がこの尺度であり,通常は加算,平均できない.徒手筋力検査,悪化-不変-改善など,ほとんどの臨床評価がこれにあたる.
- 間隔尺度:値の等間隔性は保証されているが,絶対的な原点をもたない尺度意であり,知能指数や標準テストの得点などが間隔尺度上で定義される測定値の例である.

- 比例尺度：絶対的な原点をもち，値の等間隔性も保障されている尺度である．身長や体重，時間，力などは比例尺度上の測定値を得やすい変数である．

④**信頼性**：信頼性は測定に先行する条件である．評価の信頼性は，結果の正確さについての概念であり，複数回の評価時にどれだけばらつきがあるかの指標である．

- 検者内信頼性：再評価では，1人の検者がある程度の間隔をおいて，同一の対象者に同じ評価を行い，1回目と2回目の評価点数間の相関係数によって再現性を評価して，信頼性係数の推定値とする．
- 検者間信頼性：複数の検者間を通じての一貫性である．同一の対象者に対して，同時に2人で評価を行い，評価者間の相関係数を算出して信頼性計数の推定値とする．
- 内的整合性：尺度に含まれる項目間の相関の高さを反映する指標である．各項目が同等な概念を表現している程度が評価され，信頼性係数の推定値とする．

⑤**妥当性**：妥当性とは，その評価が測定しようとしているものを実際に測定している程度である．妥当性は，評価の目的と関連があり，その評価法がある目的には妥当性が高いものの，別の目的には妥当性が低い場合がある．

- 内容妥当性：評価の内容がテストによって推論しようとしている領域をどの程度あらわすかである．測定されるべき概念をどのように規定するかによって大きな影響を受けるため，測定するものの定義や目的が重要になる．
- 基準連関妥当性：ある評価の結果が同一対象者に行われた別の独立した評価の結果（基準変数：外部変数）とどの程度関連しているかを意味する．通常，両評価結果の相関係数の大きさで表わす．

    併存的妥当性：既に妥当性が確認されている他の評価を妥当性の基準とし，それとの相関関係の測定値から判断する．

    予測妥当性：測定値が，将来の状況（予後）を的確に測定できるかによって判断する．

- 構成概念妥当性

    収束的妥当性：同じ構成概念を測定する他の尺度との関連

を調べ，仮定上の構成概念に収束するかをみる．
　弁別的妥当性：別の構成概念を測定すると相関が低いかどうかをみる．

⑥感度・特異度

- 感度：異常や変化を捉えられるかどうか（真陽性率高い，偽陰性率低い．実際に改善したときには，それに伴って必ず得点が増加する評価法）．
- 特異度：異常や変化がない場合に変化を示さない（真陰性率高い，偽陽性率低い．実際に変化がないときには，得点も変化しない評価法）．

3. 情報の読み取り方

　目的に合った評価法を用いることによって，知りたい情報を得ることができるはずであるが，実際，評価法はそれぞれの利点および限界があり，それを十分に理解したうえで用いることが重要である．1つの評価法によってすべてを網羅できるわけではない．また，それぞれの評価は互いに影響を及ぼしている．

　以上の点から，さまざまな面から評価し，それを総合的に判断し，その後の方針を立てるために役立てていくことが重要である．

　今後のEBM（Evidence Based Medicine）において，質の高いEvidenceを創出するためには，評価法の標準化，つまり共通言語の標準化を図り，他施設と共同研究を行うことが必要である．リハプログラムやその質，有効性を体系的，定量的に扱ううえで重要となる．

文献
1) 赤居正美：評価尺度に求められるもの．リハビリテーションにおける評価法ハンドブック，医歯薬出版，2009，pp2-6.

　　　　　　　　　　　　　　　　　　　　　　　　（正門由久）

II 行動観察の方法

行動観察の方法

1. 面接，問診の方法

●面 接

　医療における面接の目的としては，以下のようなものが考えられる．

　①**信頼関係の確立**：まずは信頼関係の確立を図る．それには緊張をほぐし，親しみやすい雰囲気をつくることが重要である．患者を確認し，自己紹介をする．患者の緊張をほぐしながら，主訴を聞いていく．

　②**情報収集**：必要十分な情報を患者から収集することである．情報不足では信頼性のある評価ができない．

　③**治療的な側面**：患者の訴えを聞くことで精神的な負担は軽くなる．

　④**情報提供**：たとえば介護保険制度の存在など，困ったことをどのようにすれば解決できるかなどについて，医療者側から情報を提供することは，患者の家庭復帰，社会復帰に役立つ．

●問 診

　①**主訴**：リハビリテーション（以下リハ）における医療面接の場合，「今日はどのようなことでいらっしゃいましたか？」など，来院理由を聞くところから始めることは少なく，通常は急性期にベッドサイドで診察する場合や，診断名や障害名などが文書に書かれて依頼される場合が多い．しかし，患者が一番困っていることが主訴であり，できれば患者自身の言葉でカルテに記載する．面接は，医療者と患者の回答の仕方を患者にゆだねる開放型質問を行う．

　②**現病歴の聴取**：次に現病歴の聴取を行う．しかし，今回の発病までの疾患，障害，機能レベルはどうであったのか（ADLでは，コミュニケーション，食事，整容，更衣，トイレ，入浴など），さらには，基本動作，寝返り，起き上がり，移乗，移動などの自立度をまず知ることが重要である．また，それまで

の疾患や生活レベルの推移を詳しく聞く.

③**既往歴**：過去に罹患した疾患，外傷や手術歴，入院歴などを聴取する．最も重要なのは，現在治療中の疾患の聴取である．これらは併存疾患とよばれるが，併存疾患の管理状況によっては，リハ治療に大きく影響を及ぼし，訓練などが進まない可能性があり，現在までの治療状況を詳しく確認することが勧められる．

また，これらについては，患者もしくは家族から聴取する．患者は必ずしも年代順に話してくれるとは限らない．意識障害や認知症，失語症などがあれば，患者からの聴取は困難である．記載は時系列に並べておく．

④**薬剤などの服用**：現在服用している薬剤名と量，用法については必ず確認し，記載する．常用薬と新たに処方した薬が相互作用を起こしたりする可能性がある．漢方薬や市販薬は薬と認識されていないこともあり，注意が必要である．

⑤**アレルギー**：アレルギーの聴取は，今後の治療管理に大変重要である．

⑥**家族歴**：現病歴と類似した疾患をもつかどうかの確認，あるいは家族性を有する疾患を鑑別するための情報として重要である．

⑦**社会歴，職業歴，生活環境**：職業歴，生活スタイルなどの聴取も重要である．職業特有の疾患がある場合や普段の生活状況，生活スタイルが疾患の原因となることもある．喫煙，飲酒などについても確認すべきである．

家族構成やその状況の把握も重要である．たとえば家族内に介護を必要とする人がいる場合，そのストレスが原因になっている場合もある．さらに患者の状態によっては，2人を介護することが困難になる可能性がある．家族構成とともに，それぞれの健康状態，近隣に在住か仕事をしているかなどを知ることは，退院後の体制を考えるうえで重要である．医療者側から退院後の支援体制についての情報提供を行うことで環境改善が図られることもある．

●評価

所見をとる場合，まずは意識，精神の状態，脈拍，血圧，呼

吸,体温など,頭頸部,胸腹部,背部,四肢の所見を診察する.次に運動機能(筋力低下,感覚,反射,筋緊張,協調運動など)を診察する.その後,日常"している"実際の動作やADLを観察することは,評価につながる.

人が行っている日常生活や歩行などは,ほとんど自動的に行われている.その際には,障害が自然な形で表れる場合が多い.無意識下に行われている動作は,高次脳機能,運動機能,感覚機能などさまざまな機能に生じている問題の総合的な結果として表れる.そのため通常の診察とは異なった側面が観察できる可能性がある.日常生活などさまざまな場面における行動,活動を評価することは,その患者の全体像を知る際に重要である.

2. ベッドサイドでの評価,リハビリテーション室での評価

●ベッドサイドでの評価

ベッドサイドでまず評価する項目としては,意識障害がある.意識障害がある場合,その重症度を評価することは,その疾病の重症度をみることと同じ意味があり,初期評価として大変重要である.通常,意識障害があれば,疾病は重度の状態であり,意識障害が軽度であれば(あるいは,なければ)簡易的な評価を行う.

意識障害があっても,骨折などがなければ,Passive ROMなどは計測できる.また,意識障害が改善していれば,ベッドサイドで簡易的にできる評価を行う.

●リハビリテーション室での評価

意識などが改善すれば,リハ室での本格的な評価が必要となる.それに際しては,リハ室における座位時間が必要であり,机上検査ばかりでなく,歩行などの粗大動作などが評価できる.机上検査は,通常は座位耐性が十分である場合に行われる.評価によっては時間がかかる場合があり,そのような場合には2~数回に分けて評価を行う.

(正門由久)

III 障害の診断および評価法

1 意識障害

評価ポイント

①意識障害の程度を評価するには，GCS または JCS を用いる．
② GCS は Glasgow 大学でつくられた基準で，英語圏を中心に世界的に使われている．JCS は日本脳卒中学会の外科研究会（現在は学会）が作成したもので，わが国で広く用いられている．
③意識障害の程度を知ることは，機能予後を推定する際やリハビリテーション（以下リハ）プログラムを進めるにあたって必要かつ重要である．

GCS（Glasgow Coma Scale）

どんな評価法か

- 意識を開眼反応，言語反応，運動反応の3つから評価する．

GCS

開眼反応（E） Eye opening		言語反応（V） Verbal Response		運動反応（M） Motor Response	
自発的に開眼 Spontaneous	4	見当識あり Oriented	5	指示に従う Obeying	6
呼びかけで開眼 To speech	3	やや混乱した会話 Confused	4	刺激を払いのける Localizing	5
痛み刺激で開眼 To pain	2	意味の通じない言葉 Inappropriate	3	逃避的屈曲 Withdrawal	4
開眼なし None	1	意味のない発声 Incomprehensible	2	異常屈曲反応 Flexing	3
		なし None	1	異常伸展反応 Extending	2
				なし None	1

(Teasdale, 1974, 文献1より)

どう評価するか

- 結果は，下記の表をもとに E4，V4，M6 のように通常記録する．なお，合計点を求める場合もある．

E（開眼反応）	
自発的に開けている	4
呼びかけで開ける	3
痛み刺激で開ける	2
何をしても開けない	1

V（言語反応）	
名前，日付，場所を聞く「お名前を教えてください」「今日は何月何日だかわかりますか？」「ここはどこだかわかりますか？」	
全部言えれば	5
全部言えなければ	4以下
「痛い〜」「おかあさ〜ん……」など言っている	3
「う〜……」「あ〜……」とうめいているだけ	2
言葉なし	1

M（運動反応）	
運動「手握ってください」「チョキしてください」	
指や胸を痛み刺激………できる	6
できない	5以下
手を持ってくる	5
逃げる	4
異常屈曲	3
異常伸展	2
動かない	1

(Teasdale, 1974, 文献 1 より)

結果の解釈

- 頭部外傷，クモ膜下出血などによる意識障害の重症度を捉えられる．
- 点数が低いほど重篤であることを表す．
- GCS の点数と頭部外傷などによる死亡率や転帰が相関する．

● GCS の総スコアと重症度

13 点以上	軽症
9〜12 点	中等症
8 点以下	重症

JCS (Japan Coma Scale)

どんな評価法か

- わが国で開発された意識障害の重症度を知るための評価．3-3-9度方式ともよばれ，広く用いられている．
- 点数が高いほど重篤であることを表す．

JCS

I．刺激しないでも覚醒している状態（1桁で表現）
 1．意識鮮明とは言えない
 2．見当識障害がある
 3．自分の名前，生年月日が言えない
II．刺激すると覚醒する状態（刺激をやめると眠り込む，2桁で表現）
 10．合目的な運動（たとえば，右手を握れ，離せ）をするし言葉も出るが間違いが多い
 20．簡単な命令に応じる．たとえば離握手
 30．呼びかけを繰り返すとかろうじて開眼する
III．刺激をしても覚醒しない状態（3桁で表現）
 100．痛み刺激に対し，はらいのけるような動作をする
 200．痛み刺激で少し手足を動かしたり，顔をしかめる
 300．痛み刺激に反応しない

不穏状態があればR (Restlessness)，尿失禁があればI (Incontinentia Urinae)，慢性期意識障害例ならばA (Akinetic Mutism, Apallic State) を数字の後につける．つまり，200-Iなどと表記する．

(太田・他，1975，文献2より)

どう評価するか

- 意識をまず大きく3段階に分ける．
 I＝何もせずにとにかく目を開けている状態
 II＝刺激を加えると目を開けるが，放っておくと閉眼してしまう状態

Ⅲ = どんな刺激を加えても目を開けない状態
- それぞれの段階をさらに軽症,中等症,重症の3つの段階に分ける.
 Ⅱ-1 =「名前を呼ぶと容易に目を開ける」ような状態
 Ⅱ-2 =「大声で呼ぶ,体を揺するなどで目を開ける」ような状態
 Ⅱ-3 =「強い刺激を与えればようやく目を開ける」ような状態
- 点数の付け方としては,Ⅰ-1やⅡ-1というよりも,1(= Ⅰ-1),2,3,10(= Ⅱ-1),20,30,100(= Ⅲ-1),200,300という表現が多く使われる.これらから,意識障害の程度を1桁,2桁,3桁と表現することも多い.

結果の解釈

- 脳卒中の急性期リハにおいては,座位開始基準に用いられている.座位開始の基準は,①バイタルサインの安定(全身状態が安定していること),②意識レベルがJCS評価にて1桁であること,③運動障害などの進行が止まっていることの3つがある.

文献
1) Teasdale G, Jennett B : Assessment of coma and impaired consciousness. A practical scale, *Lancet* **2** : 81-84, 1974.
2) 太田富雄・他:急性期意識障害の新しいgradingとその表現法(いわゆる3-3-9度方式).第3回脳卒中の外科研究会講演集:61-69,1975.

(正門由久)

関節可動域測定

評価ポイント

①関節可動域（ROM；Range of Motion）を測定するには，日本整形外科学会と日本リハビリテーション医学会が作成した「関節可動域表示ならびに測定法」を通常用いる．
②リハ医療の評価のなかでは，最も基本となる評価であり，関節の動きを阻害している因子の発見，障害程度の判定，治療法への示唆，治療効果の判定などに用いる．
③関節可動域を測定することは，拘縮など関節可動域を制限する病態などの評価に必要である．運動障害を評価するには，必ず測定する必要がある．

関節可動域表示ならびに測定法

どんな評価法か

- 他動運動を原則とする．
- 基本軸と移動軸の成す角度を可動域とする．
- 基本肢位を0°として表示する．
- 正常可動域，角度計の当てかた（基本軸，移動軸，軸心），注意事項は，日本整形外科学会と日本リハビリテーション医学会による「関節可動域表示ならびに測定法」に従う．

●関節可動域表示ならびに測定法
Ⅱ．上肢計測

部位名	運動方向	参考可動域角度	基本軸	移動軸	測定肢位および注意点	参考図
肩甲帯 shoulder girdle	屈曲 flexion	20	両側の肩峰を結ぶ線	頭頂と肩峰を結ぶ線		
	伸展 extension	20				
	挙上 elevation	20	両側の肩峰を結ぶ線	肩峰と胸骨上縁を結ぶ線	背面から測定する．	
	引き下げ（下制） depression	10				
肩 shoulder (肩甲骨の動きを含む)	屈曲（前方挙上） forward flexion	180	肩峰を通る床への垂直線（立位または座位）	上腕骨	前腕は中間位とする．体幹が動かないように固定する．脊柱が前後屈しないように注意する．	
	伸展（後方挙上） backward extension	50				
	外転（側方挙上） abduction	180	肩峰を通る床への垂直線（立位または座位）	上腕骨	体幹の側屈が起こらないように，90°以上になったら前腕を回外することを原則とする． ⇨［Ⅵ．その他の検査法］参照．	
	内転 adduction	0				
	外旋 exteral rotation	60	肘を通る前額面への垂直線	尺骨	上腕を体幹に接して，肘関節を前方90°に屈曲した肢位で行う．前腕は中間位とする． ⇨［Ⅵ．その他の検査法］参照．	
	内旋 internal rotation	80				
	水平屈曲 horizontal flexion (horizontal adduction)	135	肩峰を通る矢状面への垂直線	上腕骨	肩関節を90°外転位とする．	
	水平伸展 horizontal extension (horizontal abduction)	30				
肘 elbow	屈曲 flexion	145	上腕骨	橈骨	前腕は回外位とする．	
	伸展 extension	5				
前腕 forearm	回内 pronation	90	上腕骨	手指を伸展した手掌面	肩の回旋が入らないように肘を90°に屈曲する．	
	回外 supination	90				

（次頁につづく）

関節可動域測定

部位名	運動方向	参考可動域角度	基本軸	移動軸	測定肢位および注意点	参考図
手 wrist	屈曲（掌屈） flexion (palmar-flexion)	90	橈骨	第2中手骨	前腕は中間位とする．	
	伸展（背屈） extension (dorsiflexion)	70				
	橈屈 redial deviation	25	前腕の中央線	第3中手骨	前腕を回内位で行う．	
	尺屈 ulnar deviation	55				

Ⅲ．手指計測

部位名	運動方向	参考可動域角度	基本軸	移動軸	測定肢位および注意点	参考図
母指 thumb	橈側外転 radial abduction	60	示指（橈骨の延長上）	母指	運動は手掌面とする．以下の手指の運動は，原則として手指の背側に角度計をあてる．	
	尺側内転 ulnar adduction	0				
	掌側外転 palmar abduction	90			運動は手掌面に直角な面とする．	
	掌側内転 palmar adduction	0				
	屈曲（MCP） flexion	60	第1中手骨	第1基節骨		
	伸展（MCP） extension	10				
	屈曲（IP） flexion	80	第1基節骨	第1末節骨		
	伸展（IP） extension	10				
指 fingers	屈曲（MCP） flexion	90	第2〜5中手骨	第2〜5基節骨	⇒［Ⅵ．その他の検査法］参照．	
	伸展（MCP） extension	45				
	屈曲（PIP） flexion	100	第2〜5基節骨	第2〜5中節骨		
	伸展（PIP） extension	0				
	屈曲（DIP） flexion	80	第2〜5中節骨	第2〜5末節骨		
	伸展（DIP） extension	0			DIPは10°の過伸展をとりうる．	

（次頁につづく）

指 fingers	外転 abduction		第3中手骨延長線	第2、4、5指軸	中指の運動は橈側外転、尺側外転とする. ⇨ [Ⅵ. その他の検査法] 参照.
	内転 adduction				

Ⅳ. 下肢計測

関節可動域測定

部位名	運動方向	参考可動域角度	基本軸	移動軸	測定肢位および注意点
股 hip	屈曲 flexion	125	体幹と平行な線	大腿骨（大転子と大腿骨外顆の中心を結ぶ線）	骨盤と脊柱を十分に固定する. 屈曲は背臥位、膝屈曲位で行う. 伸展は腹臥位、膝伸展位で行う.
	伸展 extension	15			
	外転 abduction	45	両側の上前腸骨棘を結ぶ線への垂直線	大腿中央線（上前腸骨棘より膝蓋骨中心を結ぶ線）	背臥位で骨盤を固定する. 下肢は外旋しないようにする. 内転の場合は、反対側の下肢を屈曲挙上してその下を通して内転させる.
	内転 adduction	20			
	外旋 exteral rotation	45	膝蓋骨より下ろした垂直線	下腿中央線（膝蓋骨中心より足関節内外果中央を結ぶ線）	背臥位で、股関節と膝関節を90°屈曲位にして行う. 骨盤の代償を少なくする.
	内旋 internal rotation	45			
膝 knee	屈曲 flexion	130	大腿骨	腓骨（腓骨頭と外果を結ぶ線）	屈曲は股関節の屈曲位で行う.
	伸展 extension	0			
足 ankle	屈曲（底屈） flexion (plantar flexion)	45	腓骨への垂直線	第5中足骨	膝関節を屈曲位で行う.
	伸展（背屈） extension (dorsiflexion)	20			
足部 foot	外がえし eversion	20	下腿軸への垂直線	足底面	膝関節を屈曲位で行う.
	内がえし inversion	30			
	外転 abduction	10	第1、第2中足骨の間の中央線	同左	足底で足の外縁または内縁で行うこともある.
	内転 adduction	20			

（次頁につづく）

部位名	運動方向	参考可動域角度	基本軸	移動軸	測定肢位および注意点	参考図
母指（趾）great toe	屈曲（MTP）flexion	35	第1中足骨	第1基節骨		
	伸展（MTP）extension	60				
	屈曲（IP）flexion	60	第1基節骨	第1末節骨		
	伸展（IP）extension	0				
足指 toes	屈曲（MTP）flexion	35	第2〜5中足骨	第2〜5基節骨		
	伸展（MTP）extension	40				
	屈曲（PIP）flexion	35	第2〜5基節骨	第2〜5中節骨		
	伸展（PIP）extension	0				
	屈曲（DIP）flexion	50	第2〜5中節骨	第2〜5末節骨		
	伸展（DIP）extension	0				

V. 体幹測定

部位名	運動方向		参考可動域角度	基本軸	移動軸	測定肢位および注意点	参考図
頸部 cervical spines	屈曲（前屈）flexion		60	肩峰を通る床への垂直線	外耳孔と頭頂を結ぶ線	頭部体幹の側面で行う．原則として腰かけ座位とする．	
	伸展（後屈）extension		50				
	回旋 rotation	左回旋	60	両側の肩峰を結ぶ線への垂直線	鼻梁と後頭結節を結ぶ線	腰かけ座位で行う．	
		右回旋	60				
	側屈 lateral bending	左側屈	50	第7頸椎棘突起と第1仙椎の棘突起を結ぶ線	頭頂と第7頸椎棘突起を結ぶ線	体幹の背面で行う．腰かけ座位とする．	
		右側屈	50				
胸腰部 thoracic and lumbar spines	屈曲（前屈）flexion		45	仙骨後面	第1胸椎棘突起と第5腰椎棘突起を結ぶ線	体幹側面より行う．立位，腰かけ座位または側臥位で行う．股関節の運動が入らないように行う．⇨［VI．その他の検査法］参照．	
	伸展（後屈）extension		30				

（次頁につづく）

部位名		運動方向		参考可動域角度	基本軸	移動軸	測定肢位および注意点	参考図
胸腰部 thoracic and lumbar spines		回旋 rotation	左回旋	40	両側の後上腸骨棘を結ぶ線	両側の肩峰を結ぶ線	座位で骨盤を固定して行う.	
			右回旋	40				
		側屈 lateral bending	左側屈	50	ヤコビー(Jacoby)線の中点にたてた垂直線	第1胸椎棘突起と第5腰椎棘突起を結ぶ線	体幹の背面で行なう. 腰かけ座位または立位で行う.	
			右側屈	50				

VI. その他の検査法

部位名	運動方向	参考可動域角度	基本軸	移動軸	測定肢位および注意点	参考図
肩 shoulder (肩甲骨の動きを含む)	外旋 external rotation	90	肘を通る前額面への垂直線	尺骨	前腕は中間位とする. 肩関節は90°外転し, かつ肘関節は90°屈曲した肢位で行う.	
	内旋 internal rotation	70				
	内転 adduction	75	肩峰を通る床への垂直線	上腕骨	20°または45°肩関節屈曲位で行う. 立位で行う.	
母指 thumb	対立 opposition				母指先端と小指基部(または先端)との距離(cm)で表示する.	
指 fingers	外転 abduction		第3中手骨延長線	第2, 4, 5指軸	中指先端と2, 4, 5指先端との距離(cm)で表示する.	
	内転 adduction					
	屈曲 flexion				指尖と近位手掌皮線(proximal palmar crease)または遠位手掌皮線(distal palmar crease)との距離(cm)で表示する.	
胸腰部 thoracic and lumbar spines	屈曲 flexion				最大屈曲は, 指先と床との間の距離(cm)で表示する.	

VII. 顎関節計測

顎関節 temporomandibular joint	開口位で上顎の正中線で上歯と下歯の先端との間の距離を(cm)で表示する. 左右偏位(lateral deviation)は上顎の正中線を軸として下歯列の動きの距離を左右とも cm で表示する. 参考値は上下第1切歯列対向線間の距離 5.0 cm, 左右偏位は 1.0 cm である.

(日本リハビリテーション医学会, 1995, 文献1より)

どう評価するか

- 測定部位を十分露出し，患者をリラックスさせる．
- 基本軸を正しくとり，固定を十分に行う．
- 角度計は，十分な長さの柄がついているものを使用し，通常は，5度刻みで測定する．
- 角度計と関節軸をよく一致させる．
- 角度計は動かす前と後に2回あて，測定する．
- 二関節筋はその影響を十分に考慮し，通常除いた姿勢で計測する．
- 関節痛のある場合は，痛みの範囲を記載する．
- 筋緊張亢進がある場合は，伸長速度，姿勢，肢位などにより変化するので注意する．

関節可動域測定にあたって知っておくべきこと

- 運動方向の定義：屈曲-伸展，内転-外転，内旋-外旋など
- 正常の可動域の範囲
- 可動域測定の方法
- 関節の構造

結果の解釈

- たとえば，股関節の可動域が屈曲位20〜70度であるならば，この表現は以下の2通りとなる．
  ①股関節の関節可動域は屈曲20度から70度（または，屈曲20度〜70度）．
  ②股関節の関節可動域は屈曲は70度，伸展は−20度．
- 自動運動による可動域を測定して表現する場合は，その測定値を（　　）で囲んで表示するか，「自動」または「active」などと明記する．
- 異なる肢位を用いて測定する場合は，「背臥位」「座位」などと具体的に肢位を明記する．
- 多関節筋を緊張させた肢位を用いて測定する場合は，その測定値を〈　　〉で囲んで表示するが，「膝伸展位」などと具

体的に明記する.
- 疼痛などが測定値に影響を与える場合は,「痛み」「pain」などと明記する.

文献
1) 日本リハビリテーション医学会:関節可動域表示ならびに測定法. リハ医学 **32**;207-217,1995.

(正門由久)

徒手筋力検査

評価ポイント

①徒手筋力検査（MMT）とは，Daniels らによって開発された，徒手によって人の主要な筋肉の筋力を判定する検査法である．
②筋力低下の範囲・程度の判定，筋力低下の原因となる因子の発見，治療・訓練計画の立案，治療効果の判定などを目的として用いられる．
③疾患の診断，障害の評価などに広く用いられている．

徒手筋力検査（MMT；Manual Muscle Test）

どんな評価法か

- 特別な機器を必要とせず，徒手的に簡単に行える．
- 抗重力能力と抵抗に対する能力により，6 段階で評価する．

● MMT

5（Normal）	強い抵抗，重力に抗し全可動域
4（Good）	軽い抵抗，重力に抗し全可動域
3（Fair）	重力に抗し全可動域
2（Poor）	重力の影響除去，全可動域
1（Trace）	僅かな筋収縮，関節運動なし
0（Zero）	筋収縮なし

(田中，1994，文献 1 より)

☞ MMT 評価にあたって知っておくべきこと

- その運動に関与する筋：主動筋はどれか，共働筋はどれか
- 筋肉の起始と停止
- 支配神経（髄節レベル，末梢神経）
- MMT の手技
- 注意すべきトリックモーション

どう評価するか

- 評価にあたっては，十分なオリエンテーションと患者の協力が必要である．また，正しい検査肢位と的確な固定を行う．
- 表のようなトリックモーションに注意する．
- 視診，触診により，検査筋の収縮確認を行う．
- 可能な限り，全可動域の運動を検査する．
- 拘縮，変形例，知的障害，意識障害，痙縮が強い例，小児（動作の観察により推定する）では，測定が困難な場合がある．

●主なトリックモーション

● 上肢   ・肘関節屈曲 　　前腕中間位：腕橈骨筋による代償 　　前腕回内位：円回内筋による代償 　　手関節掌屈：手根屈筋による代償   ・肘関節伸展 　　手指伸筋群，総指伸筋による代償   ・手関節掌屈 　　指屈筋による代償 ← 指屈筋を弛緩   ・手指 MP 伸展 　　骨間筋，虫様筋による代償 ← IP 屈曲，MP 伸展位で評価
● 下肢   ・股関節屈曲 　　縫工筋による代償（外旋と外転が同時に出現）   ・股関節伸展 　　膝関節屈筋による代償 ← 膝関節屈曲位で評価   ・股関節内転 　　股関節屈筋による代償 ← 股関節を内旋させない   ・股関節外旋 　　股関節内転筋による代償 ← 股関節内側を固定   ・膝関節屈曲 　　股関節屈筋による代償 ← 股関節を伸展位に固定

(田中，1994，文献 1 より)

徒手筋力検査

- 検者の主観によって筋力を判定するということが最大の特徴であり，問題点でもある．たとえば，本来はMMT 4の被検査者に対して，徒手抵抗が不十分であればMMT 5として判定される．また，徒手抵抗が強すぎる場合，より低い判定結果となることがある．MMT 1レベルの判定においても，筋収縮を触知しにくい筋の場合，MMT 0と判定されることもある．
- ノンパラメトリックな評価であり，絶対的な筋力は相関しない．筋肉によって，MMTと絶対筋力の関係は異なる．

結果の解釈

● MMTに応じた訓練法の選択

0	筋再教育，低周波電気刺激
1	筋再教育，筋電バイオフィードバック
2	自動介助運動
3	自動運動
4	自動抵抗運動
5	自動抵抗運動

(田中，1994，文献1より)

文献
1) 田中宏太佳：徒手筋力テストの方法と注意点. 総合リハ **22**：91-95, 1994.

(正門由久)

痙 縮

評価ポイント

①痙縮とは，腱反射亢進を伴った緊張性伸張反射（筋緊張）の速度依存性増加を特徴とする運動障害である．伸張反射の亢進の結果生じるもので，脳卒中，脊髄損傷，脳性麻痺などの上位運動ニューロン症候群の一徴候である．関節を他動的に速く動かしたときに抵抗が強く，ゆっくりと動かせば抵抗が弱くなる状態である．

②評価には Ashworth Scale，または Bohannon と Smith が提唱した **MAS** があるが，現在では後者が主に用いられている．

③この評価によって，痙縮の程度がわかる．

MAS（Modified Ashworth Scale）

どんな評価法か

- 痙縮を示す四肢を検者が他動的に動かした際の抵抗感を 6 段階で評価するものである．

● MAS

0：筋緊張に増加なし．

1：軽度の筋緊張の増加あり．屈伸にて，引っかかりと消失，あるいは可動域の終わりに若干の抵抗あり．

1+：軽度の筋緊張あり．引っかかりが明らかで可動域の 1/2 以下の範囲で若干の抵抗がある．

2：筋緊張の増加がほぼ全可動域を通して認められるが，容易に動かすことができる．

3：かなりの筋緊張の増加があり，他動運動は困難である．

4：固まっていて，屈曲あるいは伸展ができない．

結果の解釈

- 客観的に痙縮を計測する方法として,振り子テスト,H反射などが用いられているが,必ずしもMASと相関しないことが報告されている.また,MASは信頼性が高いとする報告と低いとする報告がある.
- 現在,痙縮を客観的に定量的に評価する方法はなく,定性的ながらMASは世界的に広く用いられている.

文献
1) Bohannon RW, Smith MB : Interrater reliability of a modified Ashworth scale of muscle spasticity. *Phy Ther* **67** : 206-207, 1987.

(正門由久)

嚥下障害

評価ポイント

①嚥下障害の原因疾患には，口腔や咽頭，食道の炎症や腫瘍などの器質的障害によるものと，脳卒中や神経筋疾患による機能的障害によるものがある．加齢もその原因となる．
②評価には，**RSST** や改訂水飲みテストが用いられている．
③上記の簡易的な検査により異常が疑われれば，嚥下造影検査（Videofuluorography；VF）や嚥下内視鏡検査（Videoendoscopy；VE）を行うことが必要となる．

RSST（反復唾液飲みテスト；Repetitive Swaliva Swallowing Test）

どんな評価法か

- 1996年に発表された方法で，ベッドサイドでも簡単に行うことができるスクリーニング検査である．
- 感度や特異度が高く，簡便な方法である．
- 口腔内が乾燥していると唾液嚥下ができないために，前処置として口腔内に人口唾液を噴霧する場合がある．
- 指示が理解できない症例には注意を要する．

どう評価するか

- 30秒間，反復して唾液を嚥下してもらう．
- 唾液の反復嚥下：「できるだけ何回も連続して飲み込んでください」と指示する．
- 喉仏の辺りに指をあてて嚥下の有無を確認する．

結果の解釈

- 30秒間に2回以下の場合，嚥下開始困難，誤嚥が疑われる．3回以上の場合は，ほぼ問題なし．

改訂水飲みテスト
(MWST；Modified Water Swallow Test)

どんな評価法か

- 頚部聴診法を併用すると，本検査の判定をより正確に行うことができる．

どう評価するか

- 3 m*l* の冷水を口腔内に入れて嚥下を行わせ，嚥下反射誘発の有無，むせ，呼吸の変化を評価する．
- 3 m*l* 嚥下可能な場合には，さらに 2 回の嚥下運動を追加し評価する．

● 改訂水飲みテスト（MWST）

1. 嚥下なし，むせる，そして / または，呼吸切迫
2. 嚥下あり，呼吸切迫（不顕性誤嚥の疑い）
3. 嚥下あり，呼吸良好，むせる，そして / または，湿性嗄声を伴う
4. 嚥下あり，呼吸良好，むせない
5. 4 に加え，空嚥下の追加を指示し，30 秒以内に 2 回空嚥下可能

(聖隷三方原病院嚥下チーム，2003，文献 1 より)

結果の解釈

- 5 段階で評価し，3 以下の場合に誤嚥が疑われる．

文献
1) 聖隷三方原病院嚥下チーム：嚥下障害ポケットマニュアル．第 2 版，医歯薬出版，2003．

（正門由久）

成長と発達

評価ポイント

①成長とは形態の量的変化を表し，発達とは機能の成熟への量的および質的変化を表している．

②発達の評価には，主に DENVER Ⅱ，遠城寺式・乳幼児分析的発達検査，新版 K 式発達検査 2001 が用いられる．

③DENVER Ⅱは，Frankenburg によって開発されたデンバー式発達スクリーニング検査の改訂版である．遠城寺式・乳幼児分析的発達検査は，遠城寺宗徳によって考案された簡便な検査である．新版 K 式発達検査 2001 は，嶋津峯眞らが作成した検査の 2001 年改訂版である．いずれも現在，わが国で最もよく使われている発達検査である．

④新生児の神経行動発達の評価には，Brazelton によって開発された NBAS が用いられることがある．

⑤発達評価によって，発達遅滞や発達障害のある子どもを判別すること，あるいは個別的な発達状況や行動特性を把握することができ，適切な指導とリハ計画につなげることが可能となる．

DENVER Ⅱ（デンバー発達判定法）

どんな評価法か

- 対象：0 カ月～6 歳 0 カ月．
- 発達に問題のある子どもの早期発見を目的とした発達スクリーニング検査である．2003 年に日本版[1] が発刊された．
- 4 つの発達分野（個人-社会，微細運動-適応，言語，粗大運動）における判定項目の通過状況を調べ，同年齢の子どもと比較して発達が遅れている可能性を判断する．
- 世界 15 カ国以上で標準化され，乳幼児健診などの小児保健領域でよく用いられている．

● DENVER II 記録票（抜粋）

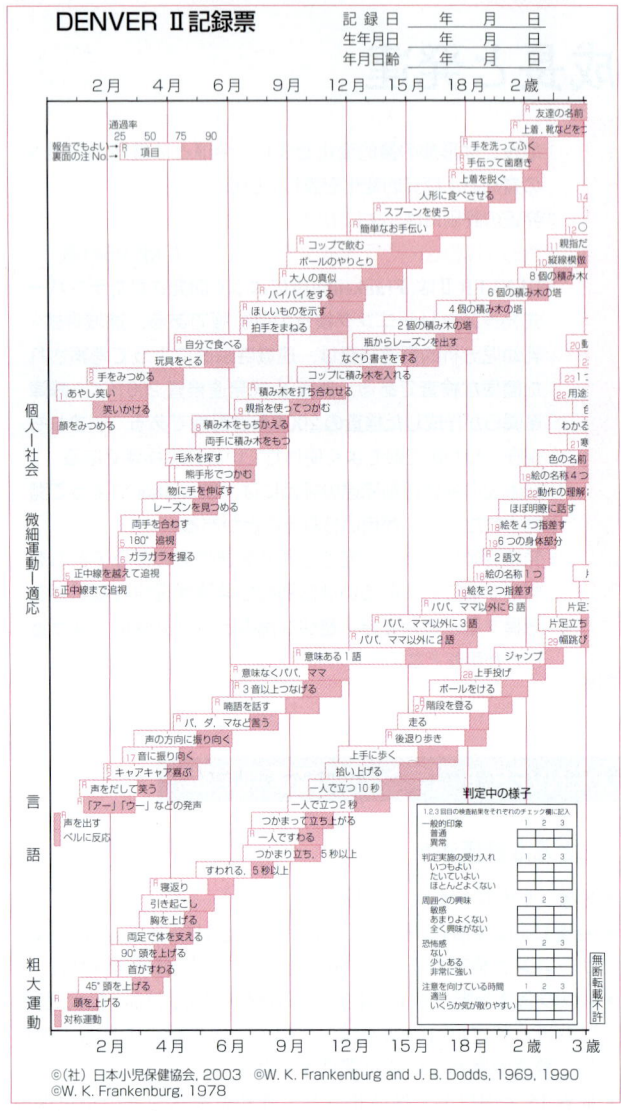

DENVER II 記録票

記録日	年	月	日
生年月日	年	月	日
年月日齢	年	月	日

個人-社会／微細運動-適応／言語／粗大運動の発達項目が2月〜3歳の月齢軸に沿って配置されている。

個人-社会
- 顔をみつめる
- あやし笑い
- 笑いかける
- 手をみつめる
- 玩具をとる
- 自分で食べる
- 拍手をまねる
- ほしいものを示す
- バイバイをする
- 大人の真似
- ボールのやりとり
- コップで飲む
- 簡単なお手伝い
- スプーンを使う
- 人形に食べさせる
- 上着を脱ぐ
- 手伝って脱着
- 手を洗ってふく
- 上着、靴などをとる
- 友達の名前

微細運動-適応
- 正中線まで追視
- 正中線を越えて追視
- ガラガラを握る
- 180°追視
- 両手を合わす
- レーズンを見つめる
- 物に手を伸ばす
- 熊手形でつかむ
- 毛糸を探す
- 両手に積み木をもつ
- 積み木をもちかえる
- 親指を使ってつかむ
- 積み木を打ち合わせる
- コップに積み木を入れる
- なぐり書きをする
- 瓶からレーズンを出す
- 2個の積み木の塔
- 4個の積み木の塔
- 6個の積み木の塔
- 8個の積み木
- 縦線模倣
- 親指だ
- 絵の名称4つ
- 動作の理解
- ほぼ明瞭に話す
- 絵を4つ指差す
- 6つの身体部分
- 2語文
- 絵の名前1つ
- 絵を2つ指差す
- 色の名前
- わかる
- 用途

言語
- ベルに反応
- 声を出す
- 「アー」「ウー」などの発声
- 声をだして笑う
- キャッキャッ喜ぶ
- 音に振り向く
- 声の方向に振り向く
- パ、ダ、マなど言う
- 喃語を話す
- 3音以上つなげる
- 意味なくパパ、ママ
- 意味ある1語
- パパ、ママ以外に2語
- パパ、ママ以外に3語
- パパ、ママ以外に6語
- 2語文
- 走る
- 階段を登る
- ボールをける
- ジャンプ
- 上手投げ
- 幅跳び
- 片足立ち
- 片足

粗大運動
- 対称運動
- 頭を上げる
- 45°頭を上げる
- 首がすわる
- 90°頭を上げる
- 両足で体を支える
- 胸を上げる
- 引き起こし
- 寝返り
- すわれる、5秒以上
- 一人ですわる
- つかまり立ち、5秒以上
- つかまって立ち上がる
- 一人で立つ2秒
- 一人で立つ10秒
- 拾い上げる
- 上手に歩く
- 後退り歩き

判定中の様子
1.2.3回目の検査結果をそれぞれのチェックに記入
一般的印象：普通／異常
判定実施の受け入れ：いつもより／たいていない／ほとんどよくない
周囲への興味：敏感／あまりよくない／全く興味がない
恐怖感：ない／少しある／非常に強い
注意をむけている時間：適当／いくらか気が散りやすい

無断転載不許

通過率 25 50 75 90

©（社）日本小児保健協会, 2003　©W. K. Frankenburg and J. B. Dodds, 1969, 1990
©W. K. Frankenburg, 1978

（Frankenburg, 2003, 文献1より許諾を得て引用）

どう評価するか

- 子どもの自然な行動を観察して評価する．項目によっては保護者からの報告により判定してもよい．
- 実施する判定項目の数は子どもの年月齢と能力，判定目的により異なる．
- 判定結果は，P：合格，F：不合格，NO：未経験，R：拒否で記録する．
- 標準枠（通過率25〜90%を示すボックス）が年月齢線より完全に左側にある項目が，F（あるいはR）の場合は「遅れ」，年月齢線が標準枠の75〜90%の間を通過する項目がF（あるいはR）の場合は，「要注意」と判定する．
- 所要時間：15〜20分．

結果の解釈

- 総合的判断：各項目の判定結果から，発達が遅れている可能性について次のように判断する．

正常	「遅れ」が1つもなく，「要注意」が1項目以下である場合
疑い	2つ以上の「要注意」，および/または1つ以上の「遅れ」がある場合
判定不能	年月齢線の完全に左側にある項目，あるいは75〜90%の間に年月齢線がある項目のうち，1つ以上拒否があるとき

- 1〜2週間後に再判定を行っても総合的判断が「疑い」，あるいは「判定不能」であれば，専門機関へ紹介するなどの対応が必要である．

成長と発達

遠城寺式・乳幼児分析的発達検査

どんな評価法か

- 対象：0カ月〜4歳8カ月.
- わが国の小児神経科領域で最もよく使われている発達検査である. 現在, 普及しているものは1977年の改訂版[2] である.
- 移動運動, 手の運動, 基本的習慣, 対人関係, 発語, 言語理解の6領域に関する検査項目の合否を判定し, 各領域の発達段階と発達プロフィールを大まかに評価する.
- 検査用紙に繰り返し記入できるので, 以前の結果と比較しやすい.

どう評価するか

- できるだけ実際に行動させたり問いかけたりして判定する.
- 暦年齢相当の検査問題（もしくは病歴などからみて適当と思われる問題）から開始し,「不合格」が3つ連続するところまで検査を進める.
- 「合格」の一番上の検査問題に相当する年齢区分が, その領域の発達段階となる. 飛び越しがあれば合格, 不合格の入れ換えを行う.
- 発達グラフの各点を結んで子どもの発達プロフィールを把握する.
- 所要時間：約15分.
- 結果は,「移動運動0:5〜0:6, 手の運動0:6〜0:7」のように記載する.

結果の解釈

- 例に示した子どもの「移動運動」は，0歳5カ月以上，0歳6カ月未満の発達段階にあると考える．発達年齢を0歳5.5カ月とみなすことにより，発達指数類似の計算が可能となる．
- 発達プロフィールの線が暦年齢の点より下にある場合，発達は遅れていることになる．グラフに凸凹があれば発達が不均衡であることを示す．
- 通常，暦年齢より3～4段階下回ったときは，病的遅滞があると考えてよい．

●遠城寺式・乳幼児分析的発達検査（例）

1歳6カ月女児，先天性心疾患，精神運動発達遅滞．

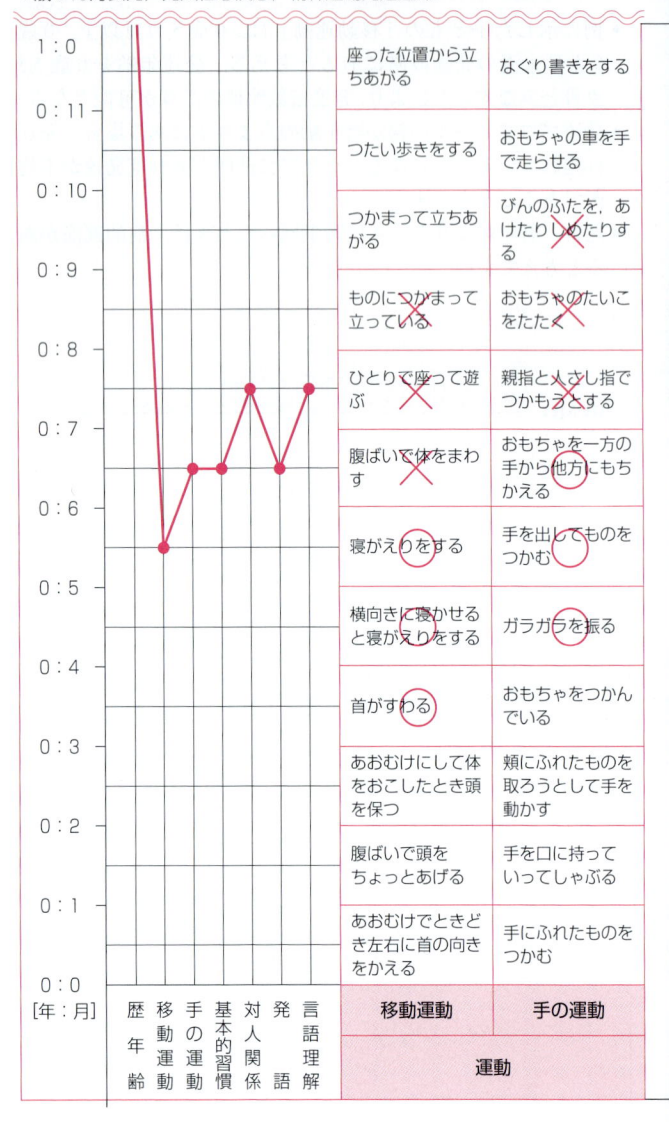

年齢							移動運動	手の運動
1:0							座った位置から立ちあがる	なぐり書きをする
0:11							つたい歩きをする	おもちゃの車を手で走らせる
0:10							つかまって立ちあがる	びんのふたを，あけたりしめたりする
0:9							ものにつかまって立っている	おもちゃのたいこをたたく
0:8							ひとりで座って遊ぶ	親指と人さし指でつかもうとする
0:7							腹ばいで体をまわす	おもちゃを一方の手から他方にもちかえる
0:6							寝がえりをする	手を出してものをつかむ
0:5							横向きに寝かせると寝がえりをする	ガラガラを振る
0:4							首がすわる	おもちゃをつかんでいる
0:3							あおむけにして体をおこしたとき頭を保つ	頬にふれたものを取ろうとして手を動かす
0:2							腹ばいで頭をちょっとあげる	手を口に持っていってしゃぶる
0:1							あおむけでときどき左右に首の向きをかえる	手にふれたものをつかむ
0:0 [年:月]	歴年齢	移動運動	手の運動	基本的習慣	対人関係	発語	言語理解	移動運動	手の運動
								運動	

基本的習慣	対人関係	発語	言語理解
さじで食べようとする	父や母の後追いをする	ことばを1～2語、正しくまねる	要求を理解する(1/3)(おいで,ちょうだい,ねんね)
コップを自分で持って飲む	人見知りをする	音声をまねようとする	「バイバイ」や「さようなら」のことばに反応する
泣かずに欲求を示す	身ぶりをまねする(オツムテンテンなど)	さかんにおしゃべりをする(喃語)	「いけません」と言うと、ちょっと手をひっこめる
コップなどを両手で口に持っていく	おもちゃをとられると不快を示す	タ,ダ,チャなどの音声が出る	
顔をふこうとするといやがる	鏡を見て笑いかけたり話しかけたりする	マ,バ,パなどの音声が出る	
コップから飲む	親しみと怒った顔がわかる	おもちゃなどに向って声を出す	親の話し方で感情をききわける(禁止など)
ビスケットなどを自分で食べる	鏡に映った自分の顔に反応する	人に向って声を出す	
おもちゃを見ると動きが活発になる	人を見ると笑いかける	キャーキャーいう	母の声と他の人の声をききわける
さじから飲むことができる	あやされると声を出して笑う	声を出して笑う	
顔に布をかけられて不快を示す	人の声がする方に向く	泣かずに声を出す(アー,ウァ,など)	人の声でしずまる
満腹になると乳首を舌でおし出したり顔をそむけたりする	人の顔をじいっと見つめる	いろいろな泣き声を出す	
空腹時に抱くと顔を乳の方に向けてほしがる	泣いているとき抱きあげるとしずまる	元気な声で泣く	大きな音に反応する
基本的習慣	対人関係	発語	言語理解
社会性		言語	

成長と発達

(遠城寺,2009,文献2,検査表より抜粋・改変)

津守式乳幼児精神発達質問紙

どんな評価法か

- 対象：1カ月～7歳0カ月.
- 質問紙による「間接検査」であり，課題行動にのりにくい子どもにも適用できる[3,4].
- 「運動」「探索・操作」「社会」「食事・排泄・生活習慣」「理解・言語」の5領域に関する評価項目の合否を尋ね，発達段階と発達輪郭表（プロフィール）を記述する.
- 遠城寺式よりも詳細に子どもの発達状況を評価したいときに用いられる.

どう評価するか

- 質問紙は，1～12カ月用，1～3歳用，3～7歳用に分けられている.
- 面接質問による実施が原則である（約20分）.
- 生活月齢に該当する項目を中心に，どの項目も「できない」という月齢まで実施する.
- 子どもの日常生活行動をよく知る保護者に質問に答えてもらい，回答を点数化して各領域の合計点を求める．さらに発達輪郭表に提示された領域ごとに発達段階が表示される.
- 発達年齢換算表を用いて，総合的な発達年齢と発達指数を算出する（0～3歳までのみ）.

結果の解釈

- 発達輪郭表から発達の遅れや偏りを読み取る.
- 領域ごとのばらつきが大きい場合には，総合的な発達年齢はあくまでも参考値とする.

＊筆者らの施設では，津守式の代わりに，KIDS（乳幼児発達スケール，1989年）を用いることが多い．津守式に比べて領域が細分化されており，現代の子どもの状況に適合している.

新版 K 式発達検査 2001

どんな評価法か

- 対象：0 歳から成人まで．
- 検査場面を設定して行う「直接検査」であり，遊ぶような感覚でテストができる[5]．"K" は京都の頭文字である．
- 「姿勢・運動」「認知・適応」「言語・社会」の 3 領域の通過状況を評価し，3 領域および全領域の発達年齢（DA）と発達指数（DQ）を算出する．
- おおむね 1 歳以上では，認知・適応領域の検査が非言語性検査（P）に，言語・社会領域の検査が言語性検査（V）に対応しており，知能検査の適用とはならない幼児期早期の精神発達の評価に適している．
- 検査者の能力と経験を必要とする．

どう評価するか

- 年齢区分ごとに第 1 葉から第 6 葉の記録用紙がある．
- 検査は，子どもの生活年齢に該当する項目から開始する．
- 通過項目には（+）記号，不通過の項目には（-）記号を記入し，検査項目の行ごとに（+）から（-）に移行する境目を調べる．そして境目を線で結んで対象児のプロフィールを書く．
- 所要時間：対象児の年齢にもよるが，約 30 分．
- 通過項目の数と重み付けの係数により得点を算出し，換算表を用いて 3 領域および全領域の DA と DQ を求める．
- 例に示した子どもの結果は，「姿勢・運動：DA = 446 日（DQ = 53），認知・適応：DA = 572 日（DQ = 67），言語・社会：DA = 406 日（DQ = 48），全領域：DA = 533 日（DQ = 63）となる．

● 新版 K 式発達検査 2001(例)

2歳 3 カ月男児.双胎間輸血症候群,難聴,発達遅滞.

	1:0 超〜1:3	1:3 超〜1:6	1:6 超〜1:9	1:9 超〜2:0	2:0 超〜2:3	2:3 超〜2:6	2:6 超〜3:0
姿勢・運動	(+)歩く 2・3 歩 (+)片手支持登る	(−)片手すりで登降	(−)手すりで昇降	(−)両足跳び	飛び降り		交互に足を出す 四角構成 例後 2/2 家の模倣
認知・適応	(+)積木の塔 2 個 (+)丸棒 例後 1/3 (+)瓶から出す	(+)積木の塔 3 個 (+)はめ板全 例無 (+)円板回転	(+)積木の塔 5 個 (+)角板 例後 1/3 (+)形の弁別Ⅰ 1/5 (−)はめ板 回転 全 1/4 (−)円錐画模倣	積木の塔 6 個 (−)角板 例前 1/3 (+)形の弁別Ⅰ 3/5	積木の塔 8 個 横線模倣 1/3	(−)トラック模倣 (−)形の弁別Ⅱ 8/10 (−)折り紙Ⅰ 縦線模倣 1/3 (+)入れ子 5 個	十字模写 例後 1/3 円模写 1/3 折り紙Ⅱ
		予測的追視 2 個のコップ 2/3	(+)入れ子 3 個 (+)3 個のコップ 2/3				
言語・社会	包み込む (+)なくし置さ 例前 (+)指さし行動	(−)語彙 3 語	(−)絵指示 4/6 (−)身体各部 3/4 (目・鼻・口・耳)		(−)記憶 2/3 (−)2 数復唱 1/3	絵の名称Ⅰ 5/6	3 数復唱 1/3
				絵の名称Ⅰ 3/6 (傘・花・魚・靴・服・鋏)	表情理解Ⅰ 5/6	大小比較 3/3、5/6 絵の名称Ⅱ 3/6 (メガネ・自転車・鍵・ 時計・椅子・ボール) 用途絵指示 4/6	長短比較 3/3、5/6 絵の名称Ⅱ 5/6 色の名称 3/4 姓名 年齢 表情理解Ⅱ 3/4

(新版 K 式発達検査研究会,2008,文献 5,第 3 章を改変)

筆者注:例示されたデータは筆者の施設のものである.

結果の解釈

- DQ が 100 のとき生活年齢相応の発達段階にあると考える (DQ が 85 以上の場合,正常域と考えることが多い).
- 各領域の DQ と発達プロフィールから,発達の偏りを分析する.課題の中で何が得意で何が不得意かを分析することにより,子どもの特性や援助の手がかりをつかむことが大切である.

Motor-Age Test(運動年齢テスト)

どんな評価法か

- 対象:4 カ月〜6 歳 0 カ月.
- 1951 年に Johnson らによって開発された評価法である[6].
- 脳性麻痺など障害をもつ子どもの運動機能を運動年齢で測定し,効果判定に生かすことが意図されているが,標準化の手続きが曖昧である.
- 近年,北米では,乳幼児の運動機能評価に他の標準化された尺度*が用いられるようになっている.

* GMFM(粗大運動能力尺度,p263 参照),Peabody Developmental Motor Scales(粗大,微細運動機能)など.

どう評価するか

- 発達順序に沿って並べられた上肢運動年齢テスト 42 項目と,下肢運動年齢テスト 38 項目から成る.
- 「できる」と判定された項目の点数を加算することにより,上肢運動年齢と下肢運動年齢を算出する.

結果の解釈

- 運動年齢は,何カ月の健常児と同程度の運動能力を有するかを表している.
- 運動年齢の増加は,子どもの運動能力の向上を示唆する.

●上肢運動年齢テスト（抜粋）

月数	検査項目*	点数 装具(−)	点数 装具(+)
4月	がらがらにぎり	4	4
10月	0.6 cm ビーズを親指と他の1指で正しくつまみあげる	3	3
18月	3.7 cm サイコロ積み（3個）	6	6
36月	3.7 cm サイコロ積み（9個） ビーズをびんの中に入れる（10個/30秒）	3 3	3 3
48月	ビーズをびんの中に入れる（10個/25秒） 電気運筆（輪） 3ボタン電気回路（良い手，9個/10秒） 　同　　　　　　　（悪い手，8個/10秒） 木釘45本立（180秒）	3 3 1.5 1.5 3	3 3 1.5 1.5 3
60月	電気運筆（四角） ビーズをびんの中に入れる（10個/20秒）	6 6	6 6

*検査実施には所定のテスト器具が必要である

（大城，2009，文献6，p95 より抜粋・改変）

NBAS（ブラゼルトン新生児行動評価；Neonatal Behavior Assessment Scale）

どんな評価法か

- 対象：正期産児では生後2カ月目の終わりまで（早産児であれば在胎換算48週まで）．
- 各行動系の安定と全体の組織化，外界との相互作用に注目した新生児行動の評価法である[7]．
- 4つの行動系に関する観察項目を評価し，7つの項目群（クラスター）スコアを求める（**図**）．
- 新生児小児科や発達心理学の分野で世界的に使用されている．
- 検査手技や行動評定について一定の講習を受けることが望ましい．

●新生児の行動システムと7つのクラスター

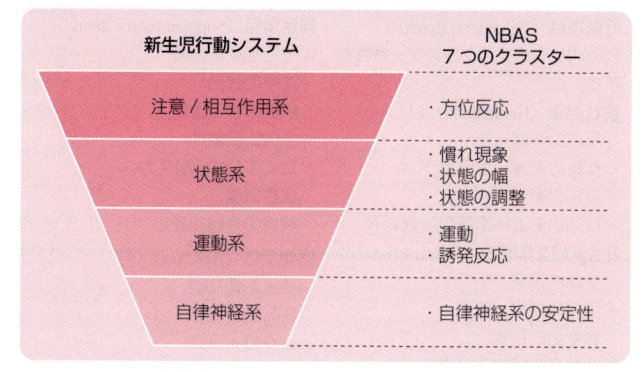

新生児行動システム	NBAS 7つのクラスター
注意/相互作用系	・方位反応
状態系	・慣れ現象 ・状態の幅 ・状態の調整
運動系	・運動 ・誘発反応
自律神経系	・自律神経系の安定性

(大城,2009,文献7,p103より)

どう評価するか

- 評価項目は,28項目の行動評価と18項目の神経学的評価(誘発反応),さらに未熟児などストレスを受けやすいリスク児のための補足項目(7項目)から成る.
- 決められた評価パッケージに沿って評価を進める.
- 意識状態(ステート)に配慮して,児の持つ最高の行動を評価するよう心がける.
- 行動評価項目は,項目ごとに定義された9段階の尺度で評価する.神経学的評価項目は,無反応,低反応,正常反応,過剰反応の4段階および非対称性の有無で評価する.
- 所要時間:20〜30分.
- 評価結果から7つのクラスタースコアが算出される.

● NBAS の評価項目

行動項目（Behavioral Items）
（ ）内は対応するクラスター番号を示す

慣れ現象（Habituation）（1）
- 反応の漸減―光
- 反応の漸減―ガラガラ
- 反応の漸減―ベル
- 反応の漸減―足部の触覚刺激

社会的相互作用（Social-Interactive）（2）
- 生命的視覚
- 生命的視覚＋聴覚
- 非生命的視覚
- 非生命的視覚＋聴覚
- 生命的聴覚
- 非生命的聴覚
- 敏活さ

運動系（Motor System）（3）
- 全身的な筋緊張
- 運動の成熟度
- 座位への引き起こし
- 防御運動
- 活動性

状態の組織化（State Organization）（4）
- 興奮の頂点
- 状態向上の迅速性
- 興奮性
- 状態の不安定性

状態調整（State Regulation）（5）
- 抱擁
- なだめ
- 自己鎮静の能力
- 手を口にもっていく能力

自律神経系（Autonomic System）（6）
- 振戦
- 驚愕
- 皮膚の色の不安定性

微笑み

補足項目（Supplementary Items）
- 敏活な反応の質
- 注意の代価
- 検者による援助
- 全般的興奮性
- たくましさ/耐久力
- 状態調整
- 検者の情緒的反応

誘発反応（Reflexes）（7）
- 足底把握反射
- Babinski 反射
- 足クローヌス
- 探索反射（Rooting）
- 吸啜反射（Sucking）
- 眉間反射（Glabella）
- 他動運動―下肢
- 他動運動―上肢
- 手掌把握反射
- 台乗せ反射（Placing）
- 起立反射（Standing）
- 自律歩行（Walking）
- 匍匐反射（Crawling）
- Gallant 反射（Incurvation）
- 頭/眼の緊張性偏位
- 眼振
- 緊張性頚反射
- Moro 反射

（Brazelton, 1995, 文献 8, p133 を改変）

結果の解釈

- クラスタースコアが高いほど,望ましい行動(高い反応)が多いことを示す.ただし誘発反応クラスターは,スコアが高いほど異常反応が多いことを示している.
- 在胎換算 36 〜 44 週の反復評価で,低い反応(あるいは異常反応)が持続する場合は,何らかの神経発達障害(脳性麻痺など)を残す可能性があると考える.
- 新生児行動の個人差(強さと脆弱性)を解釈し,発達ケアに役立てる.

* Als らによって NBAS を基にした APIB(Assessment of Preterm Infants' Behavior)が開発され,これに基づく NIDCAP(Newborn Individualized Developmental Care and Assessment Program)がわが国でも普及しつつある.

文献

1) Frankenburg WK 原著,日本小児保健協会編:Denver II—デンバー発達判定法.日本小児医事出版社,2003.
2) 遠城寺宗徳:遠城寺式・乳幼児分析的発達検査法(九州大学小児科改訂新装版).慶應義塾大学出版会,2009.
3) 津守 真,稲毛教子:増補 乳幼児精神発達診断法 0 才〜 3 才まで.大日本図書,1995(増補版),初版(1961).
4) 津守 真,磯部景子:乳幼児精神発達診断法 3 才〜 7 才まで.大日本図書,1965.
5) 新版 K 式発達検査研究会編:新版 K 式発達検査法 2001 年版 標準化資料と実施法.ナカニシヤ出版,2008.
6) 大城昌平:Johnson 運動年齢テスト(MAT).リハビリテーションにおける評価法ハンドブック(赤居正美編),医歯薬出版,2009,pp94-98.
7) 大城昌平:ブラゼルトン新生児行動評価(NBAS).リハビリテーションにおける評価法ハンドブック(赤居正美編),医歯薬出版,2009,pp102-106.
8) Brazelton TB, Nugent JK:Neonatal Behavioral Assessment Scale. 3rd ed, Mac Keith Press, 1995.

(問川博之,高橋秀寿)

知 能　成人の知能

評価ポイント

①知能とは，人が学習し，環境に適応するために用いることができる能力の総称である．
②スクリーニングとして知能を簡便に評価するには，MMSEやHDS-Rを用いる．詳細な知能評価にはWAIS-ⅢやRCPMを用いて検討する．WAIS-ⅢはWechslerが開発した個別式知能検査である．知能障害の診断，知能の偏りの評価，治療やリハの効果判定に際し広く用いられている．RCPMは視知覚機能と推論能力を中核とする知能を測定する非言語性検査である．
③知能評価によって，知能に関する情報が得られ，援助の手がかりをつかむことが可能となる．また，治療やリハの効果評定，それに伴う知能の変化を特定することができる．

MMSE（Mini Mental State Examination）

どんな評価法か

- 認知機能のスクリーニング検査で，世界的に用いられている．
- 短時間で実施可能で，おおまかな知能障害の有無や程度を判定することができる．
- 11の検査項目から構成されている．

どう評価するか

- 順番に質問を行い，回答の正誤を記録していく．
- 各設問の最高得点が括弧内に提示してあり，設問ごとの得点の単純加算がMMSEの総合得点である．
- 設問に対する無回答は誤答とするのが妥当とされている．

●測定内容と施行方法

質問1 (時間の見当識)	正答なら1点,誤答なら0点を与える.
質問2 (場所の見当識)	正答なら1点,誤答なら0点を与える.
質問3 (即時記憶の想起)	3つの物の名前を言うことを伝え,相互に関連のない物品名3個を言う.そのあと,被検者に繰り返してもらう.この段階での応答に得点を与える.物品名は後で思い出してもらうので覚えておくよう指示する.
質問4 (注意・集中力)	100から順に7を引くように指示する.指示は最初に一度だけ与える.「86から7を引くと」などと促してはいけない.正答した数を得点とする.被検者がこの計算ができない場合は「フジノヤマ」を逆唱させる.正しい位置にある文字の数を得点とする.
質問5 (近時記憶の想起)	質問3で記憶させた3個の物品名をここで再び言わせる.正答ごとに1点ずつ与える.
質問6 (言語の呼称)	腕時計,鉛筆をそれぞれ見せながら,それが何かを問う.
質問7 (言語の復唱)	文章を復唱させる.1回のみで評価する.
質問8 (口頭での指示理解)	白紙を与え,指示を与える.各段階が正しく行えた場合,それぞれ1点を与える.
質問9 (文章での指示理解)	「目を閉じてください」と書かれた紙片を被検者に示し,検査用紙の記載の通り教示をする.被検者が目を閉じれば1点を与える.
質問10 (筆記)	白紙を与え,何か文章を書くよう指示する.自発的な文章でなければならず,例文などを与えてならない.文章は主語と述語があり,意味のあるものでなければならないが,文法や読点が不正確でもよい.
質問11 (構成)	重なった2個の五角形の図を示し,模写させる.模写は角が10個あり2つの五角形が交差していることが得点の条件になる.

(大塚・他,1991,文献1より)

結果の解釈

- 得点範囲は0〜30点で，得点が低いほど障害が高度である．カットオフは23/24点とし，23点以下を認知障害ありとする．
- できた課題とできなかった課題を吟味する．
- 得点は年齢や教育歴に影響を受けやすく，教育歴8年以下の者や，60歳以上の高齢者に施行する場合は，23点以下の際の解釈を慎重に行わなければならない．

HDS-R（長谷川式簡易知能評価スケール；Hasegawa Dementia Rating Scale-Revision）

どんな評価法か

- わが国で開発された認知機能のスクリーニング検査である．
- 短時間で実施可能で，おおまかな知能障害の有無や程度を判定するこができる．
- 9つの検査項目から構成されており，口頭で答えられる．

どう評価するか

- 9項目の得点を単純加算したものがHDS-Rの総合得点である．

結果の解釈

- 得点範囲は0〜30点,得点が低いほど障害が重度である．カットオフを20/21点とし，20点以下を認知障害ありと判断する．
- 被検者の教育歴や加齢の影響が少ないと報告されている．

●重症度による平均点

障害なし	24.27 ± 3.91
軽度の障害	19.10 ± 5.04
中等度の障害	15.43 ± 3.68
やや高度の障害	10.73 ± 5.40
非常に高度の障害	4.40 ± 2.62

（加藤・他，1991．文献2より）

●測定内容と施行方法

質問1 (年齢)	満年齢が正確に言えれば1点を与え，2年までの誤差は正答とみなす．
質問2 (時間の見当識)	年については西暦，年号のもどちらでも正答とする．
質問3 (場所の見当識)	現在いる場所の本質が捉えられ，自発的に答えられれば2点を与える．正答ができない場合は約5秒おいてから3つの選択肢を与え，正しく選択できれば1点を与える．
質問4 (3単語の記銘)	3つの言葉を教示しすぐに繰り返してもらう．1つの言葉に対して各1点を与える．すべて正答できない時は，再度教示し，覚えてもらう．3回以上教示しても覚えられない場合にはそこで打ち切る．
質問5 (注意，集中力)	「93から7を引くと？」というように検査者が引き算の答を言ってはならない．各正答に対して1点を与えるが，最初の答が誤答なら，そこで中止する．
質問6 (数字の逆唱)	数字が言い終わったところで逆から言ってもらう．正答に対して各1点を与えるが，3桁の逆唱に失敗したらそこで中止する．
質問7 (遅延再生)	質問4で記憶してもらった3つの言葉を再び言わせる．自発的に答えられたものに各2点を与える．答えられない場合には「1つは植物でしたね」とヒントを与え，正答すれば1点を与える．
質問8 (5つの物品記銘)	5つの物品を，1つずつ名前を言いながら並べて見せ，覚えるように教示する．次にそれらを隠して「思い出す順番はどうでもよいですが，いまここに何がありましたか」と問う．物品は必ず相互に無関係なものを用いる．各正答にそれぞれ1点を与える．
質問9 (言語の流暢性)	重複したものを採点しないように注意する．この問題は，言語の流暢さをみるためのものである．

(加藤・他，1991，文献2より)

知能—成人の知能

WAIS-Ⅲ（ウェクスラー成人知能検査 第3版；Wechsler Adult Intelligence Scale-3rd Edition）

知能に対する概要

- Wechslerらは知能を「自分の環境に対して目的的に行動し，合理的に思考し，効果的に処理する個々の能力の集合的または全体的なもの」と定義した（1958年）．

どんな評価法か

- 対象：16～89歳の成人．
- WAIS-Ⅲは，David WechslerによりWAIS-Rの改訂版として1997年に作成された検査である．
- 言語的材料に基づく言語性の課題と，非言語的材料に基づく動作性の課題から構成されている．
- 多くの異なる能力を測定するため，13の下位検査（補助検査を除く）から構成されている．検査課題は容易なものから困難なものへと配列されている．
- 知能を言語性，動作性，全検査の3種類の知能指数(IQ)によって測定する．さらに，言語理解，知覚統合，作動記憶，処理速度の4つの群指数から成る指標によって評価可能である．
- 施行する検査についての知識と熟達した技術が必要である．

施行方法

【検査前の準備】

- 検査を行う環境は，検査の結果に影響することがある．特に，感覚や知覚，注意力の低下した人にとって検査環境は検査結果に大きな影響を与える．
- 騒がしい場所，人の出入りがある場所，人の動きが視界に入ってくる場所は検査には不向きである．可能な限り被検者が検査に集中できる工夫をするべきである．

【実施方法】

- 検者は問題を質問し，絵やパズルを提示し，その反応を記録する．全検査を1回で行うことが望ましいが，必須ではない．

【実施中の留意点】

- 検査中は被検者の行動を観察することが重要である．
- 検査成績には，課題への取り組みかた（積極性，協力性，意欲など），課題の失敗や成功に対する反応，課題の失敗の仕方が重要な情報となる．
- どうしても検査の継続が困難なときは速やかに中止する．
- 採点や結果の質的な面を検査後にまとめるため，言語性下位検査の反応はできるだけその言葉どおりに記載しておく．

● WAIS-Ⅲの下位検査とその測定内容

	下位検査	測定内容
言語性検査	単語	意味記憶（手がかりを利用しての想起の力），概念化，語彙力をみる．
	類似	類推力，上位概念の発見力，抽象的な思考力をみる．
	算数	数概念，計算力，精神の集中力をみる．
	数唱	注意の集中や作動記憶をみる．
	知識	一般的知識，意味記憶をみる．
	理解	生活場面での理解力や経験の活用による問題解決能力，社会的成熟度をみる．
	語音整列	作動記憶力をみる．
動作性検査	絵画完成	知覚体制化（重要な部分とそうでない部分の識別）や視覚刺激への反応能力，視覚的長期記憶の想起と照合をみる．
	符号	精神運動速度と処理速度をみる．
	積木模様	空間認知や構成能力をみる．
	行列推理	時間的制約のない状態での構成能力をみる．
	絵画配列	全体的な状況や流れを把握する能力，予測力，論理性，時間的順序の理解力をみる．
	記号探し	注意の選択，処理速度をみる．
	組み合わせ	部分から全体を推理する能力，構成能力，先を見通す能力をみる．

（黒川・他，2005，文献3，Wechsler・他，2006，文献6を参考に作成）

どう評価するか

- 下位検査ごとに粗点を出し，それに基づき評価点を求め，それらをプロフィールで表示する．
- プロフィールには言語性 IQ，動作性 IQ，全検査 IQ が表示され，さらに言語理解，知覚統合，作動記憶，処理速度の4つの群指数から分析ができる．
- 言語性 IQ，動作性 IQ，全検査 IQ いずれの IQ も平均 100，標準偏差 15 で分布するように標準化されている．

結果の解釈

- 個々の検査結果の数値だけでなく，事前に得られる情報や検査中の行動観察から得られた情報を加味しながら丁寧に検査結果を解釈していく．
- 得られた IQ の値から，同一年齢集団の中での相対的位置を理解する．

【全検査 IQ】

- 被検者の全般的な知能の水準を表す指標である．
- 言語性 IQ と動作性 IQ の差（ディスクレパシー）が大きい場合，あるいは下位検査の評価点のばらつきが大きい場合は全検査 IQ の数値をそのまま解釈するのは避ける．

●知能指数の分類

知能指数	知的水準の分類
130 以上	特に高い
120 〜 129	高い
110 〜 119	平均の上
90 〜 109	平均
80 〜 89	平均の下
70 〜 79	境界線
69 以下	特に低い

（Wechsler・他，2006，文献6より）

【言語性IQ】
- 獲得された知識，言語的推理，言語刺激への注意を推定している．
- 言語的な能力や聴覚音声処理に関する働きを反映するため，教育歴，生活環境，言語聴覚的機能の障害を受けやすい．
- 失語などによって言語性IQが著しく低下している場合は，動作性IQの成績をもともとの知能水準の近似とみなすこともある．

【動作性IQ】
- 流動性推理，空間的処理，詳細な部分への注意，視覚的運動統合を測定している．
- 半側空間無視などの障害によって動作性IQが著しく低下している場合は，言語性IQの成績をもともとの知的機能水準の近似とみなすこともある．

【群指数】
- 群指数は認知機能をより詳しく調べるための指標で4種類に分けられる．
- 言語理解は，獲得された言語的知識，言語的推理を測定している．
- 言語理解と言語性IQとの違いは「数唱」「算数」が含まれず，より精密な言語理解を測定しているとされる．
- 知覚統合は，非言語性の流動性推理，詳細な部分への注意，視覚運動統合を測定している．
- 知覚統合と動作性IQとの違いは「符号」が含まれず，より素早い回答に重きを置いていないため，流動性推理と視空間問題解決を測定しているとされる．
- 作動記憶は，被検者が情報に注意を向け，短時間保持し，記憶の中でその情報を処理して，回答することが要求される．言語性の作動記憶を測定しているとされる．
- 処理速度は，視覚情報を素早く処理する能力を測定している．

●群指数の算出にかかわる下位検査

言語理解（VC）	知覚統合（PO）	作動記憶（WM）	処理速度（PS）
単語	絵画完成	算数	符号
類似	積木模様	数唱	記号探し
知識	行列推理	語音整列	

（Wechsler・他，2006，文献6より）

【検査結果のパターンとプロフィール】

- 結果はプロフィールに表示される得点のパターンから解釈できる．
- 個人内で比較することによって，障害による能力低下や残存能力に関して仮説を立てることができる．
- IQ間や群指数間の比較によって，被検者の強い能力や弱い能力に関して意味あるパターンを検者が見いだすことを可能にし，機能障害を記述し，リハのプランを立てるのに役立てることができる．
- プロフィールは他の検査や評価の結果，背景情報，行動観察なども含めて検討される．

―― MEMO ――

RCPM（レーブン色彩マトリックス検査；Raven's Colored Progressive Matrices）

どんな評価法か

- 課題は12項目ずつの3セットに分けられた36項目から構成されており，1つの冊子になっている．
- 言語的指示は少なく，言語性課題が十分に行えない失語症患者などにも検査可能である．
- 短時間で実施も簡易にできる検査である．

どう評価するか

- 1つの課題に表示されている図柄の中で，一部欠落した部分にあてはまるものを，下の選択肢として提示している図柄から選ぶという方法である．
- 全正答数を記録する．
- 問題は徐々に難易度を増していき，はじめの簡単な項目は後のより難しい項目の学習経験として役立つ．

結果の解釈

- 採点はマニュアルに沿って行い，IQを算定することが可能である．
- 失語症や認知症のスクリーニングとして用いられている．

文献

1) 大塚俊男, 本間 昭監修：高齢者のための知的機能検査の手引き. ワールドプランニング, 1991.
2) 加藤伸司・他：改定長谷川式簡易知能評価スケール（HDS-R）の作成. 老年精医誌 **2** : 1339-1347, 1991.
3) 黒川由紀子・他：老年心理学. 有斐閣, 2005.
4) 小林重雄・他：日本版 WAIS-R の理論と臨床. 日本文化科学社, 1998.
5) Wechsler D・他編：日本版 WAIS-Ⅲ成人知能検査法. 日本文化科学社, 2006.
6) Wechsler D・他編：日本版 WAIS-Ⅲ成人知能検査法 理論マニュアル. 日本文化科学社, 2006.
7) Charles JG・他：(2000) Neuropsychological Interpretations of Objective Psychological Test（櫻井正人訳）. 高次脳機能検査の解釈過程. 協同医書出版, 2004.

8) 氏原 寛・他編:心理臨床大辞典. 培風館, 1992.
9) 下仲順子編:臨床心理査定法技法 1. 誠信書房, 2004.
10) Spreen O, Strauss E : (1991) A Compaendium of Neuropsychological tests (2nd ed)(秋元波留夫監修). 神経心理検査法, 創造出版, 2004.

(早田信子, 三村 將)

知 能　小児の知能

評価ポイント

① 小児の知能評価には，WPPSI，WISC-Ⅲ，または田中ビネー知能検査Ⅴを用いる．また，視知覚能力の臨床的評価にはフロスティッグ視知覚発達検査を用いる．

② WISC-Ⅲは，Wechsler Dによって考案された検査の第3版である．田中ビネー知能検査Ⅴは，スタンフォード・ビネー知能検査をもとに，田中寛一が作成した田中ビネー式知能検査法の第5版である．どちらも現在，わが国で最もよく用いられている小児の個別知能検査である．

③ 知能評価によって，子どもがどれくらい発達しているのか，あるいは発達に遅れがあるのかを知ることができ，さらに子どもの発達を支援する手がかりをつかむことが可能となる．

WISC-Ⅲ（ウェクスラー式児童用知能検査 第3版；Wechsler Intelligence Scale for Children-3rd Edition）

どんな評価法か

- 対象：5歳0カ月～16歳11カ月．
- 知能を，言語的材料に基づく言語性検査と非言語的材料による動作性検査によって評価する．
- 異なる能力を測定するための13の下位検査から構成されている．同じ能力を測定する検査項目は，1つの下位検査としてまとめられ，容易なものから困難なものへと配列されている．
- 知能を，言語性，動作性，全検査の3種類の知能指数（IQ）によって測定する．さらに，4つの群指数（言語理解，知覚統合，注意記憶，処理速度）により，子どもの能力をより正確に，多面的に把握できる．

- 評価には高い熟練性が要求される．

どう評価するか

● WISC-Ⅲの下位検査と実施順序

言語性検査	動作性検査
2. 知識（Information）	1. 絵画完成（Picture Completion）
4. 類似（Similarities）	3. 符号（Coding）
6. 算数（Arithmetic）	5. 絵画配列（Picture Arrangement）
8. 単語（Vocabulary）	7. 積木模様（Block Design）
10. 理解（Comprehension）	9. 組み合わせ（Object Assembly）
12. 数唱（Digit Span）（補）	11. 記号探し（Symbol Search）（補）
（補）補助検査	13. 迷路（Mazes）（補）

- 評価表に示された順序で進めていく．
- 下位検査ごとに粗点から評価点（Scaled Score）が求められ，それらをプロフィールで表示する．
- 言語性，動作性，全検査の3種類のIQが算出される．さらに，4つの群指数（言語理解，知覚統合，注意記憶，処理速度）によって，知能をより分析的に解釈する．

結果の解釈

- 被検者が得たIQの値から，同一年齢集団の中で相対的にどの程度の位置にいるのかを知る．
- 言語性IQと動作性IQの差（ディスクレパンシー；discrepancy），また4つの群指数間の差が有意である場合にはその原因を探る．
- 下位検査のプロフィールより，知的発達の状態を「個人内差」という観点から分析し，被検者個人の強さや弱さを解釈する．
- 評価点自体や評価点間のばらつき，言語性IQと動作性IQの差，4つの群指数間の差と，不安や環境要因，被検者の特徴などとの関連を解釈する．

●知能分類

IQ	分類
130 以上	非常に優れている
120 〜 129	優れている
110 〜 119	平均の上
90 〜 109	平均
80 〜 89	平均の下
70 〜 79	境界
69 以下	精神遅滞

田中ビネー知能検査 V

どんな評価法か

- 対象：2 歳〜成人．
- 被検者の知的な発達水準が何歳児程度であるのか，つまり，知的能力を包括的，総合的に把握することに適しており，検査の所要時間が比較的短いことが利点である．
- 年齢尺度で構成されており，1 〜 13 歳級（全 96 問）＋成人級（A01 〜 A17）の問題がある．

どう評価するか

- 基本原則は，被検者の生活年齢と同じ年齢級の問題から開始し，全問題を合格できた年齢級から，全問題が不合格となる年齢級まで実施する．なお，14 歳以上（成人）の被検者は，成人級の A01 〜 A17 を全問実施する．
- 生活年齢，精神年齢，知能指数を算出する．なお 14 歳以上の被検者は原則的に精神年齢を算出せず，偏差知能指数（DIQ）を採用しているため，評価点と領域別 DIQ，総合 DIQ を求め，知能診断の指標とする．

結果の解釈

●精神遅滞（MR; Mental Retardation）の区分

区　分	DSM-Ⅳ IQ レベル	ICD-10 IQ の範囲
軽度精神遅滞	50-55～およそ70	50～69の範囲
中等度精神遅滞	35-40～およそ50-55	35～49の範囲
重度精神遅滞	20-25～およそ35-40	20～34の範囲
最重度精神遅滞	20-25以下	20未満

〔DSM-Ⅳ-TR（米国精神医学会：精神疾患の分類と診断の手引，2002）とICD-10（世界保健機関：精神および行動の障害，1993）による基準〕

フロスティッグ視知覚発達検査（DTVP；Developmental Test of Visual Perception）

どんな評価法か

- 適用年齢：4歳～7歳11カ月．
- 視知覚能力に障害のある子ども，またそれに起因する学業不振の子どもの臨床的評価．
- 視知覚能力のどのような領域に遅れが目立っているか，視知覚の障害の種類と程度を明らかにする．

●5つの視知覚技能

1. 視覚と運動の協応（Eye-motor Coordination）
2. 図形と素地（Figure-ground）
3. 形の恒常性（Constancy of Shape）
4. 空間における位置（Position in Space）
5. 空間関係（Spacial Relationships）

どう評価するか

- 検査用紙（35頁）1冊，青色・赤色・茶色・緑色の色鉛筆（5～6歳の子どもと小学生以上の子ども用）と書きかた鉛筆，説明用の白紙またはホワイトボードなどを用意し，検査の手

引どおりに行う．
- 知覚年齢（Perception Age；PA），評価点（Scale Score；SS），知覚指数（Perception Quatient；PQ）を算出する．

● 結果の解釈

- 各下位検査とも，評価点8以下である場合は，その能力が普通よりも低いことを示す．
- 知覚指数が90以下である場合は，学習不適応を生じやすい．

WPPSI（ウェクスラー幼児用知能検査；Wechsler Preschool and Primary Scale of Intelligence）

● どんな評価法か

- 対象：3歳10カ月～7歳1カ月．
- 知的発達水準を測定し，また個人内差を把握できる．
- 1969年の標準化以降，改訂がなされておらず，時代にそぐわない課題が多いこと，また信頼性があまり高くない下位検査があることを考慮する必要がある．しかし，他の知能検査や発達検査では見いだしにくい知的発達のアンバランスなどを幼児期に発見し，援助するうえで，いまだに有用である．

● WPPSI の下位検査と実施順序

言語性検査	動作性検査
1. 知識（Information） 3. 単語（Vocabulary） 5. 算数（Arithmetic） 8. 類似（Similarities） 10. 理解（Comprehension） （補）文章（Sentences）	2. 動物の家（Animal House） 4. 絵画完成（Picture Completion） 6. 迷路（Mazes） 7. 幾何図形（Geometric Design） 9. 積木模様（Block Design） （補）補助検査

どう評価するか

- 下位検査ごとに粗点から評価点（Scaled Score）が求められ，プロフィールを書く．
- 言語性，動作性，全検査の3種類のIQが算出される．

結果の解釈

- 被検児が得たIQの値から，同一年齢集団の中で相対的にどの程度の位置にいるのかを知る．
- 3種類のIQは，平均が100，一標準偏差が15に分布するようになっている．
- 動作性IQと言語性IQの差，プロフィールの凸凹，評価点間のばらつき，行動観察などから，知能の発達状況を構造的にみることができる．

文献

1) Wechsler D：日本版 WISC-Ⅲ知能検査法（日本版 WISC-Ⅲ刊行委員会訳，東洋・他編著）．日本文化科学社，1998.
2) 田中教育研究所編著：1987年全訂版 田中ビネー知能検査法．田研出版，1987.
3) 財団法人田中教育研究所：田中ビネー知能検査Ⅴ（中村淳子・他）．田研出版，2003.
4) Frostig M：フロスティッグ視知覚発達検査手引（飯鉢和子・他訳）．日本文化科学社，1977.
5) Wechsler D：WPPSI知能診断検査手引き（日本版日本心理適性研究所：小田信夫・他訳）．日本文化科学社，1969.
6) 内山喜久雄監修：児童臨床心理学事典．岩崎学術出版，1983，p472.

〔竹埜未紗，三村　將〕

III 障害の診断および評価法 8

高次脳機能障害　注意障害

評価ポイント

①注意障害とは「ある特定の標的を選択的，優先的に認識，処理し，他の刺激に対する応答を抑制する機能の障害」ということができる．

②注意注意障害の机上検査としては，7つの下位テスト（PASAT，CPT など）を有する「標準注意検査法」（日本高次脳機能障害学会編），仮名ひろいテスト，Trail Making Test（p81 参照）などがよく用いられる．

③検査結果に異常があると注意障害が疑われるが，他の神経心理的所見や社会生活場面での問題などを総合的に判断して診断する．

仮名ひろいテスト（浜松方式高次脳機能スケール）

● どんな評価法か

- 短時間で簡便に実施できる選択的抹消課題である．
- 無意味仮名文字綴り（仮名ひろいテスト1），物語文（同テスト2）の中から「あ，い，う，え，お」の平仮名を抹消する（○を付ける）．
- 特異度，偽陽性率，偽陰性率などが検討されている．
- 前頭葉機能に関連した注意の評価とされる．
- 無意味仮名文字綴り（テスト1），物語文（テスト2）の中の「あ，い，う，え，お」の5文字に2分間でなるべくたくさん○を付けるように指示する（正解数：テスト1は60，テスト2は61）．
- テスト2では物語の内容を読み取りながら行い，検査後に質問して文意が把握できているか判定する．

● 仮名ひろいテストの課題

無意味綴りの問題文（テスト1）

とぐぬや	めかふね	おさみへ	ゆとぬふ	ふんやす	だのせみ
ねこぬへ	ふゆぞめ	いんさこ	さかちや	すひいす	くずとえ
てばくん	あべおた	おばぞむ	えふにお	くごしう	くみおた
かさあび	てせうぶ	ほなとま	うへきい	えもうな	ぞわぬも
ぐもそび	まゆせば	くとんい	そやきお	にあぜせ	ゆへんて
さばたげ	まぬみせ	ゆえほあ	ものわふ	といねえ	もちにい
づういう	すぬどた	なせふに	しちくけ	えぶこで	そいたけ
ぱおすけ	ささちあ	むやみの	くさゆひ	どまとや	あびさふ
むまみご	あけたさ	どもたし	しわきね	おさこも	ここぼば
あびでみ	だんえゆ	まこぼは	ほみぶゆ	すうすお	ふみゆで
そづむん	まわにつ	ねへいよ	ぴなにわ	きふはく	えくゆふ
あひづく	へせふあ	づまくま	ねぶのけ	よさけめ	ぬでたお
どしけな	ではむふ	ぜんやは	ぜちよそ	ひえちふ	ぬようぬ
そしえそ	むにはむ	こよげみ	めめえの	ふすつふ	やへあう
もたもや	ぬさだす	いおしく	くかしつ	てえびや	のぶしぢ
しやきち	やひこあ	ちごなく	たうんび	おみけく	うかみの
きわぼめ	ちいきに	うななて	いにたざ	ほばひも	ふはわぴ

物語文の問題文（テスト2）

　　むかし　あるところに，ひとりぐらしのおばあさんが　いて，としを　とって，びんぼうでしたが，いつも　ほがらかに　くらしていました。ちいさなこやに　すんでいて，きんじょのひとの　つかいはしりを　やっては，こちらで，ひとくち，あちらで，ひとのみ，おれいに　たべさせてもらって，やっと　そのひぐらしを　たてていましたが，それでも　いつも　げんきで，ようきで，なにひとつふそくはないと　いうふうでした。
　　ところが　あるばん，おばあさんが　いつものように　にこにこしながら，いそいそと　うちへ　かえるとちゅう，みちばたの　みぞのなかに，くろい　おおきなつぼを　みつけました。「おや，つぼだね。いれるものさえあれば　べんりなのもさ。わたしにゃなにもないが。だれが，このみぞへ　おとしてったのかねえ」と，おばあさんは　もちぬしが　いないかと　あたりを　みまわしましたが，だれも　いません。「おおかた　あなが　あいたんで，すてたんだろう。そんなら　ここに，はなでも　いけて，まどにおこう。ちょっくら　もっていこうかね」こういって　おばあさんは　つぼのふたを　とって，なかを　のぞきました。

（今村，2000，文献1より）

どう評価するか

- 正解数:○が付けられた「あ,い,う,え,お」の総数.
- 作業数:読み終わったところまでに拾い上げておくべき「あ,い,う,え,お」の数.
- 拾い落とし数:作業数−正解数.
- 拾い誤り数:「あ,い,う,え,お」以外に○を付けた総数.

結果の解釈

- 大脳病変を有する患者群から得られた正解数(テスト2)のカットオフ値,感度,特異度を表に示す.

●正解数のカットオフ値と感度,特異度

年齢(歳)	カットオフ値	感度(%)	特異度(%)
10〜39	32/33	77	78
40〜49	27/28	79	79
50〜59	18/19	81	79
60〜69	12/13	78	79
70〜79	8/9	82	71
80〜	7/8	83	86

(今村,2000,文献1より)

高次脳機能障害—注意障害

―MEMO―

PASAT (Paced Auditory Serial Addition Task)

どんな評価法か

- Gronwallらが開発した机上検査で,脳損傷軽症例における情報処理速度低下の評価に用いられた.その後,複雑な注意機能を反映する検査として普及し,さまざまな疾患が対象とされるようになった.
- PASATの施行法には種々の変法がある.ここでは原法に準じている「標準注意検査法」の方法を紹介する.
- 提示された数字列の前後2つを加算する課題である.短時間で終了するが,難易度は高い.
- 付属のCDを再生することで1桁の数字列(合計61個)が聴覚的に提示される.前後2つの数字を加算(暗算)し,口頭で回答する.
- 数字の提示間隔を変えた2課題(2秒と1秒)があり,はじめに2秒条件のものを行う.この課題で実施が困難な場合,1秒条件は行わなくてもよい.
- CDには練習問題も用意されており,十分な予備的施行と課題の理解が不可欠である.

どう評価するか

- 2課題とも回答数は全60個で,正答数を60で除して正答率を求める.

結果の解釈

- 「標準注意検査法」には年代ごとの平均値,標準偏差値,カットオフ値,感度,特異度が示されている.2秒間隔提示のほうが易しく,正答率も高い(**表**).
- カットオフ値以下の場合に脳損傷に伴う注意障害が示唆される.
- 実施には注意の配分・変換,作動記憶,スピーディーな情報処理が要求される.
- 信頼性を有するとされるが,繰り返し施行による学習効果も報告されている.
- 「標準注意検査法」ではPASAT(2秒)で教育年数と有意の

● **PASAT の検査課題** (上段：2秒条件，下段：1秒条件)

【2秒間隔で提示】

```
1     4     5     6     9     5     7     2     1     8     4
    (5)   (9)  (11) (15) (14) (12)  (9)   (3)   (9)  (12)
    〈 〉 〈 〉 〈 〉 〈 〉 〈 〉 〈 〉 〈 〉 〈 〉 〈 〉 〈 〉

      6     2     8     3     9     7     1     5     4     9
   (10)  (8)  (10) (11) (12) (16)  (8)   (6)   (9)  (13)

      3     1     2     6     5     7     8     5     4     6
   (12)  (4)   (3)   (8)  (11) (12) (15) (13)  (9)  (10)

      9     3     8     7     5     1     4     2     3     9
   (15) (12) (11) (15) (12)  (6)   (5)   (6)   (5)  (12)

      5     2     3     6     2     7     8     4     7     1
   (14)  (7)   (5)   (9)   (8)   (9)  (15) (12) (11)  (8)

      7     6     5     2     8     9     4     3     6     1
    (8)  (13) (11)  (7)  (10) (17) (13)  (7)   (9)   (7)
```

【1秒間隔で提示】

```
1     6     3     4     9     8     2     5     6     7     1
    (7)   (9)   (7)  (13) (17) (10)  (7)  (11) (15)  (8)
    〈 〉 〈 〉 〈 〉 〈 〉 〈 〉 〈 〉 〈 〉 〈 〉 〈 〉 〈 〉

      7     4     8     7     2     6     3     2     5     9
    (8)  (11) (12) (15)  (9)   (8)   (9)   (5)   (7)  (14)

      3     2     4     1     5     7     8     3     9     6
   (12)  (5)   (6)   (5)   (6)  (12) (15) (11) (12) (15)

      4     5     8     7     5     6     2     1     3     9
   (10)  (9)  (13) (15) (12) (11)  (8)   (3)   (4)  (12)

      4     5     1     7     9     3     8     2     6     4
   (13)  (9)   (6)   (8)  (16) (12) (11) (10)  (8)  (10)

      8     1     2     7     5     9     6     5     4     1
   (12)  (9)   (3)   (9)  (12) (14) (15) (11)  (9)   (5)
```

( )内の数字は正解で，〈 〉内に被検者の回答を記入する．

(日本高次脳機能障害学会，2006，文献2より)

高次脳機能障害—注意障害

相関がみられている．

●年代別正答率の平均値, 標準偏差値, カットオフ値, 感度, 特異度

	20歳代	30歳代	40歳代	50歳代	60歳代	70歳代
PASAT（1秒）						
正答率の平均（標準偏差）値（％）	57.7 (14.7)	51.7 (16.4)	47.9 (12.0)	40.2 (13.5)	40.3 (14.1)	34.5 (14.4)
カットオフ値（％）	43	35	32	27	23	17
感度（％）	67.1	63.8	83.3	75.0	83.3	66.7
特異度（％）	82.8	95.3	90.2	85.7	92.1	92.6
PASAT（2秒）						
正答率の平均（標準偏差）値（％）	86.9 (10.4)	82.7 (12.8)	80.2 (14.3)	64.6 (23.4)	63.1 (24.7)	49.7 (19.6)
カットオフ値（％）	75	68	52	40	38	30
感度（％）	72.5	67.1	89.9	66.7	61.5	80.0
特異度（％）	83.3	86.0	95.4	8.37	81.6	81.3

（日本高次脳機能障害学会, 2006, 文献2より）

MEMO

CPT（Continuous Performance Test）

どんな評価法か

- CPT は持続的注意の評価として開発された．多くの変法があるが，「標準注意検査法」に収録されている手法について述べる．
- パソコンに検査プログラム（CD で提供）をインストールして実施する．
- パソコンのモニターに 1 桁の数字が 1〜2 秒のランダム間隔で提示され，ターゲットの数字「7」が表示されたら素早くキー押しする課題である．
- 反応時間課題（Simple Reaction Time；SRT 課題），X 課題，AX 課題の 3 種類があり，刺激の内容と標的数字の条件が異なる．

● CPT

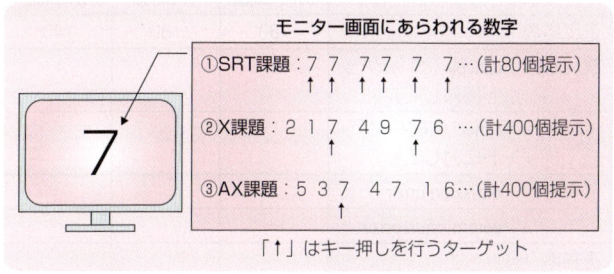

モニター画面にあらわれる数字

①SRT課題：7 7　7 7　7　7 …（計80個提示）
　　　　　　↑ ↑　↑ ↑　↑　↑

②X課題：2 1 7　4 9　7 6 …（計400個提示）
　　　　　　　↑　　　↑

③AX課題：5 3 7　4 7　1 6 …（計400個提示）
　　　　　　　↑

「↑」はキー押しを行うターゲット

モニター画面に表示される数字とターゲット．

- SRT 課題では数字「7」のみが提示され，その都度キー押しを行う（総提示回数＝正答総数 80）．
- X 課題では 1〜9 の数字（計 400 個）がランダムに表示され，「7」のときのみ反応する（「7」の出現数＝正答総数 80）．
- AX 課題も同様に 1〜9 の数字が（計 400 個）ランダムに表示されるが，「3」の次に「7」が提示されたときのみ反応する（「3」「7」の出現数＝正答総数 40）．

どう評価するか

- 作業成績の指標として表に示したパラメーターが測定され

る．パソコン上のメインメニューで選択すると各検査結果の数値データやグラフが画面表示され，印刷できる．
- 誤反応には Cancel（数字提示後 110 msec あるいはミリ秒以内にキーを押した見込み押し），Omission（X, AX 課題においてターゲットに対してキーを押さなかったもの），Commission（X, AX 課題において非ターゲットに対して誤ってキー押ししたもの）の 3 種類がある．
- 正答率＝（正反応数 / ターゲット総数）×100（%）
- 的中率＝（正反応数 / キー押しした誤反応も含む全反応数）×100（%）
- 変動係数は反応時間の標準偏差値を平均値で除して 100 を乗じた値で，反応時間の相対的なばらつき程度を示す．個人間でも比較することができる．

● CPT の測定値の記録と健常者のデータ

	SRT 課題	X 課題	AX 課題
正反応数	/80	/80	/40
誤反応数　cancel（ターゲットに対して）			
cancel（非ターゲットに対して）	—		
omission error			
commission error	—		
正答率（%）			
健常者の平均（標準偏差）値	98.9 (1.70)	99.1 (3.73)	96.9 (9.57)
的中率（%）			
健常者の平均（標準偏差）値	99.1 (1.51)	98.9 (2.00)	96.0 (6.86)
平均反応時間（ms）			
健常者の平均（標準偏差）値	283.5 (37.70)	439.6 (54.99)	415.7 (60.30)
標準偏差			
変動係数			
健常者の平均（標準偏差）値	17.8 (4.80)	13.4 (3.26)	16.4 (6.48)

健常者の平均（標準偏差）値は 20～50 歳代（n=52）のデータ（この年代間には加齢変化なし）．

（日本高次脳機能障害学会，2006，文献 2 より）

● 結果の解釈

- 正答率,的中率,平均反応時間,反応時間の変動係数における健常者の年代別データを上記表に示した.
- 平均反応時間による判定が一般的だが,カットオフ値は設定されていない.60,70歳代では測定値の個人間ばらつきが顕著であり,判定には注意が必要である.全年齢でみると加齢変化を認めるが,20〜50歳代間では明らかでない.
- 反応時間,正答率,的中率に問題があると持続的注意の障害が示唆される.反応時間は毎回の測定値がグラフにプロットされるので経時的な変化(たとえば,最初の素早い応答が徐々に延長するなど)を知ることもできる.

文献
1) 今村陽子:仮名ひろいテスト.臨床高次脳機能評価マニュアル2000,改定第2版,新興医学出版,2000, pp 43-51.
2) 日本高次脳機能障害学会編:標準注意検査・標準意欲評価法.新興医学出版,2006.

(豊倉　穣)

高次脳機能障害
半側空間無視

評価ポイント

① 半側空間無視とは，大脳半球病変の反対側空間にある対象や状況に気付かず（あるいは，気付きにくく），反応できない（あるいは，反応することが少ない）現象である．物にぶつかる，皿の上の食べ物に気が付かない，片側の袖に腕を通さない，紙に図や文字を書くと一側に大きく余白を残すなど，「日常生活の」さまざまな場面に影響を及ぼす．多くは右大脳半球病変による左半側空間無視である．

② 半側空間無視の検査として，抹消試験，線分二等分試験，模写試験，描画試験などがある．また，BIT 行動性無視検査 日本版は半側空間無視の評価バッテリーとして広く用いられている．

③ これらの評価によって，半側空間無視の有無や重症度を検討できる．なお，事前に視力低下，視野障害，集中力低下，認知症の有無などは必ず確認しておく．

線分二等分試験

どんな評価法か

- 1本の線分を提示する方法，同じ長さの複数の線分を提示する方法，長さの異なる複数の線分を提示する方法などがある．
- 簡単に実施できる．
- 定量化が可能である．

どう評価するか

- 検査用紙を対象者の正面正中に提示して，線分の真中と思う

●線分二等分試験法

1本の線分を呈示する方法—VPTAの線分二等分試験
（日本失語症学会失認症検査法検討小委員会,1997,文献3より）

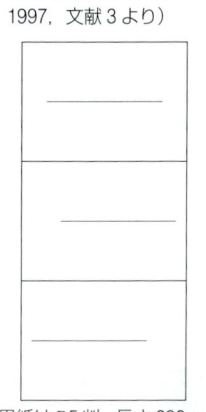

用紙はB5判．長さ200 mmの線分が1本引かれている．線分の位置は紙面の中央，右空間，左空間の3種類で，その順番に呈示する．

同じ長さの3本の線分を呈示する方法—BITの線分二等分試験
（石合，1999，文献1より）

用紙はA4判．紙の右空間，中央，左空間に長さ204 mmの線分が引かれている．

ところに印を付けてもらう．
- 終了したら，真中の点から対象者の付けた二等分点までの距離を測定し，一側への偏位量（通常は右方への偏りを＋で表す）を記録する．
- 終了後，用紙の上下がわかるように印を付けておく．

結果の解釈

- 「VPTAやBITなどの」線分二等分試験を使う場合はその判定基準を用いる．
- 同一対象者であっても線分の数や長さなどによって成績が異なるので注意を要する[2]．たとえば，長さの異なる複数の線分を使用する場合，長い線分のほうが右方への偏りが大きくなる傾向がある[4]．また，25 mm程度の非常に短い線分では，

右無視のような左方偏位が高頻度に起こる[4]．
- 線分二等分試験で正常でも日常生活で半側空間無視の症状を示す場合があるので，他の検査と合わせた総合的な判断が必要である．

●半側空間無視の採点基準

VPTA	二等分されたそれぞれの線分の 10% 以上，すなわち中点から 10 mm 以上のずれ
BIT	3点：正常範囲．中点からのずれが 12.7 mm 以内 2点：12.7 mm ～ 19.1 mm 以内 1点：19.1 mm ～ 25.4 mm 以内 0点：25.4 mm ～ の偏位 3本の線分の合計点が 7 点以下の場合を異常とする

BIT 行動性無視検査 日本版 (Behavioural Inattention Test)

どんな評価法か

- 英国で開発された BIT 原版を日本人に合うように修正し，作成された．
- 半側空間無視の伝統的検査を網羅する「通常検査」と，電話や硬貨などより日常生活に近い刺激を用いて日常生活の影響をみる「行動検査」から構成されている．
- 高い信頼性と妥当性を有する．
- 脳血管障害が好発する年代の正常値が明らかにされている．

どう評価するか

- 通常検査の検査用紙，行動検査の日用品などはすべて被検者の正面正中に置く．
- 制限時間はない．
- 終了したら，見落とし数，左右のバランス不良，絵の部分的な脱落などによって採点する．

● BIT 行動性無視検査日本版の下位検査

下位検査	内容（要点のみ抜粋）
通常検査	
1. 線分抹消試験	紙面に長さ 25 mm の線分が 40 本散りばめられている（Albert による検査用紙に準拠）．線に印を付ける．
2. 文字抹消試験	5 行の平仮名文字列から「え」と「つ」のみを選んで印を付ける．
3. 星印抹消試験	大きい星 52 個，無作為に配置された 13 文字と 10 単語の間に小さい星 56 個が散在している．小さい星に印を付ける．
4. 模写試験	手本を見て同じように書き写す．手本は，星，立方体（透視図），花（ひなぎく），幾何学図形の 4 種類を用いる．
5. 線分二等分試験	204 mm の水平な線分 3 本の中点に印を付ける．
6. 描画試験	白紙に時計，人，蝶の絵を描く．
行動検査	
1. 写真課題	3 枚の大きなカラー写真（皿に盛った食べ物，洗面台と洗面用具，様々なものが置いてある窓辺）に「見られる」主要な物品を指差して呼称する．
2. 電話課題	電話番号の書かれたカードを見て，接続されていないプッシュ式，あるいは，ダイヤル式の電話をかける．
3. メニュー課題	メニューに書かれた品物をすべて読み上げる．
4. 音読課題	3 段からなる短い記事を音読する．
5. 時計課題	デジタル時計の写真に示された時刻を読む．次に，模擬アナログ時計の文字盤に示された時刻を読む．最後に，指定された時刻に時計の針を合わせる．
6. 硬貨課題	台紙の上に並べられた硬貨のうち，告げられた種類の硬貨を指す．
7. 書写課題	住所や文章の書かれたカードを見て，白紙に書き写す．
8. 地図課題	与えられたひらがなの順番に従って地図の道をたどる．
9. トランプ課題	約 5 cm 間隔に並べられた 16 枚のトランプのうち，告げられたトランプを指差す．

（石合，1999，文献 1 より）

結果の解釈

- 通常検査の合計点がカットオフ点（131点）以下の場合は半側空間無視の存在が確実である.
- 下位検査に1つでもカットオフ点以下のものがあれば，半側空間無視の存在を疑い，ADL場面を観察する.
- 下位検査のいずれか1つ以上がカットオフ点以下であってもADL場面で半側空間無視が認められない場合は，見落としの分布を詳細に検討する必要がある．その結果，半側空間無視ではないと判断されることもある[4].
- 半側空間無視軽度例では，通常検査のうち，模写試験，文字抹消試験，星印抹消試験で異常を呈しやすい[4].

●下位検査の最高点とカットオフ点

下位検査	最高点	カットオフ点
通常検査		
1. 線分抹消試験	36	34
2. 文字抹消試験	40	34
3. 星印抹消試験	54	51
4. 模写試験	4	3
5. 線分二等分試験	9	7
6. 描画試験	3	2
合計得点	146	131
行動検査		
1. 写真課題	9	6
2. 電話課題	9	7
3. メニュー課題	9	8
4. 音読課題	9	8
5. 時計課題	9	7
6. 硬貨課題	9	8
7. 書写課題	9	8
8. 地図課題	9	8
9. トランプ課題	9	8
合計得点	81	68

（石合，1999，文献1より）

文献

1) 石合純夫（BIT 日本版作製委員会代表）：BIT 行動性無視検査日本版. 新興医学出版, 1999.
2) 松本真以子・他：半側空間無視の評価―線分二等分法の検討. 脳卒中 **25**：133, 2003.
3) 日本失語症学会失認症検査法検討小委員会：標準高次視知覚検査（VPTA）. 新興医学出版, 1997.
4) 石合純夫：高次脳機能障害学. 医歯薬出版, 2003, pp121-137.

〔繁野玖美，三村　將〕

高次脳機能障害
前頭葉機能障害

評価ポイント

① 前頭葉機能損傷により出現する行動障害は，目標を喪失した行動，反復・繰り返し行動，ワーキングメモリの障害，前頭葉性記憶障害，行動の計画障害など多岐にわたる．
② **WCST**，**Modified Stroop Test**，**Word Fluency Test**，**TMT**，**BADS**，**Tower of Hanoi** は臨床的によく用いられる前頭葉機能検査であり，その結果からリハプログラムを作成するのに有用である．
③ 前頭葉機能障害を評価するためには，下記の複数の検査を組み合わせて，その1つひとつの側面に対して評価を行う必要がある．

WCST（Wisconsin Card Sorting Test）

どんな評価法か

- 概念の変換と維持に関する能力を検討するカード分類検査である．
- WCSTは思考の柔軟性を調べる心理学的検査としてGrantとBerg（1948年）[1]によって作成された．現在，わが国で用いられているものは鹿島ら（1985年）[2]が原法にいくつか修正を加えた慶應版WCSTである．

● Wisconsin Card Sorting Test（Keio Version）

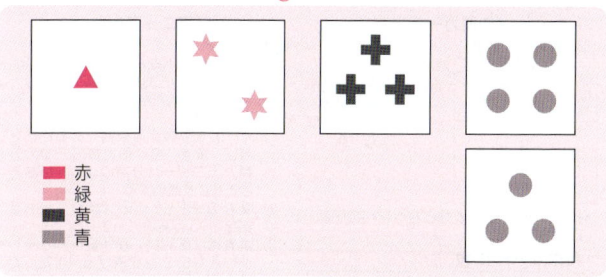

■ 赤
■ 緑
■ 黄
■ 青

（鹿島・他，1985，文献2を一部変更）

● どう評価するか

- 達成カテゴリー（Categories Achieved；CA），ネルソン型の保続（Perseverative Errors of Nelson；PEN），セットの維持困難（Difficulties of Maintaining Set；DMS）を評価する．
- 達成カテゴリー数（CA）とは，連続正答が達成された分類カテゴリーの数であり，概念の転換の程度を表す指標である．
- ネルソン型の保続数は，直前の誤反応と同じカテゴリーに分類された誤反応数である．
- セットの維持困難は，2以上5以下の連続正答の後に誤反応が生じた場合で，被検者が準拠していた分類カテゴリーを見失ってしまう程度を表し，記憶，注意の障害と関連のある指標とされている．

● 結果の解釈

- WCSTにおける保続の責任病巣は，前頭葉背外側部中部のBroadmann Area 9周辺であることが示唆されている[4]．

高次脳機能障害―前頭葉機能障害

● Wisconsin Card Sorting Test（Keio Version）

〔使用カード〕

刺激カード4枚

カードNo.	分類カテゴリー		
	形	色	数
1	三	赤	1
2	星	緑	2
3	十	黄	3
4	丸	青	4

略語
〔形〕……三：三角形
星：星型
十：十字型
丸：丸

（被検者側からみて左から右へ1～4の順番どおりに置く）

反応カード48枚

カードNo.	分類カテゴリー			カードNo.	分類カテゴリー		
	形	色	数		形	色	数
1	三	青	2	25	丸	赤	3
2	丸	赤	3	26	三	青	2
3	三	黄	4	27	丸	緑	3
4	丸	緑	3	28	三	黄	4
5	十	赤	1	29	十	赤	2
6	星	青	2	30	星	黄	4
7	十	緑	1	31	十	緑	1
8	星	赤	4	32	星	赤	4
9	三	緑	2	33	三	黄	2
10	十	青	1	34	十	青	1
11	三	緑	3	35	三	黄	3
12	丸	緑	1	36	丸	青	1
13	三	青	3	37	三	青	1
14	十	緑	4	38	十	緑	4
15	星	黄	1	39	星	黄	1
16	丸	赤	2	40	丸	赤	2
17	星	青	3	41	星	青	3
18	十	赤	4	42	十	赤	4
19	丸	緑	1	43	丸	緑	1
20	十	青	2	44	十	青	2
21	星	赤	3	45	星	赤	3
22	丸	黄	3	46	丸	黄	3
23	三	緑	4	47	三	緑	4
24	星	青	1	48	星	青	1

〔マニュアル〕

1. 使用カード
4枚の刺激カードを被検者の前に並べる．置き方は左記のとおり．反応カードは48枚．提示順は左記のとおり．

2. テストの説明
1) カードを分類する検査であることを告げ，まず，色と形と数の三つの分類カテゴリー（分類の仕方）があることをよく説明する．
2) 検者の「正しい」と「誤り」という例を2～3回実際に示す．
3) 検者は「正しい」か「誤り」のみしかいえないことを告げる．また，できるだけ「正しい」といわれるように，考えてカードを置くことを告げる．
4) 1枚のカードにつき1回しか置けないことを言う．

3. 検査の実施，結果の記録
検査は1回ごとに「正しい」か「誤り」かのみをいい，検者の分類カテゴリー（色：形：数），反応カードの位置（1～4：数にあわせる），正否（○×），を評価表（図2～4参照）に記入する．また，6連続正反応の後には，予告なしに次の順序で分類カテゴリーを変換する（分類カテゴリー変換順序：色→形→数→色→形→数）．（指示の2段階）

第1段階…2．テストの検査の説明で，述べたこと以外は指示なし．

第2段階…検者はある程度一定の分類カテゴリーを続け，時々変えていることを教える．

（第1段階での達成カテゴリーが4以上あれば第2段階は行わない．同一段階内では48枚の反応カードが全部置かれるまで行う．）

（鹿島・他，1985，文献2を一部変更）

Modified Stroop Test

どんな評価法か

- ステレオタイプ（日常的慣習的活動）を抑制する能力を検討する検査である．
- Part Ⅰ～Ⅲから成る．Part Ⅰでは○の色（赤，青，黄，緑）を答える．Part Ⅱでは漢字一文字（たとえば，山，川など）の書かれたインクの色を答える．Part Ⅲでは色名を示す語（漢字）の色名呼称に対する干渉効果を調べる．たとえば，赤インクで書かれた「青」という漢字を「青」と読まずに「赤」と答えることが求められる．つまり，字を読むという日常的慣習的活動（ステレオタイプ）を抑制する能力が必要とされる．この課題は，注意の分配能力の検査とも捉えることができる．
- 語の読みの流暢性の検査（Reading Fluency）から発展したものである．わが国ではPerret（1974年）[8]による原版の日本語版[9]がよく使われている．

● Modified Stroop Part Ⅲ

赤	緑	黄	赤	青	緑
黄	緑	黄	青	青	黄
青	緑	黄	赤	緑	赤
青	赤	緑	青	赤	黄

■ 赤
■ 緑
■ 黄
■ 青

漢字（色名）を読むのではなく，色を名付けること（色名呼称）が求められる．

（加藤，1988，文献9を改変）

どう評価するか

- Part Ⅰ～Ⅲの各施行で，所要時間（秒）とその誤答数が評価される．

高次脳機能障害―前頭葉機能障害

結果の解釈

- 左前頭葉損傷例において，所要時間が延長し，習慣的反応の抑制障害によると報告されている[8]．
- この課題の成績低下は，両側前頭葉上内側部損傷，特に前部帯状回損傷との関連が指摘されている[7]．

Word Fluency Test

どんな評価法か

- 語の流暢性の検査である．
- Fluency Test（流暢性の検査）には発想（アイディア）や図形（デザイン）の流暢性を検討する検査（Idea Fluency, Design Fluency）などいくつか種類があるが，語の流暢性（Word Fluency）は最もよく使用されている．
- Benton と Hamsher（1983 年）[14]により発案され（Controlled Oral Word Association），F・A・S から始まる単語を想起させることから FAS テストともよばれている[5]．
- わが国では，頭文字（し・い・れ）で始まる語ないしは特定のカテゴリー（動物，乗り物，果物）に含まれる語を 1 分間でできるだけ多く産出することが求められる（斎藤ら，1992 年）[15]．

どう評価するか

- 頭文字（し・い・れ）から始まる語をそれぞれ 1 分間でできるだけ多く口頭で述べさせる．固有名詞と数詞に属する語は不可であることと，語幹の等しい語は 1 つと数えることをあらかじめ教示する．
- カテゴリー（動物，乗り物，果物）に属する語をそれぞれ 1 分間でできるだけ多く口頭で述べさせる．
- 3 種の頭文字およびカテゴリーによる想起数の合計を算出する．

結果の解釈

- 重篤な失語を伴わない例において，前頭葉損傷例は前頭葉以外の皮質損傷例に比較し，頭文字による Word Fluency Test の成績が低下する傾向が認められている [16]．
- カテゴリーによる Word Fluency Test については，脳損傷により成績が低下するものの，損傷部位による影響は認められていない [17]．
- 動物カテゴリーについては，頭文字の Word Fluency Test では語をほとんど想起できなくなっている認知症患者にもよく使われている [5]．

TMT (Trail Making Test A & B)

どんな評価法か

- Part A と Part B の 2 種の検査から成る．Part A および Part B の課題はともに，注意の持続と選択，また視覚探索と視覚運動協調を要する．Part B は，さらに注意の転換と維持を要するために前頭葉機能検査として用いられている．
- 原典は米国陸軍による Army Individual Test Battery（1994 年）の一部であり，視覚探索と視覚運動協調に関する簡易な評価法として作成された [5]．

どう評価するか

- Part A では，紙面にランダムに配置された 1 〜 25 の数字を昇順にできるだけ速く一筆書きにたどっていくことが求められる．
- Part B では，紙面にランダムに配置された数字と仮名を交互に，それぞれ昇順と五十音順に，できるだけ速く正確に結んでいくことが求められる．
- 現在，最もよく用いられている評価法は，被検者の反応に誤りがあったときに検査者がそれを指摘し，最後まで正しく課題を完了させた所要時間（秒）を測定する方法である．

● **TMT Part B**

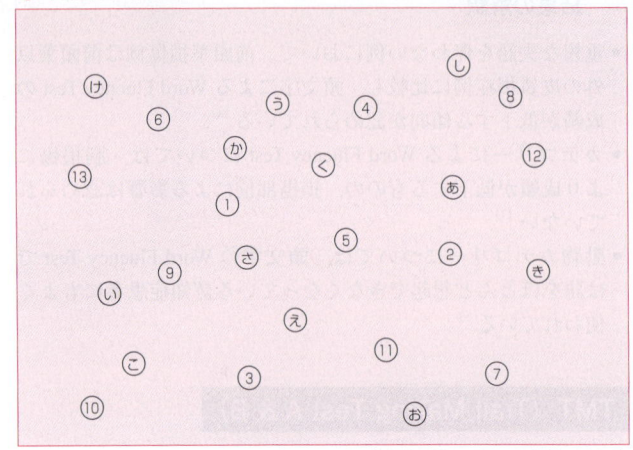

(田渕・他, 2004, 文献3より)

結果の解釈

- 注意の低下や視覚探索, 視覚運動協調の低下は Part A および Part B での所要時間の延長をもたらす.
- Part B において, 前頭葉損傷例, 特に前頭葉背外側部病変では所要時間の延長や保続などの誤反応の増加が認められる[6]. 一方, 前頭葉下内部病変では成績低下はみられにくいとの報告もある[7].

BADS（Behavioural Assessment of the Dysexecutive Syndrome）

どんな評価法か

- 遂行機能障害により生じるさまざまな日常生活上の問題点を評価する検査バッテリーである．
- 従来の神経心理学的検査では十分に評価することが困難であった遂行機能障害の定量的評価を目的として，英国のWilsonら（1996年）[10]により考案された．わが国では，鹿島ら（2003年）[11]により翻訳された日本語版BADSが使われている．
- カードや道具を使った6種類の下位検査と1つの質問票から構成されている．

どう評価するか

- 6種類の下位検査は0〜4点で評価され，全体の評価は各下位検査の評価点の合計，すなわち24点満点で行われる．
以下，各下位検査の内容を簡単に述べる．

①規則変換カード検査（Rule Shift Card Test）：

　裏返しにされたトランプカードを1枚ずつめくり，示された規則に従って被検者に「はい」か「いいえ」と答えてもらう課題である．異なる種類の規則で2回施行される．

②行為計画検査（Action Program Test）：

　被検者は図に示すようにセッティングされた管の底にあるコルクを取り出すよう求められる．ただし，いくつかの禁止事項があり，ルールを守りながら5つのステップを達成することでコルクを取り出さなければならない．被検者が先のステップに進めないときにはヒントが与えられ，いくつのステップを独力で達成できたかによって評価される．

③鍵探し検査（Key Search Test）：

　10cm四方の正方形と底辺から5cm下に黒い点が描かれた用紙を用いる．正方形が広場を示し，その広場のどこかで鍵をなくしたと仮定される．被検者は黒い点をスタート地点として鍵を探して歩く道筋を用紙にペンで描くよう指示され

● **BADS の行為計画検査（Action Program Test）**

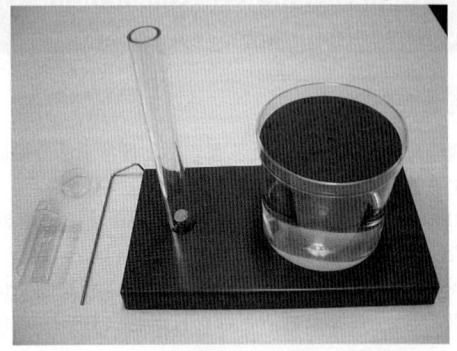

(鹿島・他，2003，文献 11 より)

る．被検者がこの広場をどのように歩いて鍵を探したか，8項目によって評価される．

④**時間判断検査（Temporal Judgement Test）**：
　明確な正答は存在しない時間的な長さを推測する課題である．被検者が正確な答えを知っているかどうかではなく，常識的な推論ができるかどうかが要求される．日本語版で用いられている課題は，「やかんのお湯が沸騰するのにかかる時間」（5～10分）を含む4問である．

⑤**動物園地図検査（Zoo Map Test）**：
　被検者は動物園を訪れたと仮定され，園内の所定の6つの場所を回って広場に行く道筋を地図上にペンで描いてもらう．ただし，通る道について2つのルールが与えられている．1回目は検査者からのヒントのない条件，2回目は訪れる場所の順序がヒントとして与えられる条件で，2回試行する．

⑥**修正6要素検査（Modified Six Elements Test）**：
　計算問題，絵を見てその物の名前を答える課題，口述問題の3種類の課題がそれぞれ2つのパートに分かれた計6パートの課題がある．被検者は10分間に6パートのすべての課題に着手することが求められる（少なくとも各課題の問題1つ以上に回答すること）．その際，1つのパートに取り組んだすぐ後に同じ種類のもう1つのパートに手を付けてはならない．

この検査では，各パートの課題にどれだけ正確に答えたかは評価されない．ルールを守って検査を実行できたかどうかのみが問われており，行動を計画し，系統立て，調整する能力が評価される（**図**）．

● BADS の修正 6 要素検査
（Modified Six Elements Test）

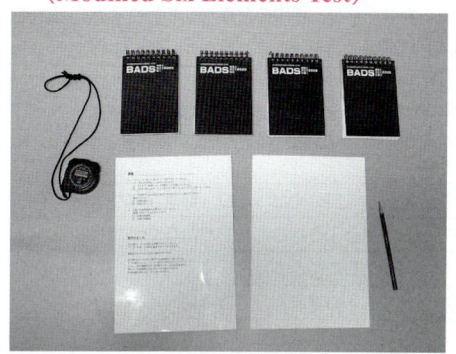

（鹿島・他，2003，文献 11 より）

⑦**質問紙による遂行機能障害の評価（DEX；Dysexecutive Questionnaire）**：

　被検者と，被検者をよく知る家族や介護者などに記入してもらう 2 種類の質問表がある．遂行機能障害と関連して生じることが多い日常生活上の問題をとらえることを目的として作成されている．

　「行動」「情動」「認知」の 3 領域に関する 20 の質問に対して，「全くない」～「いつも」の 5 段階（0 ～ 4 点）で回答してもらう（**表**）．

● **質問紙による遂行機能障害の評価**

	質問内容
1	単純にはっきり言われないと，他人の言いたいことの意味が理解できない
2	考えずに行動し，頭に浮かんだ最初のことをやる
3	実際には起こっていない出来事やその内容を，本当にあったかのように信じ，話をする
4	先のことを考えたり，将来の計画を立てたりすることができない
5	ものごとに夢中になりすぎて，度を越してしまう
6	過去のできごとがごちゃまぜになり，実際にはどういう順番で起きたかわからなくなる
7	自分の問題点がどの程度なのかよくわからず，将来についても現実的でない
8	ものごとに対して無気力だったり，熱意がなかったりする
9	人前で他人が困るようなことを言ったりやったりする
10	いったん何かをしたいと本当に思っても，すぐに興味が薄れてしまう
11	感情をうまくあらわすことができない
12	ごくささいなことに腹を立てる
13	状況に応じてどう振る舞うべきか気にかけない
14	何かをやり始めたり，話し始めると，何度も繰り返して止められない．
15	落ち着きがなく，少しの間でもじっとしていられない．
16	たとえすべきでないとわかっていることでも，ついやってしまう
17	言うこととやることが違っている
18	何かに集中することができず，すぐに気が散ってしまう
19	ものごとを決断できなかったり，何をしたいのか決められなかったりする
20	自分の行動を他人がどう思っているのか気づかなかったり，関心がなかったりする

(鹿島・他，2003，文献 11 より)

結果の解釈

- 成績はプロフィール得点をもとに年齢補正された後，平均値 100，標準偏差 15 の標準化された得点に変換することにより，「障害あり」「境界域」「平均下」「平均」「平均上」「優秀」「極めて優秀」の 7 区分に分類可能である．

Tower of Hanoi（ハノイの塔）

どんな評価法か

- 3本の棒にある大きさの異なる5枚の円盤を写真（図）のように1本の棒に移し替える課題であり，計画能力を検討する課題とされている．
- 円盤は1回につき1枚しか動かせず，棒から棒へ動かさなければならない．また，小さい円盤の上に大きい円盤を置くことはできない．これらの規則を守りながら，できるだけ少ない手数で円盤を目標の位置に移すことが求められる．
- 特徴は，サブゴールを設定し，最も効率的な移動順序を計画しなければならないことにあり，プランニング，計画の実行，フィードバックの要因が動員される．
- 以下の評価法は Goel と Grafman（1995年）[12] の方法を修正したものである[13]．

どう評価するか

- 練習課題2問を試行し，本課題「1→9」の順番に行う．
- 制限時間は1課題2分である．
- 課題の合否，円盤の移動回数，以下の Undo および規則違反の反応を評価する．

Undo：1回円盤を移動して円盤から手を離した後，それをもとの位置に返すこと．

規則違反の反応

Double：円盤を一度に2つ以上動かす．
Out：円盤を棒以外のところに置く．
Reverse：大きい円盤を小さい円盤の上に置く．

● Tower of Hanoi

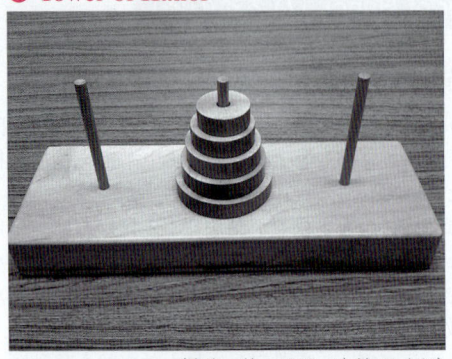

(鹿島・他，1999，文献 13 より)

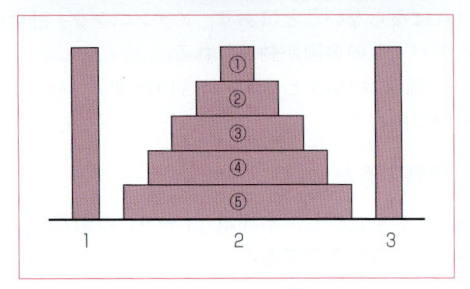

結果の解釈

- 1回のみ試行すれば，遂行機能評価の色彩が強いが，何度も課題を繰り返していくと，技能を体得していく手続き記憶の要因が強くなると考えられる．課題を複数回試行していくことで，むしろ認知的技能の獲得を評価することができると考えられる．

●ハノイの塔課題：記録用紙

課 題	最小移動数 （難度）	合 否 （Time）	移動回数	undo	規則違反 の反応	最終位置
1	11 (B)	(　)				
2	14 (A)	(　)				
3	10 (B)	(　)				
4	11 (B)	(　)				
5	7 (C)	(　)				
6	7 (C)	(　)				
7	7 (C)	(　)				
8	15 (A)	(　)				
9	14 (A)	(　)				

（鹿島・他，1999，文献13より）

高次脳機能障害―前頭葉機能障害

文献

1) Grant DA, Berg EA: A behavioural analysis of degree of reinforcement and ease of shifting to new responses in a Weigl-type card-sorting problem. *J Exp Psychol* **38**: 404-411, 1948.
2) 鹿島晴雄・他：慢性分裂病の前頭葉機能に関する神経心理学的検討—Wisconsin Card Sorting Test 新修正法による検討. 臨精医 **14**: 1479-1489, 1985.
3) 田渕 肇, 鹿島晴雄：遂行機能障害の評価法. 高次機能障害のリハビリテーション Ver.2 (江藤文夫・他編), 医歯薬出版, 2004, pp176-181.
4) Kato M, Kashima H: Localization of perseveration on the conceptual level within the frontal lobe. *J Clin Exp Neuropsychol* **14**: 394, 1992.
5) Lezak MD: Neuropsychological Assessment. 3rd ed, Oxford University Press, Oxford, 1995.
6) 鹿島晴雄・他：注意障害と前頭葉損傷. 神経研究の進歩 **30**：847-858, 1986.
7) Stuss DT et al : The Trail Making Test : A study in focal lesion patients. *Psychol Assess* **13**: 230-239, 2001.
8) Perret E: The left frontal lobe of man and the suppression of habitual responses in verbal categorical behaviour. *Neuropsychologia* **12**: 323-330, 1974.
9) 加藤元一郎：前頭葉損傷における概念の形成と交換について—新修正 Wisconsin Card Sorting Test を用いた検討. 慶應医 **65**：861-885, 1988.
10) Wilson BA et al: Behavioural Assessment of the Dysexecutive Syndrome. Thames Vally Test Company, England, 1996.
11) 鹿島晴雄・他：BADS 遂行機能障害症候群の行動評価 日本版. 新興医学出版社, 2003.
12) Goel V, Grafman J: Are the frontal lobes implicated in 'planning' functions? Interpreting data from the tower of Hanoi. *Neuropsychologia* **33**, 623-642, 1995.
13) 鹿島晴雄・他：認知リハビリテーション. 医学書院, 1999.
14) Benton AL et al: Contributions to neuropsyhological assessment. Oxford University Press, New York, 1983.
15) 斎藤寿昭・他：前頭葉損傷と Word Fluency—特に抑制障害との関連について. 失語症研 **12**：223-231, 1992.
16) 斎藤寿昭, 鹿島晴雄：前頭葉損傷と流暢性. 精神科治療 **4**：1203-1207, 1989.
17) 斎藤寿昭：前頭葉損傷における流暢性の障害について—Fluency Test を用いた検討. 慶應医 **73**：399-409, 1996.

(小西海香, 田渕　肇)

高次脳機能障害　記憶障害

評価ポイント

①記憶は，短期記憶，長期記憶，ワーキングメモリ，展望記憶などの記憶の種類や，言語性や視覚性のようにそのモダリティによっても分類される．記憶障害の評価では，記憶のどの側面がどの程度障害されているかに注目する．

②三宅式記銘力検査やBenton視覚記銘検査は比較的短時間で簡易に行うことができるという点で広く使われている．ウェクスラー記憶検査は記憶障害の性質や重症度を評価する標準化された検査である．また，リバーミード行動記憶検査は日常生活上の問題点を把握するのに適した標準化された検査である．コース立方体組み合わせ検査やReyの複雑図形などその他の検査と組み合わせることで，より詳細な評価を行うことができる．

③記憶障害の性質と重症度を評価することは，日常生活上の問題点の克服や復職などを目標としたリハプログラムの作成に重要である．

三宅式記銘力検査

どんな評価法か

- 高次脳機能障害のみならず，精神疾患や認知症のアセスメントとして広く使用されている聴覚性言語性対連合記憶検査である．
- 表に示す東大脳研式（Miyake's Retention Test for Word Association-Tokyo University Version）が広く使用されている（実際には，施設により異なる対語リストを使用している場合もある）．

●三宅式記銘力検査表(例)

(A) 有関係対語試験	第1回		第2回		第3回	
	時間	答	時間	答	時間	答
煙草 - マッチ						
空 - 星						
命令 - 服従						
汽車 - 電車						
葬式 - 墓						
相撲 - 行司						
家 - 庭						
心配 - 苦労						
寿司 - 弁当						
夕刊 - 号外						

(B) 無関係対語試験	第1回		第2回		第3回	
	時間	答	時間	答	時間	答
少年 - 畳						
蕾 - 虎						
入浴 - 財産						
兎 - 障子						
水泳 - 銀行						
地球 - 問題						
嵐 - 病院						
特別 - 衝突						
ガラス - 神社						
停車場 - 真綿						

(長谷川,1977,文献1より)

● どう評価するか

- 有関係対語試験と無関係対語試験から成る．検査者はそれぞれ10組の対になる単語を約2秒間隔で読み上げ，被検者には聞きながら覚えてもらうように復唱してもらう．
- 被検者にそれぞれのペアの前の単語からその対になる単語を想起するよう求める．10秒待っても想起しない場合は忘却とみなし，次に移る．
- 各試験は3回繰り返されるが，第1回目が全問正答であった場合には2回目以降は全部正答とみなして省略する．
- 有関係→無関係対語試験の順に行う．

● 結果の解釈

- 想起数において，有関係対語でも無関係対語でも第1回目から回数を重ねるにつれて学習効果がみられるのが一般的である．
- 無関係対語では2つの無関係の単語に関連をもたせることで想起が容易となる．しかし，そのような複数の情報の組織化が障害される前頭葉機能障害では，有関係対語の想起数に比べて無関係対語の想起数が著しく低下することもある[2]．
- 三宅式記銘力検査は臨床的には記憶障害だけでなく，注意障害の検出によく使用される．その場合，意欲や発動性の減退，感情鈍麻や抑うつ状態，軽度の意識混濁，各種精神疾患，疲労，睡眠不足などでも成績が不良となることもあるので，解釈には注意が必要である[3]．
- 現在，三宅式記銘力検査の実施法を踏襲した標準言語性対連合学習検査（S-PA；Standard Verbal Paired-Associate Learning Test）がある．この検査では現代に応じた単語を使用しているほか，平行性が確認されている単語セットが3セットあるため，治療介入前後などの繰り返し評価に有用である．適応年齢は16～84歳であり，健常者平均値および年齢別の判定基準が示されている．

Benton 視覚記銘検査

どんな評価法か

- 主に脳損傷者を対象とした視覚性注意，視覚性記憶，視覚構成能力の評価を目的とした検査である．
- 被検者に図形が描かれた図版（**図**）を提示し，後にその図形を記憶から描く（再生する），あるいは図形を模写することを求める．
- 施行時間は約5〜10分で，採点基準が明確であるところが利点である．また，3つの異なる図版形式があるために繰り返し評価を行うことができる．

どう評価するか

- 図版は難易度が同程度の形式が3つ（形式Ⅰ，Ⅱ，Ⅲ）あり，各形式は1セット10枚の図版から成っている．
- 施行方法は4つ（施行A，B，C，D）あり，各図版の提示時間や再生までの遅延時間が異なる．施行Aが最も一般的な施行法である．
  施行A：各図版を10秒間提示し，直後に学習した図形を記憶から描く．
  施行B：各図版を5秒間提示し，直後に再生する．
  施行C：各図版を提示し，図形を模写する．
  施行D：各図版を10秒提示し，15秒後に再生する．
- 評価方法は描かれた図形の正確数と誤謬数の2つで採点され，得点範囲は0〜10点である．

結果の解釈

- 健常被検者において，検査成績（施行A）と知能水準，年齢の間に優位な関係が認められている．そのため，年齢および予想される発病前の知能水準に対応した標準的基準（予測点）と被検者の検査成績を比較して評価を行う（**表**）．
- 脳損傷に鋭敏であり，健常被検者と比較して成績低下が認められる．評価は正確数だけでなく，誤謬数やその質的特徴に注目する必要がある．

●図版（図版形式 I）（例）

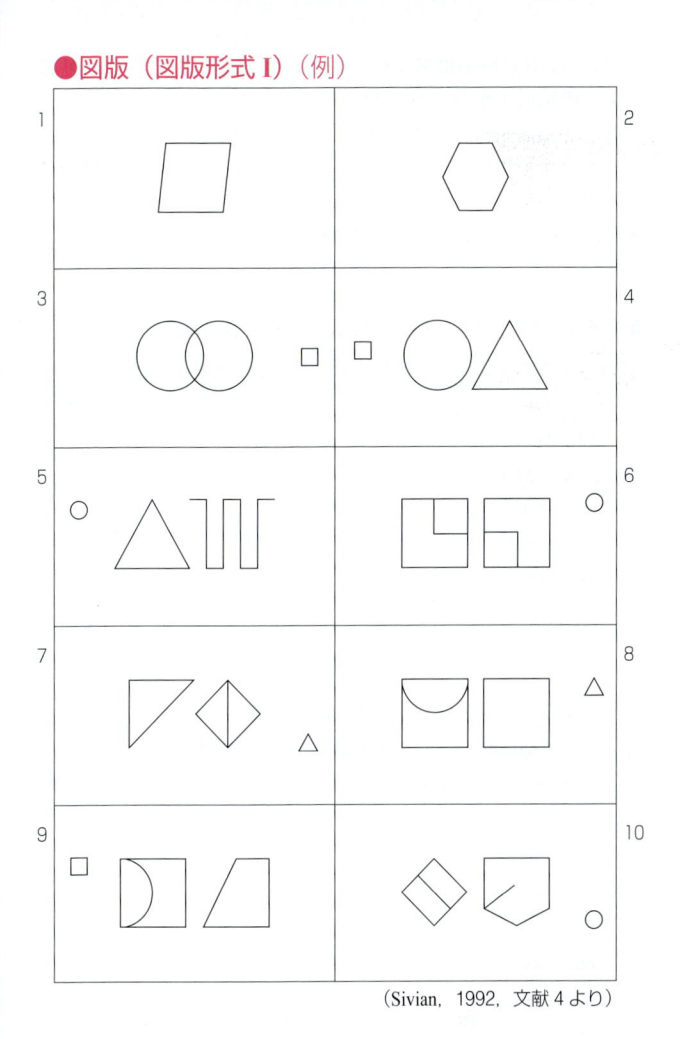

(Sivian, 1992, 文献 4 より)

高次脳機能障害—記憶障害

- 頭頂-後頭領域損傷例では，周辺図形省略や大きさの誤りによる成績低下がみられる傾向がある．
- 右半球損傷例は左半球損傷例よりも成績が低下する傾向があり，半盲や半側空間無視がある場合にはその側の周辺図形のみ省略する誤りが認められる．
- 前頭葉損傷例では後方領域損傷例よりも保続の誤りが多くみられる．

● 施行 A における成人（15〜69歳）の正確数の基準

予想される発病前の知能指数	各年齢における正確数の予想点		
	15〜49歳	50〜59歳	60〜69歳
110以上	9	8	7
95〜109	8	7	6
80〜94	7	6	5
70〜79	6	5	4
60〜69	4〜5	3〜4	2〜3
59以下	3〜4	2〜3	1〜2

（ベントン，1985，文献5より）

● 施行 A における成人（15〜69歳）の誤謬数の基準

予想される発病前の知能指数	各年齢における誤謬数の予想点			
	15〜44歳	45〜59歳	60〜64歳	65〜69歳
110以上	1	2	3	4
105〜109	2	3	4	5
95〜104	3	4	5	6
90〜94	4	5	6	7
80〜89	5	6	7	8
70〜79	6〜7	7〜8	8〜9	9〜10
60〜69	7〜8	8〜9	9〜10	10〜11
59以下	8〜9	9〜10	10〜11	11〜12

（ベントン，1985，文献5より）

リバーミード行動記憶検査
(RBMT;Rivermead Behavioural Memory Test)

どんな評価法か

- 従来の実験的な記憶検査では明らかになりにくい日常生活の中での記憶の問題を明らかにするために開発されたEcological Validity（生態学的妥当性）が比較的高い検査である．
- わが国では，Wilsonら（1985年）[6] によって作成された原版RBMTを，写真刺激や物語文の内容をわが国の実情に合うように変更し，標準化したもの[7] が使用されている．
- 日常生活に必要な記憶にはさまざまな種類の記憶能力や記憶以外の認知機能が関与する．そのため，検査には言語性課題と視空間性要素の強い課題，再生課題と再認課題，直後再生と遅延再生といった幅広い課題が盛り込まれている．特に，約束や用件を覚え，タイミングよく思い出すという展望記憶課題が含まれていることが特徴である．
- 施行時間：約30分程度．
- 検査指示や手順も理解しやすいため，比較的重度の患者にも施行できる利点がある．
- 難易度が同等の並行検査が4種類用意されているため，繰り返し評価を行うことができる．

どう評価するか

【検査の手順】

① 顔写真を見せて，姓と名前を覚えてもらう．
② 患者の持ち物を何か1つ借りて，どこか見えないところに隠す．隠された持ち物を覚えてもらう．
③ 20分後になるようにタイマーをセットする．タイマーが鳴ったら，次回の予約について尋ねるように患者に指示する．
④ 10枚の絵カードを各5秒提示し，呼称させる（**図**）．
⑤ お話を読んで聞かせ，覚えていることをできるだけたくさん話すように言う．
⑥ 再認用の絵カード20枚のうち，前に見せた10枚の絵を

● 呼称する絵カード（例）

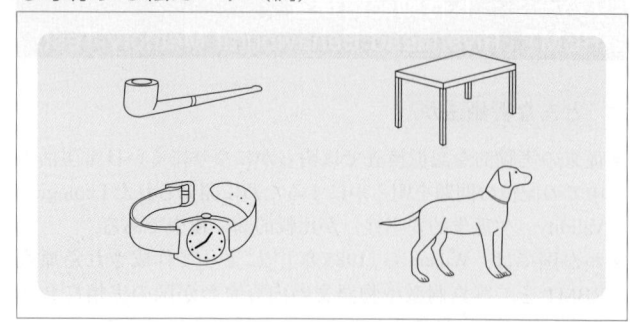

(綿森, 2002, 文献7より)

　　選ばせる．
⑦ 未知の人の顔写真5枚を各5秒ずつ見せる．各写真が男性か女性か，40歳以上か以下かを尋ねる．
⑧ 検者は部屋の中のいくつかの決められた場所を通る道順をたどってみせ，『連絡』と書かれた封筒を指示された場所に置くという『用件』を覚えてもらう．
⑨ ダミーを加えた10枚の中から前に見せた5枚の顔写真を再認させる．
⑩ 見当識と日付の質問をする．
⑪ タイマーが鳴ったら，前に覚えた約束を思い出してもらう．
⑫ 前に聞かせたお話を思い出してもらう．
⑬ 前に歩いた道順と用件を思い出してもらう．
⑭ 検査のはじめに見せた顔写真の人の姓名を思い出してもらう．
⑮ 検査者に貸した持ち物を要求することを思い出してもらう．

- 採点は下位検査項目ごとに行われ，独力による完全正答を1点，それ以外を0点という基準で換算されるスクリーニング点（合計12点満点）と，下位検査ごとの基準に従って，0〜2点の3段階で換算される標準プロフィール点（合計24点満点）の2種類の得点が算出される．
- 39歳以下，40〜59歳，60歳以上の3つの年代別にカットオフ得点が決められている．

結果の解釈

- 検査の難易度という観点からみて，RBMT はウェクスラー記憶検査（WMS-R）よりも難易度が低い．そのため，軽度例や高い認知能力を要求される職業に就いている患者の記憶障害を捉えるには十分に障害を検出できないことがある[8]．そのため，WMS-R と併用することが望ましい．

ウェクスラー記憶検査
（WMS-R；Wechsler Memory Scale-Revised）

どんな評価法か

- 記憶検査として国際的に定評のある検査の日本語版[9]であり，主にエピソード記憶を評価する標準化された検査である．
- 13 の下位検査から構成されており，「言語性記憶」「視覚性記憶」「一般的記憶」（言語性記憶と視覚性記憶の粗点から算出される）「注意/集中力」「遅延再生」の 5 つの記憶の側面を指標として算出することができる．
- 施行時間：45 〜 60 分．
- 易怒性，易疲労性のある患者では施行しにくいこともある[10]．

--- MEMO ---

どう評価するか

【5つの記憶指標の内容】

- 情報と見当識：名前, 生年月日, 時間と場所などを答える.
  ※記憶指標に含まれない.

  「言語性記憶」：

  　論理的記憶Ⅰ：短いお話を読んで聞かせ, できるだけたくさん思い出してもらう.

  　言語性対連合Ⅰ：有関係対語と無関係対語のペアを読み, 対になった単語を思い出してもらう.

  「視覚性記憶」：

  　図形の記憶：図形を覚えて, いくつかの中から見た図形を選んでもらう.

  　視覚性対連合Ⅰ：図形と色のペアを見せ, 図形と対になった色を思い出してもらう.

  　視覚性再生Ⅰ：図形を10秒見せ, 想起して描いてもらう.

  「一般的記憶」：

  　言語性記憶＋視覚性記憶.

  「注意/集中力」：

  　精神統制：系列的に数などを言う.

  　数唱：数字の順唱と逆唱.

  　視覚性記憶範囲：タッピング順序の順, 逆方向の直後再生.

  「遅延再生」：

  　論理的記憶Ⅱ：物語の遅延再生.

  　視覚性対連合Ⅱ：図形と色の対の遅延再生.

  　言語性対連合Ⅱ：単語の対の遅延再生.

  　視覚性再生Ⅱ：図形の遅延再生.

- 結果は16〜74歳までを9つの年齢群に分け, 年齢群ごとに下位検査の粗点がパーセンタイルで示される.

結果の解釈

- WMS-R は RBMT と比較して, 課題の難易度が高い. 重度の記憶障害者には難しすぎる課題が多いため, スケールアウトとなり, 一定のレベルまで回復しないと検査数値には反映しにくいことがある.

コース立方体組み合わせ検査

どんな評価法か

- 16個の立方体を用いた一般知能を測定する検査である．
- 非言語性検査であるため，聾や難聴のために言語能力の発達に遅れがある児童や言語障害の患者の知能を評価することができる．
- 検査が簡便であり，対象年齢が6歳〜成人と幅広いため，脳損傷例だけでなく高齢者や認知症患者にも適応できるという利点がある．

どう評価するか

- 表面が赤・青・黄・白の立方体を使って，手本の模様図と全く同じ模様をつくってもらう[11]．
- 下位テストの順序，用いる模様図，制限時間は表のとおりである．
- 練習課題で検査者は練習用模様図と同じ模様を立方体でつくってみせる．このとき，模様図を鉛筆や手指などで区切って並べ方を教えてはならない．練習は1回のみ行う．
- 制限時間を超えた場合は，次のテストに進む．制限時間以内に間違って並べた場合には，間違いを指摘する．
- 被検者が連続2テスト失敗した場合，それ以後の課題は不可とみなして課題を終了する．
- 模様を完成させるまでの所要時間から与えられる得点によって評価する．可能最高得点は131点である．
- 総得点から精神年齢換算表により精神年齢を求める．
- 知能指数（IQ）は精神年齢（M.A.）/暦年齢（C.A.）×100で求められる．
- 暦年齢13歳0カ月以上は，暦年齢修正表によって修正する．
- 暦年齢18歳以上は，修正年齢16歳0カ月とする．

●コース立方体組み合わせ検査（例）

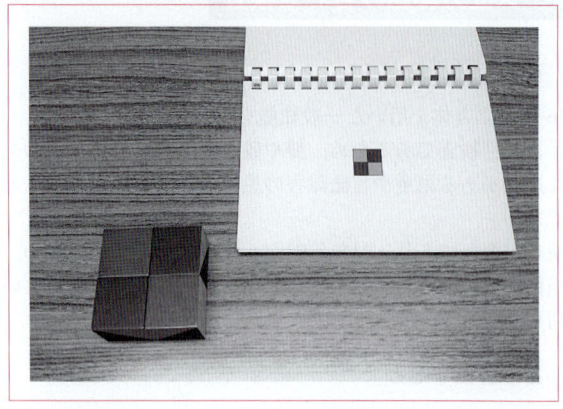

(大脇, 1996, 文献 11 より)

結果の解釈

- 視空間性知覚障害では複数の対象間の空間関係に対する認知が損なわれる．そのため，色の識別はできるが，立方体相互間の空間関係の認知ができなくなる．
- 脳損傷例の構成障害では半球病巣の左右によって，誤りの内容が異なる．
- 頭頂-後頭領域障害と前頭領域障害における構成活動にも質的な差がある．
- それぞれの患者に対応した補助プログラム（段階的な口頭指示）を与えることによって障害が代償されるため，空間構成に対するリハを目的に用いることもできる．
- 臨床的に簡易な知能検査ではあるが，評価点の計算が煩雑である．そのためウェクスラー型の知能検査〔WAIS-Ⅲ（p48）または WISC-Ⅲ（p55）〕のサブテストである積木模様を使うことで，粗点から各年齢群別の評価点を容易に算出することができる．

●コース立方体組み合わせテスト

テスト	図版	制限時間	所要時間	合否	得点		
1		1.30	·		3 0〜0.20	2 0.21〜1.30	
2		1.30	·		5 0〜0.30	4 0.31〜1.30	
3		1.30	·		6 0〜0.20	5 0.21〜0.35	4 0.36〜1.30
4		2.00	·		6 0〜0.30	5 0.31〜1.10	4 1.11〜2.00
5		2.00	·		7 0〜0.35	6 0.36〜1.05	5 1.06〜2.00
6		2.00	·		7 0〜0.35	6 0.36〜1.00	5 1.01〜2.00
7		2.00	·		7 0〜0.40	6 0.41〜1.10	5 1.11〜2.00
8		2.00	·		8 0〜0.40	7 0.41〜0.55	6 0.56〜2.00
9		2.00	·		9 0〜0.55	8 0.56〜1.10	7 1.11〜2.00
10		3.00	·		9 0〜1.55	8 1.56〜2.10	7 2.11〜3.00
11		3.30	·		8 0〜1.45	7 1.46〜2.30	6 2.31〜3.30
12		3.30	·		9 0〜2.25	8 2.26〜2.40	7 2.41〜3.30
13		3.30	·		9 0〜2.20	8 2.21〜2.33	7 2.34〜3.30
14		4.00	·		9 0〜2.25	8 2.26〜2.40	7 2.41〜4.00
15		4.00	·		9 0〜2.40	8 2.41〜3.00	7 3.01〜4.00
16		4.00	·		10 0〜2.40	9 2.41〜3.05	8 3.06〜4.00
17		4.00	·		10 0〜2.40	9 2.41〜2.55	8 2.56〜4.00
計							

(大脇,1996,文献11より)

Rey の複雑図形
(ROCFT；Rey-Osterrieth Complex Figure Test)

どんな評価法か

- 複雑図形を模写および再生する検査であり，視覚性知覚，視空間構成，運動機能および視覚性記憶の評価を目的としている．

● **Rey の複雑図形**

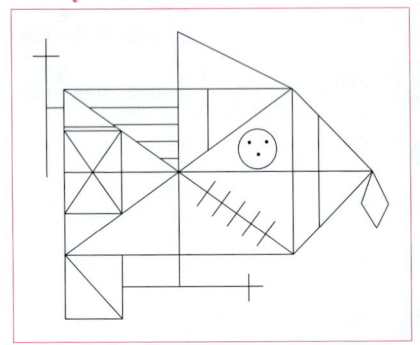

(Osterrieth, 1944, 文献 12 より)

どう評価するか

- 検査の施行法は極めてシンプルである．上記の図形を提示し，図形を見ながら模写をする模写課題と，その後に図形を見ずに記憶から描く再生課題から成る．
- 即時再生は，模写課題の直後から 3 分後の遅延再生が最もよく使われている．
- 遅延再生は，即時再生課題から 20 〜 45 分後に行われる．
- 評価法は Osterrieth の方法が最もよく用いられている（**表**）．その方法は，Rey の複雑図形を 18 のユニットに分け，各ユニットの形態や相対的位置関係の正確さ（Accuracy）に基づいて評価する．それぞれのユニットの再生は 2 点満点で，全体の最高得点は 36 点となる．

●表 Rey-Osterrieth 複雑図形の 18 のユニットとその採点基準

ユニット	図中の構造
1	大きな長方形の外部にある左上の隅の十字架
2	大きな長方形
3	大きな長方形の内部の対角線
4	大きな長方形の内部の水平線
5	大きな長方形の内部の垂直線
6	大きな長方形内の左隅にある小さな長方形
7	小さな長方形の上の短い線分
8	大きな長方形内の左上部にある四本の平行線
9	大きな長方形の右上部についている三角形
10	[9]の下部にあり大きな長方形の中の短い垂直線
11	大きな長方形の内部にある3つの点を含んだ円
12	大きな長方形内の右下にあり対角線を横断している5本の平行線
13	大きな長方形の右側についている三角形
14	[13]についている菱形
15	[13]の三角形の内部にある垂直線
16	[13]の三角形の内部にある水平線
17	大きな長方形の下部にあり [5]についている十字架
18	大きな長方形の左下についている正方形

得点	採点基準
2点	形態,位置ともに正しく描けている
1点	形態は正しいが,位置が正確ではない
1点	形態は歪んでいるか,または不完全であるが位置は正しい
0.5点	形態は歪んでおり,位置も不正確である
0点	形態の認識が不能,あるいは図が欠けている

(Lezak, 1995, 文献 13 より)

結果の解釈

- 脳損傷患者では,一般的に断片的で部分的な模写方法から始まることが特徴的である.これは脳損傷によって一度に多くの視覚情報を処理することができない状態であることを反映している.

- 長い時間をかけて細かい視覚情報を処理していくことで正確な模写を行うこともある[13]. そのため,評価は図形の正確さによる得点だけでなく,模写や再生にかかった所要時間も重要となり得る.
- 頭頂-後頭葉病変を有する患者群の模写は,図形を空間的に構成することができない傾向が強い[13].
- 前頭葉に限局あるいは主な病変を有する患者群では,系統的,戦略的に模写を行うことができず,同じ部分の要素の繰り返し(保続)を認めることがある[13].

文献
1) 長谷川和夫:ガイドブック老人の精神機能検査法. サンド薬品, 1977.
2) 鹿島晴雄, 前田貴記:精神病理学と神経心理学—前頭葉損傷と統合失調症の検討をふりかえって. 臨床病理 26:107-121, 2005.
3) 浜田博文:注意の障害. よくわかる失語症と高次脳機能障害(鹿島晴雄,種村 純編), 永井書店, 2003, pp412-420.
4) Sivian AB: Benton Visual Retention Test. 5th ed, The Psychological Corporation, San Antonio, 1992.
5) ベントン:ベントン視覚記銘力検査使用手引増補2版(高橋剛夫訳). 三京房, 1985.
6) Wilson BA et al: The Rivermead Behavioural Memory Test. Thames Valley Test Company, Bury St Edmunds, 1985.
7) 綿森淑子・他:日本版リバーミード行動記憶検査(RBMT). 千葉テストセンター, 2002.
8) 原 寛美, 並木幸司:特集 高次脳機能障害から何がわかるか—検査の応用と限界 記憶障害. 臨床リハ 13:413-420, 2004.
9) Wechsler D:日本版ウェクスラー記憶検査法(WMS-R)(杉下守弘訳). 日本文化科学社, 2001.
10) 先崎 章, 三村 將:神経心理学的検査の応用と限界. 総合リハ 31:113-120, 2003.
11) 大脇義一編:コース立方体組み合わせテスト使用手引. 三京房, 1996.
12) Osterrieth PA: Le test de copie d'une figure complexe: Contribution a l'etude de la perception et la memorie. *Arch Psychol* 30: 206-356, 1944.
13) Lezak MD: Neuropsychological Assessment. 3rd ed, Oxford University Press, Oxford, 1995.

(小西海香, 田渕 肇)

高次脳機能障害　失行

評価ポイント

① 錐体路性，錐体外路性，末梢神経性の運動障害，要素的感覚障害，失語，失認，意識障害，知能障害，情動障害などのいずれにも還元できない運動障害を高次動作性障害という[1]．その中核は失行である．
② 日本高次脳機能障害学会は，失行の評価バッテリーとして，1985年に標準高次動作性検査を作製した．
③ 標準高次動作性検査によって，高次動作性障害の有無の判定，その特徴を量的，質的に分析できる．

標準高次動作性検査

どんな評価法か

- 13大項目から構成され，失行症に関する基本課題が網羅されている．
- 指示様式は，原則的に，①口頭命令（客体なし→あり），②模倣（客体なし→あり）の順序で進められる．
- ベッドサイドなどで簡単に使えるスクリーニングテストがあり，顔面動作，上肢（片手）手指構成模倣，上肢・描画（模倣）の3項目から成る．

どう評価するか

- 課題に対する反応過程を，①誤り得点，②反応分類，③失語症と麻痺の影響の3点から評価する．
- 検査が終了したら，結果を記録用紙に記入し，プロフィールⅠを作製する．失語や麻痺がある場合は，それらの影響を除いたプロフィールⅡを作製する．

●標準高次動作性検査の構成

大項目	小項目
1. 顔面動作*	1. 舌を出す 2. 舌打ち 3. 咳
2. 物品を使う顔面動作	火を吹き消す
3. 上肢（片手）慣習的動作	1. 軍隊の敬礼（右） 2. おいでおいで（右） 3. じゃんけんのチョキ（右） 4. 軍隊の敬礼（左） 5. おいでおいで（左） 6. じゃんけんのチョキ（左）
4. 上肢（片手）手指構成模倣*	1. ルリアのあご手 2. ⅠⅢⅣ指輪（ring） 3. ⅠⅤ指輪（ring）（移送）
5. 上肢（両手）客体のない動作	1. 8の字 2. 蝶 3. グーパー交互テスト
6. 上肢（片手）連続的動作	ルリアの屈曲指輪と伸展こぶし
7. 上肢・着衣動作	着る
8. 上肢・物品を使う動作 　（1）上肢・物品を使う動作 　　　（物品なし）	1. 歯を磨くまね（右） 2. 髪をとかすまね（右） 3. 鋸で木を切るまね（右） 4. 金槌で釘を打つまね（右） 5. 歯を磨くまね（左） 6. 髪をとかすまね（左） 7. 鋸で木を切るまね（左） 8. 金槌で釘を打つまね（左）
（2）上肢・物品を使う動作 　　　（物品あり）	1. 歯を磨く（右） 2. 櫛で髪をとかす（右） 3. 鋸で板を切る（右） 4. 金槌で釘を打つ（右） 5. 歯を磨く（左） 6. 櫛で髪をとかす（左） 7. 鋸で板を切る（左） 8. 金槌で釘を打つ（左）

（次頁つづく）

9. 上肢・系統的動作	1. お茶を入れて飲む 2. ローソクに火をつける
10. 下肢・物品を使う動作	1. ボールをける（右） 2. ボールをける（左）
11. 上肢・描画（自発）	1. 三角をかく 2. 日の丸の旗をかく
12. 上肢・描画（模倣）*	1. (凹凸図形) 2. (立方体)
13. 積木テスト	(矢印型図形)

*スクリーニングテストの項目.
（日本失語症学会高次動作性検査法作製小委員会，1999，文献1より）

●誤り得点と反応分類

分析項目	基　準
誤り得点	2点：課題が完了できなかった 1点：課題は完了したが，その過程に異常があった 0点：正常な反応で課題を完了した
反応分類	正反応：　　正常な反応 錯行為：　　明らかに他の行為と理解される行為への置き換え 無定形反応：何をしているかわからない反応 保続：　　　前の課題の動作の繰り返し 無反応：　　反応なし 拙劣：　　　拙劣ではあるが課題の行為ができる 修正行為：　試行錯誤が認められる 開始の遅延：動作開始までにためらいがみられ，遅れる その他：　　上記に含まれない誤反応

（日本失語症学会高次動作性検査法作製小委員会，1999，文献1より）

結果の解釈

- 失行・非失行の予測的中率は, 全13大項目では81.5%, スクリーニングテストでは75.7%である[1]. 家族などからの情報収集やADL場面の観察を行い, 総合的に解釈する.
- 上肢(片手)の慣習的動作, 上肢(片手)の手指構成模倣, 上肢・物品を使う動作(物品なし)に誤りがみられた場合, 観念運動失行が疑われる.
- 上肢・物品を使う動作(物品あり), 上肢・系列動作に誤りがみられた場合, 観念失行が疑われる.
- 顔面動作, 物品を使う顔面動作に誤りがみられた場合, 口腔顔面失行の可能性が高い.
- 脳梁離断症候群では, 上肢・手指構成模倣のⅣ指輪(ring)(移送)で特徴的な誤りを呈することが多い[2].
- 指示様式による反応の違いも重要である. 口頭命令では困難でも模倣で可能であれば, 日常生活に活用できる.

文献
1) 日本失語症学会高次動作性検査法作製小委員会編:改訂版 標準高次動作性検査—失行症を中心として. 改訂第1版, 新興医学出版, 1999.
2) 種村 純:失行検査の実際と読み方. 臨床リハ **6**:75-80, 1997.

(繁野玖美, 三村 將)

高次脳機能障害　失　語

> **評価ポイント**
> ①失語症の言語4モダリティ，すなわち聴く，話す，読む，書くの各側面を総合的に評価し，全体像を把握する検査としては，標準失語症検査（SLTA），WAB失語症検査がある．
> ②SLTAでは「SLTA総合評価尺度」を用いることで全体的重症度の測定が可能であり，WABでは重症度に加え，頻出4タイプの失語型に操作的に分類することが可能である．
> ③失語症の鑑別および全体像の把握には，まずSLTA，WABといった総合的検査が必要不可欠であり，そこからさらなる症状分析（掘り下げ検査）へと進むための手がかりとすることができる．

標準失語症検査
(SLTA；Standard Language Test of Aphasia)

どんな評価法か

- 聴く，話す，読む，書くの言語4モダリティに加え，計算問題も含んだ総合的評価である．

どう評価するか

- 各検査は段階1〜6の6段階で評価する（表p114）．
- 同じ正答でも，定められた時間の範囲内での即時正答ならば段階6，遅延正答ないしは自己修正によるよどみがみられた場合は段階5である．また，制限時間を超えてもなお反応がみられない場合は段階3以下となり，ヒントの提示が必要となる．このように反応時間によってどの段階に分類されるかが大きく変わってきてしまうため，1試行ごとに反応時間の計測と記載が必須である．

- 発語失行による音の歪み，置換は減点対象となり，原則的に段階4以下となるが，「まんがの説明」「語の列挙」では減点しない．

●標準失語症検査の構成

検査領域	下位検査	項目数
Ⅰ．聴く	1. 単語の理解	10
	2. 短文の理解	10
	3. 口頭命令に従う	10
	4. 仮名の理解	10
Ⅱ．話す	5. 呼称	20
	6. 単語の復唱	10
	7. 動作説明	10
	8. まんがの説明	1
	9. 文の復唱	5
	10. 語の列挙	—
	11. 漢字単語の音読	5
	12. 仮名1文字の音読	10
	13. 仮名単語の音読	5
	14. 短文の音読	5
Ⅲ．読む	15. 漢字単語の理解	10
	16. 仮名単語の理解	10
	17. 短文の理解	10
	18. 書字命令に従う	10
Ⅳ．書く	19. 漢字単語の書字	5
	20. 仮名単語の書字	5
	21. まんがの説明	1
	22. 仮名1文字の書取	10
	23. 漢字単語の書取	5
	24. 仮名単語の書取	5
	25. 短文の書取	5
Ⅴ．計算	26. 計算	20

(註) ① 10.「語の列挙」には上限はないが今回の350人のデータでは最高得点は失語症者，非失語症者それぞれ15語，23語である．
② 下位検査番号は実施順でもある．

(日本高次脳機能障害学会編，2009，文献2，p4を改変)

●標準失語症検査プロフィール（A）（例）

氏名　_____
実施　2010/11/1

第1回　———　2010/11/1
第2回　———　_____
第3回　———　_____
第4回　———　_____
第5回　———　_____

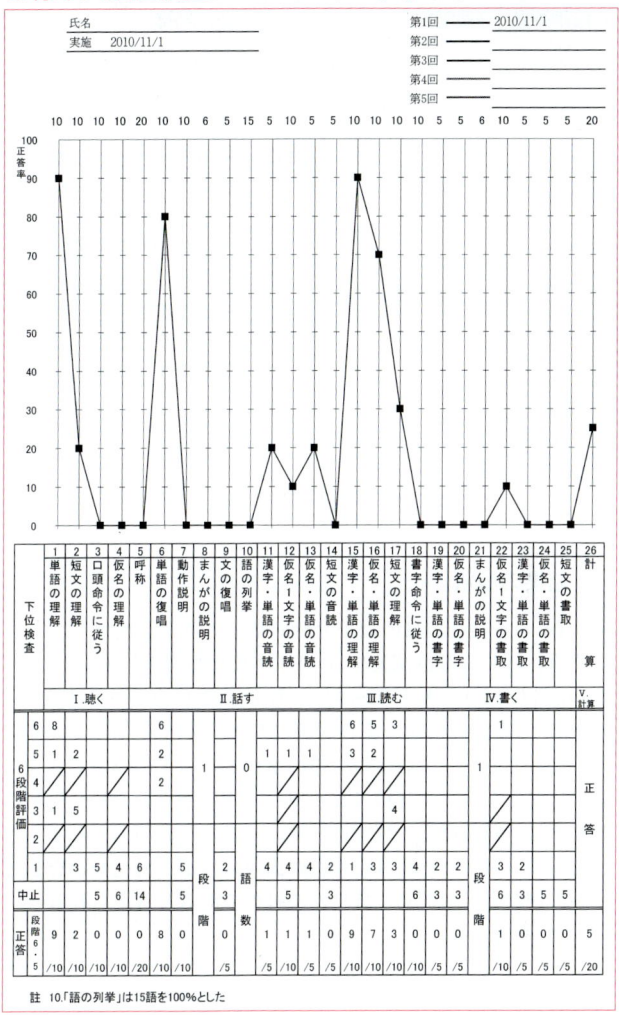

		1	2	3	4	5	6	7	8	9	10	11	12	13	14	15	16	17	18	19	20	21	22	23	24	25	26
下位検査		単語の理解	短文の理解	口頭命令に従う	仮名の理解	呼称	単語の復唱	動作説明	まんがの説明	文の復唱	語の列挙	漢字・単語の音読	仮名1文字の音読	仮名・単語の音読	短文の音読	漢字・単語の理解	仮名・単語の理解	短文の理解	書字命令に従う	漢字・単語の書字	仮名・単語の書字	まんがの説明	漢字1文字の書取	漢字・単語の書取	仮名・単語の書取	短文の書取	計算
		I.聴く				II.話す						III.読む							IV.書く								V.計算
6段階評価	6	8				6									6	5	3			1							
	5		1	2			2					1	1	1		3	2										正答
	4	/				2			1		0	/	/	/		/	/		1	/	/						
	3	1	5									/	/	/	4	/	/			/	/						
	2	/										/	/	/		/	/			/	/						
	1		3	5	4	6	5	段	2	語	4	4	4	2	1	3	3	4	2	2	段	3	2				
中止				5	6	14		5		3				5	3				6	3		6	3	5	5	
正答 段階6～5		9 /10	2 /10	0 /10	0 /10	0 /20	8 /10	0 /10	階	0 /5	数	1 /5	1 /5	1 /5	0 /5	9 /10	7 /10	3 /10	0 /10	0 /5	0 /5	階	1 /10	0 /5	0 /5	0 /5	5 /20

註　10.「語の列挙」は15語を100%とした

● **標準失語症検査の主要な採点法**

6段階評価	2段階評価		反応特徴
6	正答	完全正答	スムーズに正答した
5		遅延完全正答	遅延, よどみ, 自己修正などがあったが正答した
4	誤答	不完全正答	わずかに誤りがあった
3		ヒント正答	段階6, 5または4の反応が得られなかったので, ヒントを与えたら正答した
2		関連	ヒントを与えられても正答できなかった. しかし部分的に正しい反応があった
1		誤答	ヒントを与えられても段階2に達しなかった

(日本高次脳機能障害学会編, 2009, 文献2, p8 より)

結果の解釈

- SLTAの各検査項目の因子分析の結果, 各下位検査を書字関連項目 (A), 発話関連項目 (B), 言語理解関連項目 (C) の3項目に分け, Aを0〜4点, BおよびCを0〜3点とし, 合計10点満点とする総合評価尺度が長谷川ら[1]によって開発されている. 失語症の全体的重症度の判定についてはこれが目安となろう. 詳細は長谷川ら[1]を参照されたい.
- しかし, 障害構造の理解には量的側面の評価のみならず, 質的側面 (例: どのような錯語が出現したか, 自己修正をしたか否かなど) の記述や分析が不可欠であると考えられる.

WAB 失語症検査 (WAB；Western Aphasia Battery)

● どんな評価法か

- 失語症の重症度を表す失語指数（AQ）に加え，失行の有無や全般的認知機能の程度の目安となる大脳皮質指数（CQ）をも算出することができる総合的検査である．
- Ⅰ.自発話，Ⅱ.話し言葉の理解，Ⅲ.復唱，Ⅳ.呼称，Ⅴ.読み，Ⅵ.書字，Ⅶ.行為，Ⅷ.構成，の8項目で構成されている．

● WAB 下位検査プロフィール（その1）（例）

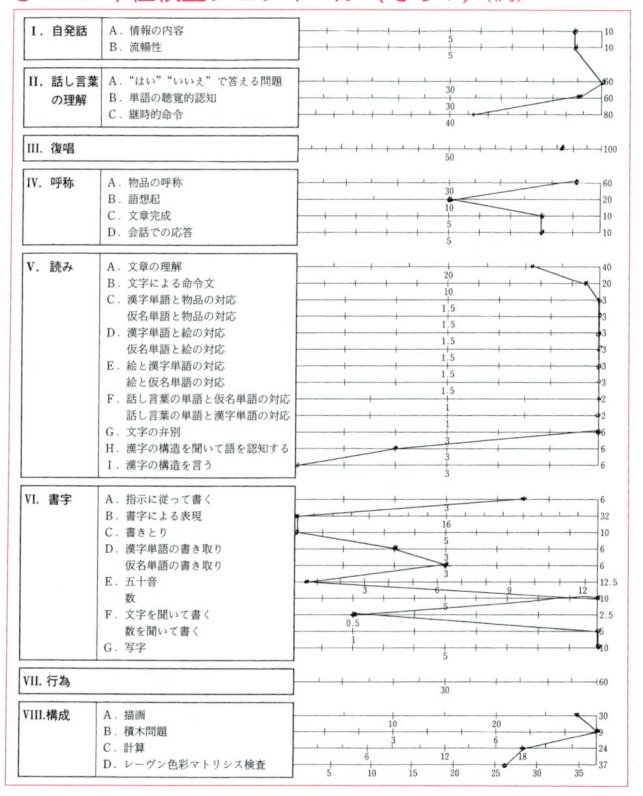

Ⅰ.自発話	A. 情報の内容 B. 流暢性
Ⅱ.話し言葉の理解	A. "はい""いいえ"で答える問題 B. 単語の聴覚的認知 C. 継時的命令
Ⅲ.復唱	
Ⅳ.呼称	A. 物品の呼称 B. 語想起 C. 文章完成 D. 会話での応答
Ⅴ.読み	A. 文章の理解 B. 文字による命令文 C. 漢字単語と物品の対応 　仮名単語と物品の対応 D. 漢字単語と絵の対応 　仮名単語と絵の対応 E. 絵と漢字単語の対応 　絵と仮名単語の対応 F. 話し言葉の単語と仮名単語の対応 　話し言葉の単語と漢字単語の対応 G. 文字の弁別 H. 漢字の構造を聞いて語を認知する I. 漢字の構造を言う
Ⅵ.書字	A. 指示に従って書く B. 書字による表現 C. 書きとり D. 漢字単語の書き取り 　仮名単語の書き取り E. 五十音 　数 F. 文字を聞いて書く 　数を聞いて書く G. 写字
Ⅶ.行為	
Ⅷ.構成	A. 描画 B. 積木問題 C. 計算 D. レーヴン色彩マトリシス検査

● WAB 下位検査プロフィール（その２）(例)

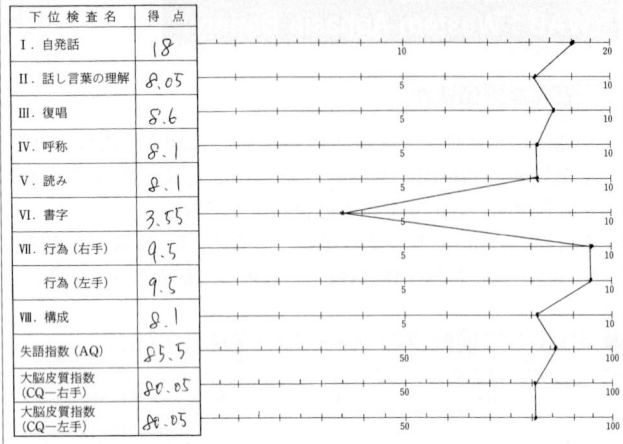

下位検査名	得 点
I. 自発話	18
II. 話し言葉の理解	8.05
III. 復唱	8.6
IV. 呼称	8.1
V. 読み	8.1
VI. 書字	3.55
VII. 行為（右手）	9.5
行為（左手）	9.5
VIII. 構成	8.1
失語指数（AQ）	85.5
大脳皮質指数（CQ－右手）	80.05
大脳皮質指数（CQ－左手）	80.05

注）1. 得点は, 各下位検査の合計点を 10 で割ったものである（ただし,「II. 話し言葉の理解」は 20 で割る）.
2. 行為の得点は右手と左手の両方について求める.
3. A Q 及び C Q の算出は下の式による.
　　A Q＝（I＋II＋III＋IV）×2
　　C Q＝I＋II×2＋III＋IV＋V＋VI＋VII＋VIII

どう評価するか

- SLTAのようによどみや自己修正の有無で得点に差異はなく, 被検者の反応様式に応じて不完全正答では部分点, 完全正答では満点がそれぞれ付与される.
- 発語失行による些細な音の誤りや鏡映文字は減点対象にはならない.
- AQ は「(I . 自発話 ＋ II . 話し言葉の理解 ＋ III . 復唱 ＋ IV . 呼称）×2」で, CQ は「 I . 自発話 ＋ II . 話し言葉の理解×2＋III . 復唱＋IV . 呼称＋V . 読み＋VI . 書字＋VII . 行為＋VIII . 構成」の計算式でそれぞれ算出される.

結果の解釈

- 頻出 4 タイプの分類は**表**のように操作的に定義されている.

● 日本語版 WAB 失語症検査による失語症の分類基準

失語症のタイプ	流暢性	話し言葉の理解	復唱	呼称
全失語	0〜4	0〜4	0〜3	0〜2
ブローカ失語	0〜5	4〜10	0〜7.9	0〜7.9
ウェルニッケ失語	5〜9	0〜7	0〜8.9	0〜7
健忘失語	8〜10	7〜10	7〜10	5〜10

(Kertesz:WAB 失語症検査 日本語版〔記録用紙〕,医学書院,1986を改変)

文献
1) 長谷川恒雄・他:失語症評価尺度の研究―標準失語症検査(SLTA)の総合評価法.失語症研 **4**:638-646,1984.
2) 日本高次脳機能障害学会編:標準失語症検査マニュアル.新興医学出版社,2009.
3) 種村 純・他:標準失語症検査(S.L.T.A)の構造と失語症臨床評価との関連について―因子分析による検討.失語症研 **4**:629-637,1984.
4) 種村 純,長谷川恒雄:失語症言語治療例の改善パターン―SLTA総合評価尺度による検討.失語症研 **5**:709-716,1985.
5) 杉下守弘:WAB 失語症検査日本語版マニュアル.医学書院,1986.

(浦野雅世,三村 將)

心理 うつ

評価ポイント
① うつは気分の低下と関連している.
② うつの自己評価式の尺度として, ベック抑うつ質問票, SDS が世界的に使用されている. その他, 高齢者用に簡便な GDS が用いられている.
③ うつであるか否か, うつの重症度がわかる.

ベック抑うつ質問票
（BDI-Ⅱ；Beck Depression Inventory-Ⅱ）

どんな評価法か

- Beck により 1961 年に考案された自己評価式の抑うつスケールである. 日本語版は 2003 年に改訂された.
- 自己評価式のため, 自分自身の気分の様子を客観的に把握することができる.
- そもそも Beck は認知行動療法を提唱したことで知られており, この抑うつ尺度にも自己認知という視点がある.

どう評価するか

- 21 の質問項目それぞれを 4 段階で点数化（0〜3 点）する.
- 項目は次のとおりである. 悲しさ, 悲観, 過去の失敗, 喜びの喪失, 罪責感, 被罰感, 自己嫌悪, 自己批判, 自殺念慮, 落涙, 激越, 興味喪失, 決断力低下, 無価値感, 活力喪失, 睡眠習慣の変化, 易刺激性, 食欲の変化, 集中困難, 疲労感, 性欲減退.

結果の解釈

- 総得点は, 単に抑うつの包括的な重症度の目安を提供するのみであるため, 臨床上は特定の項目の内容に注意を払うこと

● Beck Depression Inventory−Ⅱ（部分）

1. 悲しさ
   0 わたしは気が滅入っていない
   1 しばしば気が滅入る
   2 いつも気が滅入っている
   3 とても気が滅入ってつらくて耐えがたい
2. 悲観
   0 将来について悲観していない
   1 以前よりも将来について悲観的に感じる
   2 物事が自分にとってうまくいくとは思えない
   3 将来は絶望的で悪くなるばかりだと思う
3. 過去の失敗
   0 自分を落伍者だとは思わない
   1 普通の人より失敗が多かったと思う
   2 人生を振り返ると失敗ばかりを思い出す
   3 自分は人間として完全な落伍者だと思う
4. 喜びの喪失
   0 自分が楽しいことには以前と同じくらい喜びを感じる
   1 以前ほど物事を楽しめない
   2 以前は楽しめたことにもほとんど喜びを感じなくなった
   3 以前は楽しめたことにもまったく喜びを感じなくなった
5. 罪責感
   0 特に罪の意識はない
   1 自分のしたことやすべきだったことの多くに罪悪感を感じる
   2 ほとんどいつも罪悪感を感じている
   3 絶えず罪悪感を感じている

〔Beck AT et al：日本版 BDI−Ⅱ（小嶋雅代，古川壽亮訳），日本文化科学社，2003 より〕
筆者注）以下，6〜21 の項目を省略．
※検査用紙の入手は，㈱日本文化科学社にお問い合わせください．

●得点とうつの重症度の目安

得点	重症度
0〜13	極軽症　minimal
14〜19	軽症　mild
20〜28	中等症　moderate
29〜63	重症　severe

（Aaron et al，2003，p10，文献 1 より）

心理―うつ

が極めて重要である．特に自殺念慮（9）には注意すべきである[1]．

SDS（Zung Self-rating Depression Scale）

どんな評価法か

- 1965年に考案された自己評価式の抑うつ尺度で，うつ傾向の有無，うつの重症度判定の両方に使用できる．
- いくつかの日本語訳があるが，三京房で発行している日本版SDSを示す．

どう評価するか

- 20の質問項目から成る．それぞれの項目を点数化（1〜4点）し，総計（4点×20 = 80点満点）を計算する．
- 正常では粗点が35±12（平均±SD，以下同様）であるのに対して，うつ病では60±7，（抑うつ），神経症では49±10となる（三京房発行，日本版SDSより）．
- 一般の臨床においては粗点50以上で，うつ傾向ありと判断する．なお，高齢者では得点が高くなる傾向がある．

結果の解釈

- 1〜3項目は感情や日内変動についての質問：うつ病では抑うつ感情が存在することが普通であり，しかも朝に調子が悪いという日内変動があることが多い．
- 4〜10項目は身体的症状についての質問：眠れているようにみえても「眠った感じがしない」というように本人は睡眠に対して不満足である．食欲，性欲も低下する．疲労を感じている．
- 11〜20項目は心理的状態についての質問：気分のあり方，焦燥感，決断，自己評価，満足感など．
- 19項目「自分が死んだほうが，他の者は楽に暮らせると思う」は自殺念慮に関する項目で，患者側からは言いにくい内容を医療者が把握できる．

●日本版 SDS

| No. _____ | Global Rating | 1 2 3 4 5 |

姓名 _____ 男 女 　年　月　日検査　学歴 ____

所属(職業) ____ 未既(婚) 　年　月　日 生　満年齢 ____

次の質問を読んで現在あなたの状態にもっともよくあてはまると思われる欄に○印をつけて下さい．すべての質問に答えて下さい．

	ないか たまに	ときどき	かなりの あいだ	ほとんど いつも
1. 気が沈んで憂うつだ	①	②	③	④
2. 朝がたはいちばん気分がよい	④	③	②	①
3. 泣いたり，泣きたくなる	①	②	③	④
4. 夜よく眠れない	①	②	③	④
5. 食欲はふつうだ	④	③	②	①
6. まだ性欲がある（独身者の場合）異性に対する関心がある	④	③	②	①
7. やせてきたことに気がつく	①	②	③	④
8. 便秘している	①	②	③	④
9. ふだんよりも動悸がする	①	②	③	④
10. 何となく疲れる	①	②	③	④
11. 気持はいつもさっぱりしている	④	③	②	①
12. いつもとかわりなく仕事をやれる	④	③	②	①
13. 落ち着かず，じっとしていられない	①	②	③	④
14. 将来に希望がある	④	③	②	①
15. いつもよりいらいらする	①	②	③	④
16. たやすく決断できる	④	③	②	①
17. 役に立つ，働ける人間だと思う	④	③	②	①
18. 生活はかなり充実している	④	③	②	①
19. 自分が死んだほうがほかの者は楽に暮らせると思う	①	②	③	④
20. 日頃していることに満足している	④	③	②	①

(©W. Zung, 1965, 1974. All right reserved, 三京房発行)

筆者注）各項目の点数は被験者用の記録用紙には書かれていない．

GDS（Geriatric Depression Scale）

どんな評価法か

- 1982年にYesavage, Blinkらによって開発された，高齢者を対象としたうつのスクリーニング評価尺度である．
- 質問は「はい」「いいえ」で答える単純な回答法を用いている．
- 当初は30項目あったが，より短時間で可能なように，感度の高い質問を集めた15項目版（GDS-15），さらに簡易な4項目版（GDS-4）が考案されている．
- 15項目版（15 Item Geriatric Depression Scale）を示す．なお，4項目版は，15項目版の1，3，6，7から成る．

どう評価するか

- うつの場合に想定される返答に1点を付け，その合計得点を求める（15点満点）．

結果の解釈

【判定の目安】

0〜4点：正常．
5〜9点：軽度の気分の落ち込みがみられる（うつ傾向）．
10〜15点：明らかな気分の落ち込みがある（うつ状態）．

- あくまでもうつのスクーリングとして開発されたものである．睡眠の質，食欲の有無，焦燥感の存在といったことはあえて質問項目にはない．
- 軽度の認知症があっても得点が高くなる．したがって高得点（うつが疑わしい）の場合には，うつの確定診断をあらためて問診により行う必要がある．

● GDS-S-J

老年期うつ尺度（短縮版）＿日本版
The Geriatric Depression Scale-Short Form-Japanese (GDS-S-J)
Translated and Adapted by Morihiro Sugishita (杉下守弘) and Takeshi Asada (朝田隆) (2008) from the Geriatric Depression Scale (GDS) in Sheikh JI and Yesavage JA. Clinical Gerontology. 5(1/2), 165-173. 1986.
Copyright © 1986 by NY : The Haworth Press.

教示：被験者に以下のように教示をしてください．
"このインタビューでは，次に，あなたの感情について質問をいたします．お尋ねする質問のなかには，あなたに当てはまらない質問があるかも知れませんし，また，ある質問はあなたを不快にさせるかもしれません．今日を含め過去1週間の間に，あなたがどう思ったかに基づいて，各々の質問に対して，"はい"か"いいえ"で答えてください．"

はい いいえ

1. □ ■ あなたは，あなたの人生にほぼ満足していますか？
2. ■ □ これまでやってきたことや，興味があったことの多くを止めてしまいましたか？
3. ■ □ あなたは，あなたの人生は空しいと感じていますか？
4. ■ □ しばしば，退屈になりますか？
5. □ ■ あなたは，たいてい，機嫌がよいですか？
6. ■ □ あなたに，何か悪いことが起ころうとしているのではないかと，心配ですか？
7. □ ■ たいてい，幸せだと感じていますか？
8. ■ □ あなたは，しばしば無力であると感じていますか？
9. ■ □ 外出して新しいことをするよりも，自宅にいるほうが良いと思いますか？
10. ■ □ たいていの人よりも記憶が低下していると思いますか？
11. □ ■ 現在，生きていることは，素晴らしいことだと思いますか？
12. ■ □ あなたは，現在のありのままのあなたを，かなり価値がないと感じますか？
13. □ ■ あなたは，元気一杯ですか？
14. ■ □ あなたの状況は絶望的だと，思いますか？
15. ■ □ たいていの人は，あなたより良い暮らしをしていると思いますか？

※網掛けのチェックボックス■の答えは「うつ」を暗に示す．異なる感度と特異度が諸研究を通じて得られているけれども，臨床目的としては，6点以上の時は「うつ」を示唆しており，追跡面接をしなければならない．11点以上は，ほとんど常に「うつ」である．

(パブリックヘルスリサーチセンター：臨床研究支援事業：http://www.csp.or.jp/)

心理―うつ

文献
1) Aaron TB et al：日本版 BDI-Ⅱ 手引．小嶋雅代，古川壽亮訳，日本文化科学社，2003．

(先崎　章)

心理　不安・気分

評価ポイント

①不安とは，危険，苦痛の可能性を感じて不快な情動が生じること．気分とは，比較的長く続く感情のこと．
②不安の評価には，STAI，MAS が用いられる．気分の評価には，POMS が用いられる．
③STAI によって，刻々と状況に合わせて変化する今の時点での不安（状態不安）の程度と，不安になりやすい性格傾向（特性不安）の程度が，MAS によって素質としてもっている不安の傾向がわかる．POMS によってどのような気分かや感情の状態がわかる．

STAI（State-Trait Anxiety Inventory）

どんな評価法か

- Spielberger により 1970 年に考案された「状態－特性不安尺度」は不安について，今現在の不安と普段の不安になりやすい性格傾向に分けて手軽に把握することができる．
「状態不安」：今現在この瞬間にどう感じているか（項目 1 〜 20）．
「特性不安」：普段どう感じているか（項目 21 〜 40）．
- いくつかの日本語版があるが，三京房発行のものを示す．

どう評価するか

- 各項目 4 点満点で，「状態不安」「特性不安」ともに 80 点満点で結果を求める．

●日本版 STAI

やり方①：下に文章がならんでいますから，読んで，この質問紙を記入している今現在のあなたの気持ちをよく表すように，それぞれの文の右の欄に○をつけて下さい．あまり考えこまないで，今の自分の気持ちによくあうと思う所に○をつけて下さい．

	全くちがう	いくらか	まあそうだ	その通りだ
1. 気が落ちついている	④	③	②	①
2. 安心している	④	③	②	①
3. 緊張している	①	②	③	④
4. くよくよしている	①	②	③	④
5. 気楽だ	④	③	②	①
6. 気が転倒している	①	②	③	④
7. 何か悪いことが起りはしないかと心配だ	①	②	③	④
8. 心が休まっている	④	③	②	①
9. 何か気がかりだ	①	②	③	④
10. 気持ちがよい	④	③	②	①
11. 自信がある	④	③	②	①
12. 神経質になっている	①	②	③	④
13. 気が落ちつかず，じっとしていられない	①	②	③	④
14. 気がピンと張りつめている	①	②	③	④
15. くつろいだ気持ちだ	④	③	②	①
16. 満ち足りた気分だ	④	③	②	①
17. 心配がある	①	②	③	④
18. 非常に興奮して，体が震えるような感じがする	①	②	③	④
19. 何かうれしい気分だ	④	③	②	①
20. 気分がよい	④	③	②	①

	ほとんどない	ときたま	しばしば	しょっちゅう
21. 気分がよい	④	③	②	①
22. 疲れやすい	①	②	③	④
23. 泣きたい気持ちになる	①	②	③	④

（次頁つづく）

24. 他の人のように幸せだったらと思う	①	②	③	④
25. すぐに心が決まらずチャンスを失い易い	①	②	③	④
26. 心が休まっている	④	③	②	①
27. 落ちついて，冷静で，あわてない	④	③	②	①
28. 問題が後から後から出てきて，どうしようもないと感じる	①	②	③	④
29. つまらないことを心配しすぎる	①	②	③	④
30. 幸せな気持ちになる	④	③	②	①
31. 物事を難しく考えてしまう	①	②	③	④
32. 自信がないと感ずる	①	②	③	④
33. 安心している	④	③	②	①
34. 危険や困難を避けて通ろうとする	①	②	③	④
35. 憂うつになる	①	②	③	④
36. 満ち足りた気分になる	④	③	②	①
37. つまらないことで頭が一杯になり，悩まされる	①	②	③	④
38. 何かで失敗するとひどくがっかりして，そのことが頭を離れない	①	②	③	④
39. あせらず，物事を着実に運ぶ	④	③	②	①
40. その時気になっていることを考え出すと，緊張したり，動揺したりする	①	②	③	④

(©Spielberger, C.D. 1970. All rights reserved. 三京房発行)

筆者注1）各項目の点数は，被験者用の記録用紙には書かれていない．
筆者注2）1〜20：状態不安の項目，21〜40：特性不安の項目．

心理―不安・気分

結果の解釈

- 点数が高いほど不安が強い．おおよそ40点以上で不安が高いと判断する．
- 高得点の場合には，不安や焦りを増強していないか（リハの進行に支障をきたしていないか），どのような配慮や対応が必要かをスタッフで検討する必要がある．

MAS（顕現性不安尺度；Manifest Anxiety Scale）

どんな評価法か

- Taylor により 1951 年に作成された顕現性不安尺度である．
- MMPI（Minnesota Multiphasic Personality Inventory；ミネソタ多面式人格テスト）の 550 の質問項目中から，不安に関連した項目を抽出して作成された．
- 実施や採点が容易で，中学生以上のあらゆる年齢の者に使用できる．
- いくつかの版があるが，三京房発行の阿部・高石版を示す．

どう評価するか

- 不安得点が高い者はストレス状況下で，不安，緊張感，不幸感，無能感を自覚しやすい．一般男子では 23 点以上，一般女子では 26 点以上が高度の不安と判定される．

結果の解釈

- MAS は人格尺度である MMPI から選択されたものであるので，特性不安をみていることになる．
- 特性不安を把握するのみならず，個人の性格特性を把握できる．したがって，状況が変わっても，基本的には変わらない素質として，患者がもっている不安の程度が把握できる．

●日本語版 MAS (Taylor, 阿部, 高石)

	そう	ちがう

心理―不安・気分

1. 手足はいつも ほどよく暖かい.
2. 仕事するときは たいへん緊張してやります.
3. ゲーム(勝負事)には負けるよりは勝ちたいと思います.
4. 月に何回か下痢(はらくだし)します.
5. 便秘で困るようなことは めったにありません.
6. 急に気分が悪くなって 吐いたりするので困ります.
7. 選挙のとき 私はほとんど知らない人に投票することが時々あります.
8. 2,3日に一度は悪夢(いやな夢)でうなされます.
9. 一つの仕事に打ち込むことは なかなかできません.
10. 時たま 私は口にだして言えないような 良くないことを考えます.
11. 眠りがとぎれがちで よく眠れません.
12. 自分もほかの人のように 幸福だったらなあと思います.
13. 気分がよくないと 気むずかしくなることがあります.
14. 恥ずかしくて 顔が赤くなることはほとんどありません.
15. 私はたしかに自信にかけています.
16. 私はいつも幸福です.
17. 胃のぐあいは ひどく悪い.
18. 切符を買わないで映画館にはいっても 見つかる心配がないなら 私はたぶんそうするでしょう.
19. 自分は役に立たない人間だと思うことが 時々あります.
20. すぐ私は泣くほうです.
21. 時々 口ぎたなく ののしりたくなります.
22. 疲れやすいほうではありません.
23. 何かしようとする時に 手がふるえることがよくあります.
24. 頭がいたくなることは めったにありません.
25. 困ったときなど 汗がうんと出て弱ることが 時々あります.
26. 私は知っている人全部が全部 好きだとはかぎりません.
27. 何かにつけて よく心配する方です.
28. 胸がドキドキしたり 息切れしたことはほとんどありません.
29. じっと座っておられないくらい 気持ちが落着かないことがあります.
30. 私はほかの人よりも 神経質ではないと思います.
31. 時々 人のうわさをします.
32. 涼しい日でも すぐに汗をかきます.
33. 私は自信に満ちています.

(次頁つづく)

34. 友達にくらべると　こわいもの知らずのほうです.		
35. 私はいつでも　ほんとうのことを言うとはかぎりません.		
36. 危険や困難なことにぶつかると　しりごみします.		
37. 私はいつも気を張りつめて暮しています.		
38. 下品な冗談を聞いて　笑うことがたまにあります.		
39. 私はたいていの人よりも　感じやすいほうです.		
40. ちょっとしたことでも　すぐまごつくほうです.		
41. お金と仕事のことで　くよくよします.		
42. 人よりは赤面しないほうです.		
43. ほとんどいつも何か（誰か）について　くよくよ心配しています.		
44. 私は偉い人と知り合いになりたい——自分までも偉くなったような気がするから.		
45. 時々　眠れなくなるほど興奮することがあります.		
46. 私は自分に害がないとわかっている物（人）でもこわがります.		
47. 新聞の社説を毎日全部　読むとはかぎりません.		
48. 一つのことに集中できません.		
49. 物事をむつかしく考えるたちです.		
50. 人並み以上に　人前を気にするはにかみやではありません.		
51. 打ち勝つことが出来ないほど　困難なことが多いと時々思います.		
52. ふだんは落着いており　めったに取り乱しません.		
53. 時々　自分は全く良くないと思うことがあります.		
54. その日の内にやらなければならないことを　翌日まで延ばすことが時たまあります.		
55. いつも　すきっぱら（空腹）のような感じがします.		
56. 私はよく夢をみます.		
57. 何か不幸なことが起こりはしないかと　少々心配です.		
58. 家で食事をする時は人中で食事する時ほど　行儀は良くありません.		
59. 待たされるといらいらします.		
60. 心配で眠れないことがあります.		
61. 時々自分の身体がバラバラになるのではないかと　思うことがあります.		
62. 私は時々　腹を立てます.		
63. ほんとうは何でもないことを　必要以上に心配することが時々あります.		
64. 私はひどく興奮するたちです.		
65. 赤面するんじゃないかと　よく気にするほうです.		

（三京房発行，1960より）

筆者注 1) 各項目（質問）に対し，「そう」「ちがう」のあてはまる□に「○」を，どちらでもないときは両方の□に「×」を記入する.

2) □内の赤・灰色は評価のためのもの. 被験者用の記録用紙の□は無色である.

● **MAS の得点判定基準（抜粋）**

	×	■ (A+B)	▨ (A+B)	計	
疑問点	×	(A+B)	(A+B)	計	無応答を含んで 10 以上：信頼性ない
虚構点	■の○	A	B	計 15	0〜5 ：妥当性あり 6〜10：妥当性ややあり 11〜 ：妥当性ない
不安得点	▨の○	A	B	計 50	1. ▨×の数：多いと信頼性が低い． 2. ■○の数：多いと妥当性がない．

（三京房発行，1960 を改変）

筆者注）A は 1〜33，B は 34〜65 の項目を指す．

POMS（Profile of Mood States）

どんな評価法か

- 過去 1 週間の気分の状態を，質問紙の 65 項目について「まったくなかった」〜「非常に多くあった」の 5 段階で回答する．
- 6 つの因子（緊張-不安，抑うつ-落ち込み，怒り-敵意，活気，疲労，混乱）を尺度として分類して評価する．
- 永続的な心理傾向や性格傾向をみるのではなく，その人の置かれた状況下で変化する一時的な気分や感情の状態をみる．介護領域やスポーツ心理学などで利用されている．

どう評価するか

- 6 つの各尺度を構成する項目の合計得点（粗点）を算出する．6 尺度それぞれの粗点が高いほど，その因子が強い．

結果の解釈

- 現在置かれている状況がどれくらい本人の気分に負担をかけているのか，緊張，抑うつ，怒り，活気，疲労，混乱のどの気分が高めなのかを客観的に把握できる．

● POMS

右の1～65の各項目について,過去1週間のあいだの気分をあらわすのに,いちばんあてはまるものを
　　0＝まったくなかった　　1＝少しあった
　　2＝まあまああった　　3＝かなりあった　　4＝非常に多くあった
の中から1つだけ選んでください．

氏名　　　　　　　　（男・女）　歳

1. 人づき合いが楽しい
2. 希望がもてない
3. 心の中でふんがいする
4. 陽気な気持ち
5. 考えがまとまらない
6. 頭がすっきりする
7. がっかりしてやる気をなくす
8. めいわくをかけられて困る
9. つかれた
10. 集中できない
11. いじわるしたい
12. 自分はほめられるに値しないと感じる
13. 他人を思いやる
14. うろたえる
15. 精力がみなぎる
16. ゆううつだ
17. ふきげんだ
18. 神経がたかぶる
19. 積極的な気分だ
20. 悲しい
21. いらいらする
22. 物事に気乗りがしない
23. 落ち着かない
24. あれこれ後悔する
25. 頭が混乱する
26. 生き生きする
27. ぐったりする
28. 怒る
29. 自分は不幸だ
30. 他人の役に立つ気がする
31. 同情する
32. どうも忘れっぽい
33. 気がはりつめる
34. へとへとだ
35. 他人を信頼する
36. 気持ちがくつろぐ
37. 孤独でさびしい
38. すぐけんかしたくなる
39. 頭がさえわたる
40. とほうに暮れる
41. 内心ひどく腹立たしい
42. 自分はみじめだ
43. 他人にあたたかくできる
44. だるい
45. 物事がてきぱきできる気がする
46. 反抗したい
47. 気持ちが沈んで暗い
48. もう何の望みもない
49. 不安だ
50. 元気がいっぱいだ
51. 自分では何もできない
52. 他人に裏切られた気がする
53. 気がかりでそわそわする
54. 心配事がなくていい気分だ
55. 自分は価値がない人間だ
56. はげしい怒りを感じる
57. うんざりだ
58. 緊張する
59. 何かにおびえる
60. 物事に確信がもてない
61. 活気がわいてくる
62. ひどくくたびれた
63. すぐかっとなる
64. 罪悪感がある
65. あれこれ心配だ

〔McNair et al（横山・他構成），金子書房，1994より〕

文献
1) 松原達哉：心理テスト法入門．第4版，日本文化科学社，2002．

（先崎　章）

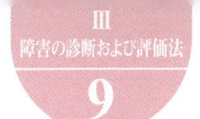

心理　人格検査

評価ポイント

①人格とは，生まれながらの素質のうえに，体験や環境の影響によって発達した心の全体像をいう．
②テストではその一部を把握するに過ぎない．質問紙法として簡便な YG，投影法（内面を外界へ投影したものを評価する）としてロールシャッハテストがある．
③ YG では性格特性がわかる．ロールシャッハテストでは，認知，思考，判断の的確さ，知的機能の分化や統合性，病的思考，現実検討力がわかる．

YG（矢田部・Guilford 性格検査）

どんな評価法か

- Guilford の考案した性格検査をもとに，矢田部らによりわが国で作成された質問形式の性格検査である．
- 個人の行動を観察するときに，さまざまな状況にあっても変化することなく，一貫してみられるその人なりの行動傾向を特性（trait）というが，そのような特性の組み合わせによって，性格は構成されているとする特性論の考えに基づいている．

どう評価するか

- D（Depression）抑うつ性，C（Cyclic tendency）気分の変化，I（Inferiority Feelings）劣等感，N（Nervousness）神経質，O（Objectivity）客観的，Co（Cooperativeness）協調的，Ag（Agreeableness）愛想，G（General activity）一般的活動性，R（Rhathymia）のんきさ，T（Thinking extraversion）思考的外向，A（Ascendance）支配性，S（Social extraversion）社会的外向，の 12 尺度（性格特性）について，1 尺度あたり 10 問の質問によって，尺度ごとに程度がどのくらいなのかを自己評価によって査定する．

● YG性格検査（抜粋）

1. 色々な人と知り合いになるのが楽しみである
2. 人中ではいつも後の方に引込んでいる
3. むずかしい問題を考えるのが好きである
4. 色々違う仕事がしてみたい
5. 周囲の人とうまく調子をあわせていく
6. いつも何かしていないと気がすまない
7. 世の中の人は人のことなどかまわないと思う
8. わけもなく喜んだり悲しんだりする
9. 人が見ていると仕事ができない
10. 失敗しやしないかといつも心配である
11. 気持を顔にあらわしやすい
12. 時々何に対しても興味がなくなる
13. 知らぬ人と話すときはかたくなる
14. 会などの時は人の先に立って働く
15. 一人きりでいたいと，思うことが時々ある
16. 計画を立てるよりも早く実行がしたい
17. 短い時間に沢山の仕事をする自信がある
18. 正しいと思うことは人にかまわず実行する
19. スパイのような人がたくさんいる
20. 心配でねむれぬことがたびたびある
21. 人が来てうるさいと思うことがたびたびある
22. なかなか決心がつかず機会を失うことが多い
23. 興奮するとすぐ涙が出る
24. 人中にいてもふと淋しくなることがある
25. こちらから進んで友達を作ることが少ない
26. 会やグループの為に働くのがたのしみである
27. 人のすることの裏を考えることが多い
28. じっとおとなしくしているのが苦手である
29. 人に対してはいつも気軽に返事ができる
30. 目上の人とも遠慮なく議論することがある
31. 親友でもほんとうに信用することはできない
32. いやな人と道で出合うと避けて通る
33. すぐ感情を傷つけられやすい
34. 人から邪魔にされはしないかと心配である
35. 早く決心すればよかったと悔むことが多い
36. 時々自分をつまらぬ人間だと思うことがある

（日本心理テスト研究所発行，1965より抜粋）

筆者注）37以降は省略．

結果の解釈

- 情緒安定性（D, C, I, N），社会的適応性（O, Co, Ag），活動性（Ag, G）・衝動性（G, R）・非内省性（R, T），主導性（A, S）についての因子の程度を査定する．
- 通常の場合，A型（Average type；平均型），B型（Blast type or Black type；不安定・不適応・積極型），C型（Calm type；安定・適応・消極型），D型（Director type；安定・積極型），E型（Eccentric type；不安定・不適応・消極型）のどれかの型にあてはまる．健常者はD型とA型であることが多い．E型と判定された場合には，さらに他の検査で吟味する必要がある．
- 質問紙による検査は，被検者の質問の理解と，自己に関する正確な内省を前提としているので，結果に虚偽や歪みが生じやすいという限界がある．

ロールシャッハテスト

どんな評価法か

- どのようにも捉えることができる曖昧な図形を刺激材料として，個人の行動や観念内容のサンプルを採取し，人格特徴の把握，理解を目的とする心理診断法である．
- 言語表現できれば，児童期から対象にできる．

どう評価するか

- インクの染み（ink blots；インク・ブロット）から成る線対称な刺激図版（無彩色図版5枚，有彩色図版5枚，17 cm×24 cm）を決められた順番で提示し（手渡しし），何に見えるかを問い，自由に反応を求める（自由反応段階）．10枚自由反応が終わってから，もう一度最初のカードに戻って，自由反応で出された反応について説明を求める（質問段階）．例として図にⅠカード，Ⅲカードを示した．
- 言語反応と反応時間をすべて記録する．
- 質問紙法のように項目別に一義的，直線的に解釈と結び付くのではなく，スコアリングの結果を全体的に俯瞰的にみていく．

結果の解釈

- スコアリングの結果（p138）に示したように，認知・思考の傾向，性格傾向，精神病的（人格障害，統合失調症など）であるか，などがわかる．
  たとえば，ブロットと反応の一致度が40％以下のときには，知的欠陥や人格障害などの精神病理を疑う．
- 転換性障害の人では形態水準は低下していないが，明らかな否認（たとえば，明らかに色彩反応であるにもかかわらず，質問段階では色彩が理由だったことを否認するなど）が多い．ただし，判断は反応ごとの流れによる総合的な見立てでなされる．

● ロールシャッハテスト

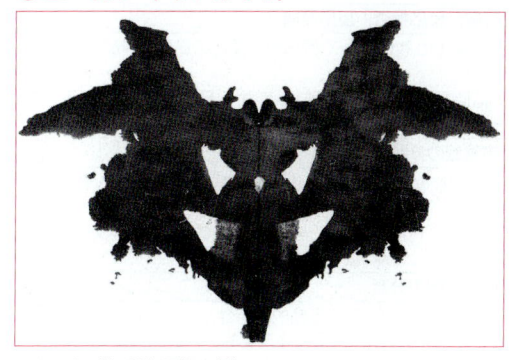

Ⅰカード（無彩色図版の例）

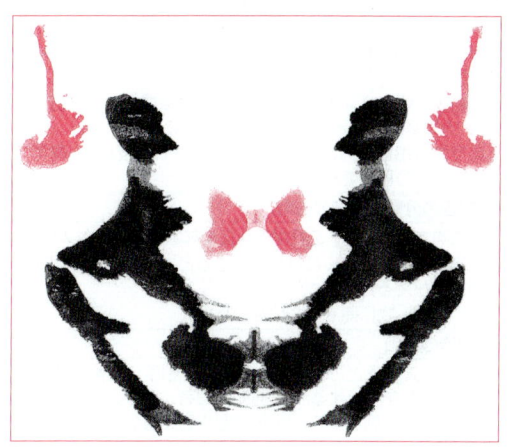

Ⅲカード（有彩色図版の例）

心理―人格検査

● 主なスコアリング

(1) 反応数,反応拒否,反応時間	
R	反応数（10枚の図版で得られた反応の総数 → 精神的活動性を意味する）
RT	反応時間（図版を手渡ししてから最初の反応が出るまでの時間 → 30秒以上の場合，精神活動抑制，不安を疑う）

(2) 反応領域の分類	
W	全体反応（ブロットを全体として把握する反応 → 物事を統合する傾向）
D	部分反応（ブロットの一部についての反応 → 現実的な態度，分節的な思考）

(3) 反応決定因の分類	
F	形態反応（ブロットの形態的な特性，まとまり具合に基づいてなされる反応 → 低すぎる場合は現実的・客観的な認知の低下，高すぎる場合は精神活動が平板化，あるいは防衛的構え）
M	人間運動反応（人間の筋肉運動感覚を感じとってなされる反応 → 社会的な知能，共感的能力）
FM	動物運動反応（動物を認知し，それが動作や姿勢を伴う場合 → 自由な生命力やエネルギーの認知）
m	非生物運動反応（非生物に運動を付加する場合，「爆発」「落下」など → 内的緊張や葛藤の存在）
C	彩色反応（黒白以外の色彩に対してなされる反応 → 現実，対象への反応がどの程度であるか）

(4) 反応内容の分類（詳細は省略）	
H	人間に関するもの（→ これがまったくない場合には対人関係が希薄）
A	動物に関するもの（→ これが多すぎると，幼さや関心興味の幅の狭さがうかがえる）
	自然，植物，物に関するものなど

(5) 形態水準の評価
ブロットと反応概念との一致度，正確さ，相手に理解できるように建設的に説明する力を評価する（→ 認知，思考，判断の的確さ，知的機能の分化と統合性を評価したり，病的思考や現実検討力の低下がないかどうか判断する）

文献

1) 片口安史：改訂 新・診断法—ロールシャッハ・テストの解釈と研究. 金子書房，1987.

（先崎　章）

疼痛

評価ポイント

① 疼痛は主観的なものであり，その客観的な評価は，大変困難な課題である．その中でも世界で広く用いられている VAS や多次元的評価である MPQ がある．
② VAS は，1948 年に Keele KD によって疼痛強度の測定に応用され，もともとは精神疾患の診断のために開発された．MPQ は，1971 年に McGill らによって開発された．
③ 疼痛の程度を客観的に知ることは，それを軽減し対処するための方法，薬物療法，リハを行ううえで大変重要である．

VAS（Visual Analogue Scale）

どんな評価法か

- 10 cm の直線で示され，両端は，測定する感覚あるいは反応の最大値である．
- 「痛みなし」が左端，「ひどい痛み」が右端を示す．
- 患者の感じる痛みへの感度は高く，信頼性，再現性も高い．しかしながら，他の患者の痛みとの比較はできない．

どう評価するか

- 患者に，感じている痛みの程度を示す場所に線を引いてもらう．「現在，感じている痛みの強さを記入してください」と標準化した言葉を提示する．
- この線によって，痛みの程度を数量化する．
- 患者が正確に本評価について理解していることが必要である．

● **Visual Analogue Scale**

| No pain | | Pain as bad as it could be |

MPQ（McGill Pain Questionnaire）

どんな評価法か

- 主観的な痛みをどれだけ客観的に測定するかは，痛みに関する研究と評価法の重要なテーマである．
- 英語圏を中心に臨床場面においても世界で最も広く用いられている疼痛計測尺度であり，いくつかの日本語版が発表されているが，統一されていない．今後の標準化が期待されている．
- 信頼性，妥当性が高い．

どう評価するか

- 痛みを表す言葉78語を，細分化されたサブクラス20組に分けている．20組のサブクラスは表現内容により，感覚的（サブクラス1—10），感情的（サブクラス11—15），評価的（サブクラス16），多様な（サブクラス17—20），の4つに大別される．
- サブスケールは，独立した異なった痛みの質を評価する
- さらに，痛みの程度を表現するPresent Pain Intensity（痛みはない，軽い，不快な，悩まされる，ひどく不快な，激しく苦痛な）を選択する．

結果の解釈

- 各サブスケールの得点（Pain Rating Index）は，各サブクラスの中で，現在の痛みを表現するランク値の合計点として求められる．また，各サブスケールの得点を合計した総得点として，Total score of the Pain Rating Scoreが求められる．

● MPQ 日本語版

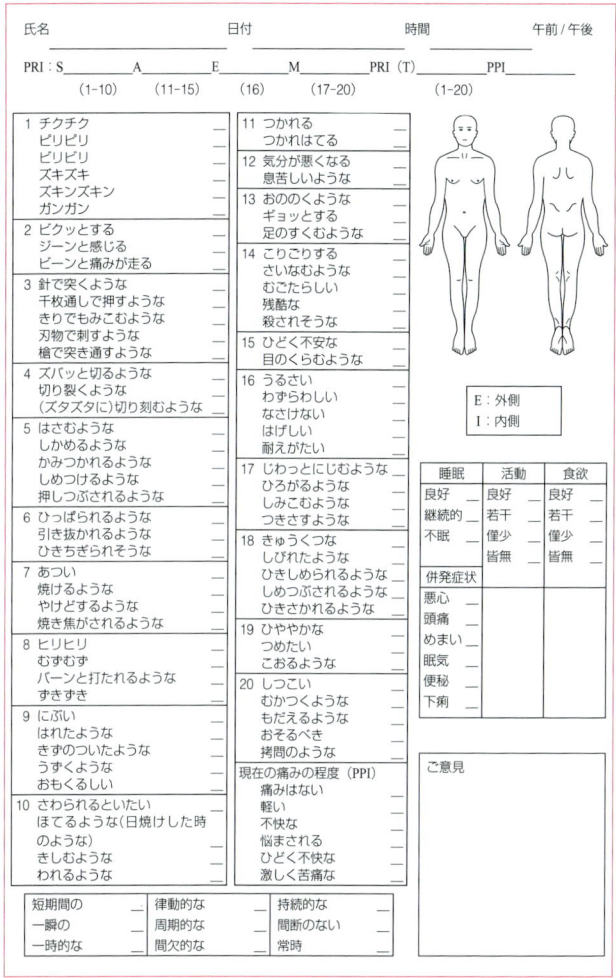

氏名_____ 日付_____ 時間_____ 午前／午後

PRI：S_____ A_____ E_____ M_____ PRI（T）_____ PPI_____
　　　(1-10)　(11-15)　(16)　(17-20)　　(1-20)

1 チクチク ___ 　ピリピリ ___ 　ビリビリ ___ 　ズキズキ ___ 　ズキンズキン ___ 　ガンガン ___	11 つかれる ___ 　つかれはてる ___ 12 気分が悪くなる ___ 　息苦しいような ___ 13 おののくような ___ 　ギョッとする ___ 　足のすくむような ___
2 ビクッとする ___ 　ジーンと感じる ___ 　ビーンと痛みが走る ___	14 こりごりする ___ 　さいむような ___ 　むごたらしい ___ 　残酷な ___ 　殺されそうな ___
3 針で突くような ___ 　千枚通しで押すような ___ 　きりでもみこむような ___ 　刃物で刺すような ___ 　槍で突き通すような ___	15 ひどく不安な ___ 　目のくらむような ___
4 ズバッと切るような ___ 　切り裂くような ___ 　(ズタズタに)切り刻むような ___	16 うるさい ___ 　わずらわしい ___ 　なさけない ___ 　はげしい ___ 　耐えがたい ___
5 はさむような ___ 　しかめるような ___ 　かみつかれるような ___ 　しめつけるような ___ 　押しつぶされるような ___	17 じわっとにじむような ___ 　ひろがるような ___ 　しみこむような ___ 　つきさすような ___
6 ひっぱられるような ___ 　引き抜かれるような ___ 　ひきちぎられそうな ___	18 きゅうくつな ___ 　しびれたような ___ 　ひきしめられるような ___ 　しめつぶされるような ___ 　ひきさかれるような ___
7 あつい ___ 　焼けるような ___ 　やけどするような ___ 　焼き焦がされるような ___	19 ひややかな ___ 　つめたい ___ 　こおるような ___
8 ヒリヒリ ___ 　むずむず ___ 　バーンと打たれるような ___ 　ずきずき ___	20 しつこい ___ 　むかつくような ___ 　もだえるような ___ 　おそるべき ___ 　拷問のような ___
9 にぶい ___ 　はれたような ___ 　きずのついたような ___ 　うずくような ___ 　おもくるしい ___	現在の痛みの程度（PPI） 　痛みはない ___ 　軽い ___ 　不快な ___ 　悩まされる ___ 　ひどく不快な ___ 　激しく苦痛な ___
10 さわられるといたい ___ 　ほてるような(日焼けした時のような) ___ 　きしむような ___ 　われるような ___	

E：外側
I：内側

睡眠	活動	食欲
良好 ___	良好 ___	良好 ___
継続的 ___	若干 ___	若干 ___
不眠 ___	僅少 ___	僅少 ___
	皆無 ___	皆無 ___

併発症状	
悪心 ___	めまい ___
頭痛 ___	眠気 ___
	便秘 ___
	下痢 ___

ご意見

短期間の ___	律動的な ___	持続的な ___	
一瞬の ___	周期的な ___	間断のない ___	
一時的な ___	間欠的な ___	常時 ___	

McGill Pain Questionnaire：これらは4つのグループに大別される：感覚的（S. 1-10），感情的（A. 11-15），評価的（E. 16），多様な（M. 17-20）．どの言葉のランク値もその言葉がおかれた位置による．言葉のランク値の合計がPRI（Pain Rating Index）．PPIは0-5のスケールからなる．

（長谷川，2009，文献1より）

文献
1) 長谷川守・他:VAS MPQ. リハビリテーションにおける評価法ハンドブック（赤居政美編），医歯薬出版，2009.

〔正門由久〕

日常生活動作 ADL

評価ポイント

①ADL〔Activities of Daily Living；日常生活動作（活動）〕とは，1人の人間が独立して生活するために行う基本的な，各人ともに共通に繰り返される一連の身体的動作群をいう．この動作群は，食事，排泄などの目的をもった各作業（目的動作）に分類され，各作業はさらにその目的を実施するための細目動作に分類される．

②ADL 評価として，Barthel Index や FIM が広く用いられている．

③Barthel Index は，1965 年に米国の医師 Mahoney と理学療法士 Barthel によってつくられ，わが国で広く用いられている．「できる ADL」を評価する．FIM は，1983 年に Granger らによって開発された ADL 評価法で，現在広く世界的に使われている．実際に「している ADL」状況を記録することで，介助量を測定できる．

④ADL を知ることは，機能予後を推定する際やリハプログラムを進める際のゴール設定，アプローチすべき内容，治療計画や効果判定などに必要である．

Barthel Index（BI）

どんな評価法か

- わが国で最も多く用いられている ADL 評価法である．
- FIM に比べて，専門職以外でも容易に，あまり時間をかけずに評価できる．
- 高い信頼度と妥協性を有する．
- 項目が少なく評価が容易である．
- 欠点は，採点が粗い，細かな変化を捉えにくい（自立か否かの判断はできる），介護度はどれくらいであるのかなどの観点がない点である．

● Barthel Index

1	食事	10：自立，自助具などの装着可，標準的時間内に食べ終える 5：部分介助（たとえば，おかずを切って細かくしてもらう） 0：全介助
2	車いすからベッドへの移動	15：自立，ブレーキ，フットレストの操作も含む（非行自立も含む） 10：軽度の部分介助または監視を要する 5：座ることは可能であるがほぼ全介助 0：全介助または不可能
3	整容	5：自立（洗面，整髪，歯磨き，ひげ剃り） 0：部分介助または不可能
4	トイレ動作	10：自立，衣服の操作，後始末を含む，ポータブル便器などを使用している場合はその洗浄も含む 5：部分介助，体を支える，衣服，後始末に介助を要する 0：全介助または不可能
5	入浴	5：自立 0：部分介助または不可能
6	歩行	15：45 m 以上の歩行，補装具（車いす，歩行器は除く）の使用の有無は問わない 10：45 m 以上の介助歩行，歩行器の使用を含む 5：歩行不能の場合，車いすにて 45 m 以上の操作可能 0：上記以外
7	階段昇降	10：自立，手すりなどの使用の有無は問わない 5：介助または監視を要する 0：不能
8	着替え	10：自立，靴，ファスナー，装具の着脱を含む 5：部分介助，標準的な時間内，半分以上は自分で行える 0：上記以外
9	排便コントロール	10：失禁なし，浣腸，座薬の取り扱いも可能 5：ときに失禁あり，浣腸，座薬の取り扱いに介助を要する者も含む 0：上記以外
10	排尿コントロール	10：失禁なし，収尿器の取り扱いも可能 5：ときに失禁あり，収尿器の取り扱いに介助を要する者も含む 0：上記以外

（正門・他，1989，文献 1 より）

どう評価するか

- 項目には，食事，移乗，整容，トイレ，入浴，歩行（移動），階段昇降，更衣（着替え），排便コントロール，排尿コントロールの 10 項目があり，それぞれに点数を付ける．
- 10 項目の点数を合計し，60 点や 85 点などと表記する．

結果の解釈

脳卒中患者での Barthel Index 総得点のもつ意味

60 点	移乗・更衣は部分介助でほぼ可能，介助歩行は 50％以上が可能
75 点	移乗はほぼ自立，トイレ動作は 80％，更衣は 60％が自立，歩行は大部分が自立していない
85 点	65％が自立歩行
100 点	ADL 自立

(正門・他，1989，文献 1 より)

FIM (Functional Independence Measure)

どんな評価法か

- 疾患によらず評価できる．
- Bartel Index では検出できなかった細かな ADL の変化を評価できる．また，Barthel Index は能力を評価する（いわゆる「できる ADL」）のに対し，FIM は実際に行っていることを評価する（いわゆる「している ADL」）．
- 生活している状況をそのまま採点する（普段の観察により判定できる）．
- 介護度（Burden of Care）を測定できる．
- 認知項目によって認知障害にも対応できる．
- 国内外のリハ関連雑誌の論文で最も使用されており，国際比較が容易である．
- 高い信頼性，妥当性を有する．
- リハスタッフ間に共通で実施できる評価尺度である．
- 機能障害の評価とともに用いることで，予後予測が可能．

● FIM

	評価項目	内容（要点のみ抜粋）
運動項目	**セルフケア**	
	食事	咀嚼，嚥下を含めた食事動作
	整容	口腔ケア，整髪，手洗い，洗顔など
	入浴	風呂，シャワーなどで首から下（背中以外）を洗う
	更衣（上半身）	腰より上の更衣および義肢装具の装着
	更衣（下半身）	腰より下の更衣および義肢装具の装着
	トイレ動作	衣服の着脱，排泄後の清潔，生理用具の使用
	排泄管理	
	排尿	排尿コントロール，器具や薬剤の使用を含む
	排便	排便コントロール，器具や薬剤の使用を含む
	移乗	
	ベッド，椅子，車椅子	それぞれの間の移乗，起立動作を含む
	トイレ	便器へ（から）の移乗
	風呂，シャワー	風呂桶，シャワー室へ（から）の移乗
	移動	
	歩行，車椅子	屋内での歩行，または車椅子移動
	階段	12から14段の階段昇降
認知項目	**コミュニケーション**	
	理解	聴覚または視覚によるコミュニケーションの理解
	表出	言語的または非言語的表現
	社会的認知	
	社会的交流	他患，スタッフなどとの交流，社会的状況への順応
	問題解決	日常生活上での問題解決，適切な決断能力
	記憶	日常生活に必要な情報の記憶

評価項目：運動項目13と認知項目5から成る．

(正門，2000，文献3，p21より)

どう評価するか

- 運動項目 13, 認知項目 5 の計 18 項目から成る.
- それぞれ, 7 点（完全自立）～ 1 点（全介助）の 7 点法で採点する.
- 結果は, FIM 運動項目 75 点, 認知項目 32 点, 合計 107 点のように表記する.

● FIM の採点方法

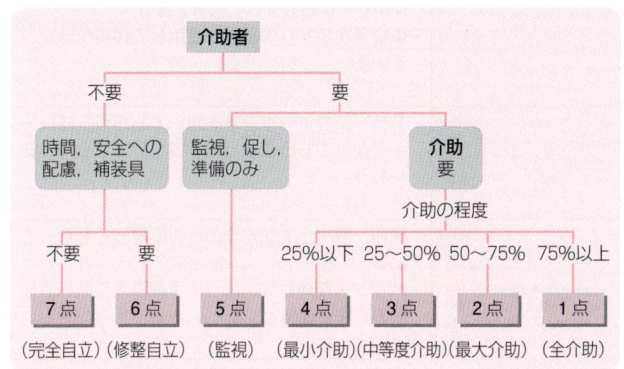

```
                         介助者
              ┌────────────┴────────────┐
             不要                        要
        ┌─────┴─────┐        ┌───────────┼───────────┐
    時間, 安全への   監視, 促し,         介助
    配慮, 補装具     準備のみ             要
    ┌───┴───┐                    介助の程度
   不要    要                ┌──────┬──────┬──────┐
                          25%以下 25～50% 50～75% 75%以上
    7点    6点    5点    4点    3点    2点    1点
  （完全自立）（修整自立）（監視）（最小介助）（中等度介助）（最大介助）（全介助）
```

FIM の各項目をこの図の原則に従って採点する.

（千野, 1997, 文献 2 より）

― MEMO ―

● **FIM採点の実際例―「移乗：ベッド・椅子・車椅子」を例として**

移乗：ベッド・椅子・車椅子	具体例
7点	・歩行者では，ベッド上の起き上がり，横になること，ベッドから立ち上がり，椅子への乗り降り，これら一連の動作の逆も含め自立しており，安全に行う． など
6点	・ベッド柵，トランスファーボード，リフト，特殊な椅子や腰掛け，道具，杖のような補助具を使用しているがすべて自分で行う． ・車椅子を手すり代わりに使用して移乗が自立している． など
5点	・トランスファーボードを置いてもらう，ブレーキをかけてもらうなどの準備をしてもらう必要がある． など
4点	・腰紐，腰ベルトを安全のために触ってもらっている． ・バランスを崩さないように手を添えてもらう程度の介助を必要とする． など
3点	・軽く引き上げてもらい移乗する． ・ピボットの際に支えてもらう． など
2点	・介助者1人でかなり引き上げてもらい移乗する． ・体を持ち上げてもらいながら回してもらう必要がある． など
1点	・介助者が2人必要で，または1人の介助でとても大変な介助をしてもらい移乗する． ・リフターに乗せてもらい，移乗する． など

(正門，2000，文献3，p21より)

結果の解釈

- 運動項目(13項目)の総得点は 13〜91 点となり,認知項目(5項目)の総得点は 5〜35 点となる.このため,FIM 総得点は 18〜126 点となる.
- 認知項目の合計点は,失語の影響があり,意味付けは困難である(脳卒中患者の場合).

●脳卒中患者の FIM 運動項目総得点のもつ意味

総得点	グループ
80 点台後半	屋外歩行自立群
80 点台前半	屋内歩行自立群
70 点台	セルフケア自立群
50〜60 点台	半介助群
50 点未満	全介助群

(辻・他,1996,文献 4 より)

●脳卒中患者の FIM 運動項目総得点の詳細

80 点台後半	階段を含めて自立している
80 点台前半	屋内歩行自立レベルで ADL が自立している
70 点台	入浴の際には介助を要し,歩行/車椅子は一部介助だが,他の項目は自立している
50〜60 点台	移乗やトイレ動作に介助が必要であるが,食事,整容,排泄管理はできる
50 点未満	すべての項目,または食事以外のすべての項目で介助が必要

(辻・他,1996,文献 4 より)

文献
1) 正門由久・他:脳血管障害のリハビリテーションにおける ADL 評価—Barthel index を用いて.総合リハ **17**:689-694,1989.
2) 千野直一編:脳卒中患者の機能評価—SIAS と FIM の実際.Springer,1997.
3) 正門由久:ADL,IADL の評価.リハビリテーションにおける評価(米本恭三・他編),第 2 版,医歯薬出版,2000,pp17-29.
4) 辻 哲也・他:入院・退院時における脳血管障害患者の ADL 構造の分析—機能的自立度評価法(FIM)を用いて.リハ医学 **33**:301-309,1996.

(正門由久)

III 障害の診断および評価法 11

日常生活動作　小児の ADL

評価ポイント

①小児の ADL の評価には，WeeFIM または PEDI が用いられる．

②WeeFIM は，Granger らが成人用の FIM を小児用に改変した ADL 評価法である．PEDI は，機能的制限 (Functional Limitation) と能力低下という 2 つの障害の枠組みに基づいて，Haley らが考案した包括的な機能評価尺度である．どちらも世界的に最もよく使われている小児の ADL 尺度である．

③ADL 評価によって，子どもの機能的な能力とパフォーマンス (実行状況) を知ることができ，機能的発達の遅れの判別，機能的変化と治療アウトカムの評価が可能となる．

WeeFIM (Functional Independence Measure for Children)

どんな評価法か

- 対象：6 カ月〜7 歳，および機能レベルがこの年齢相当の年長児．
- 子どもの能力低下の重症度を評価する最小限のデータセットとして開発された (1991 年に第 1.5 版[1]が完成)．
- 障害児の機能的自立の発達を評価，追跡することを目的としている．
- 食事，整容のような機能的活動を行うときに必要な介助レベルを測定し，日常生活における「パフォーマンス」を評価する．
- 容易に実施できるため，臨床でのスクリーニング，経過観察，アウトカム測定の手段として活用しやすい．
- リハチームで共有できる尺度である．
- 高い信頼性と妥当性を有する．

- 国際比較が容易である．

どう評価するか

- セルフケア，排泄コントロール，移乗，移動，コミュニケーション，社会的認知の6領域，18項目から構成されている．介護度に応じた7段階の順序尺度を用いて採点する．
- 直接観察または主たる養育者からの聞き取りにより実施する．
- 所要時間：慣れていれば，20分程度．
- 結果は，WeeFIM運動項目スコア41点，認知項目スコア11点，合計52点のように表記する．

● WeeFIM

	評価項目	内容（要点のみ抜粋）
運動項目	**セルフケア**	
	食事	咀嚼，嚥下を含めた食事動作
	整容	歯磨き，整髪，手洗い，洗顔
	入浴	風呂，シャワーなどで首から下（背中以外）を洗う
	更衣（上半身）	腰より上の更衣および義肢・装具の着脱
	更衣（下半身）	腰より下の更衣および義肢・装具の着脱
	トイレ動作	衣服の着脱，排泄後の清潔
	排泄コントロール	
	排尿コントロール	失敗のない排尿コントロール，器具や薬剤の使用を含む
	排便コントロール	失敗のない排便コントロール，器具や薬剤の使用を含む
	移乗	
	ベッド，椅子，車椅子	それぞれの間の移乗，（歩行の場合）起立動作を含む
	トイレ	トイレへ（から）の移乗
	浴槽，シャワー	浴槽またはシャワー室の出入り

（次頁つづく）

日常生活動作─小児のADL

運動項目	移動	
	歩行, 車椅子, 這い這い	屋内での歩行, 車椅子移動, または這い這い
	階段	12～14段の階段昇降
認知項目	コミュニケーション	
	理解	日常会話の理解, 複数の指示の理解（聴覚, 視覚）
	表出	基本的欲求や考えの表現（音声的, 非音声的）
	社会的認知	
	社会的交流	他の子どもとの遊びへの参加, 決まりの理解
	問題解決	日常生活上の問題解決（例）電話をかける. 食料品を選り分け, しまう
	記憶	ゲームやおもちゃの遊び方, 休日や誕生日の記憶, 詩や歌の記憶, 氏名, 年齢, 性, イナイイナイバーの真似

評価尺度		
介助者なし	7点 完全自立	補装具を使わずに, 通常の時間内で, 安全に
	6点 修正自立	補装具等を使用, 時間がかかる, 安全性に問題
介助者あり 部分介助	5点 監視または準備	見守り, 指示, 準備のみ必要
	4点 最小介助	子ども自身で課題の75％以上を行う
	3点 中等度介助	子ども自身で課題の50～74％を行う
完全介助	2点 最大介助	子ども自身で課題の25～49％を行う
	1点 全介助	子ども自身で課題の25％未満しか行わない

影付きの項目は, 子どもの評価に適合するように成人用FIMを一部修正してある.

結果の解釈

- 運動項目スコアは 13 〜 91 点,認知項目スコアは 5 〜 35 点,合計スコアは 18 〜 126 点の中に入る.
- 暦年齢とともにスコアは増加し,6 〜 7 歳の間に満点に達する(表).
- Developmental Functional Quotient(DFQ):領域スコア/同年齢の健常児の平均スコア×100 を算出することにより,対象領域の機能的発達の遅れを明らかにできる(図).
- 制限として,活動の遂行に必要な要素的スキルの熟達について評価していない点があげられる.

● WeeFIM 年齢別平均スコア

暦年齢 (年:月)	年齢平均スコア(SD) 運動	年齢平均スコア(SD) 認知	暦年齢 (年:月)	年齢平均スコア(SD) 運動	年齢平均スコア(SD) 認知
0:6-0:11	16.6(3.4)	5.7(0.9)	3:6-3:11	74.4(7.8)	29.6(2.9)
1:0-1:5	27.3(6.2)	9.9(3.6)	4:0-4:5	78.4(7.0)	30.7(2.9)
1:6-1:11	37.1(6.4)	15.0(4.3)	4:6-4:11	80.5(7.0)	31.0(3.2)
2:0-2:5	44.8(10.2)	19.4(4.6)	5:0-5:5	84.6(4.8)	32.4(2.0)
2:6-2:11	56.9(11.0)	24.5(4.1)	5:6-5:11	85.2(3.3)	32.3(1.7)
3:0-3:5	65.7(13.3)	27.6(4.4)	6:0-6:11	87.1(3.7)	33.7(1.4)

(日本の健常児 243 名,筆者らの未発表データ)

● WeeFIM プロフィール

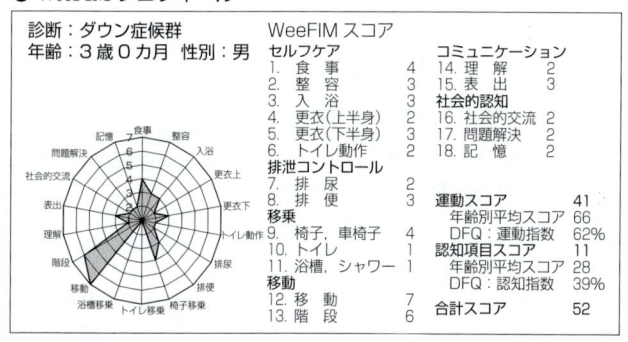

診断:ダウン症候群
年齢:3 歳 0 カ月 性別:男

WeeFIM スコア
セルフケア
1. 食事 4
2. 整容 3
3. 入浴 3
4. 更衣(上半身) 3
5. 更衣(下半身) 2
6. トイレ動作 2
排泄コントロール
7. 排尿 2
8. 排便 3
移乗
9. 椅子,車椅子 4
10. トイレ 2
11. 浴槽,シャワー 1
移動
12. 移動 7
13. 階段 6

コミュニケーション
14. 理解 2
15. 表出 3
社会的認知
16. 社会的交流 2
17. 問題解決 2
18. 記憶 2

運動スコア 41
　年齢別平均スコア 66
　DFQ:運動指数 62%
認知項目スコア 11
　年齢別平均スコア 28
　DFQ:認知指数 39%
合計スコア 52

運動および認知の DFQ は,機能的自立の発達の遅れが認知領域でより重度であることを示している.

PEDI (Pediatric Evaluation of Disability Inventory)

どんな評価法か

- 対象：6カ月〜7歳半，および機能レベルがこの年齢相当の年長児．
- 子どもの日常生活で鍵となる活動に焦点をあてた包括的機能評価法である（1992年に第1版[2]が完成）．
- 治療計画の立案や，機能的進歩とアウトカムの測定を目的に，機能的活動における子どもの「能力」と「パフォーマンス」を評価する．
- 「能力」は，子どもが既にマスターした機能的スキルを同定することにより評価し，「パフォーマンス」は，複合的な活動を行うときに必要な介助と環境調整の点から評価する．
- Norm-referenceの尺度であり，機能的発達の遅れやその程度を判別する尺度としても使われる．
- 高い信頼性と妥当性，変化に対する反応性を有する．

● PEDI

機能的スキルの内容（評価項目の数）		
セルフケア領域	移動領域	社会的機能領域
食物形態の種類 (4)	トイレ移乗 (5)	ことばの意味の理解 (5)
食器の使用 (5)	椅子／車椅子移乗 (5)	文章の複雑さの理解 (5)
飲料容器の使用 (5)	車への移乗 (5)	コミュニケーションの機能的使用 (5)
歯磨き (5)	ベッド移動／移乗 (4)	表出的コミュニケーションの複雑性 (5)
整髪 (4)	浴槽移乗 (5)	問題解決 (5)
鼻のケア (5)	屋内の移動方法 (3)	社会的交流遊び (大人との) (5)
手を洗うこと (5)	屋内の移動―距離とスピード (5)	仲間との交流 (同年齢の子どもとの) (5)
身体と顔を洗うこと (5)	屋内の移動―物品を引っ張る／運ぶ (5)	物で遊ぶ (5)
かぶり／前開きの服 (5)	屋外の移動方法 (2)	自己に関する情報 (5)
留め具 (5)	屋外の移動―距離とスピード (5)	
ズボン (5)		
靴／靴下 (5)		
トイレ動作 (5)		

（次頁つづく）

排尿管理 (5) 排便管理 (5)	屋外の移動—路面 (5) 階段を上る (5) 階段を下りる (5)	時間のオリエンテーション (5) 家庭の仕事 (5) 自己防衛 (5) 地域における機能 (5)

介護者による援助尺度と調整尺度で評価される複合活動		
セルフケア領域	移動領域	社会的機能領域
食事 整容 入浴 上半身更衣 下半身更衣 トイレ 排尿管理 排便管理	椅子/トイレ移乗 車への移乗 ベッド移動/移乗 浴槽移乗 屋内の移動 屋外の移動 階段	機能的理解 機能的表出 共同問題解決 仲間との遊び 安全性

評価尺度		
パートⅠ: 機能的スキルの尺度	パートⅡ: 介護者による援助尺度	パートⅢ: 調整尺度
(197の機能的スキルの項目) 1点 ほとんどの場面でその項目を遂行できる，または以前にマスターされており，機能的スキルはそのレベルを超えて進歩している 0点 ほとんどの場面でその項目を遂行できない，または能力が制限されている	(20の複合活動) 5点 自立 4点 見守り/促し/モニター 3点 最小介助 2点 中等度介助 1点 最大介助 0点 全介助	(20の複合活動) N 調整なし C 子ども向けの(特殊ではない)調整 R リハビリテーション器具 E 広範な調整

日常生活動作—小児のADL

どう評価するか

- 評価領域：セルフケア，移動，社会的機能の3つ．
- 機能的スキル197項目を「機能的スキルの尺度（できる/できない）」を用いて評価し，複合活動20項目を「介護者による援助尺度（6段階）」と「調整尺度」を用いて評価する．
- 親との構造化面接，または子どもを担当している療法士の観察に基づいて採点する．
- 構造化面接に要する時間：45～60分．
- 要約スコア：「機能的スキル」および「介護者による援助」の領域スコア（6つの粗点）を，基準値標準スコア（平均50，標準偏差10）と尺度化スコア（0～100）に換算する（図）．
- 調整方法の頻度は，「セルフケア領域：(N, C, R, E) = (3, 5, 0, 0)」のようにまとめる．

結果の解釈

- 基準値標準スコア：各年齢群の健常児の95%は30～70の間に分布する．基準値標準スコアがこの範囲にあれば，年齢相応の機能状態にあると解釈できる．
- 尺度化スコア：スコアが高いほど難易度の高い課題が遂行できることを示す．年齢とは無関係に，子どもの能力を同一尺度上で比較し得る．
- 経時的変化：機能的進歩の有無は粗点および尺度化スコアの変化から判断する．基準値標準スコアの上昇は，子どもの機能的発達がcatch-upしてきたことを表す．
- 項目の達成順序が健常児とは著しく異なる場合には，要約スコアの解釈に注意が必要である．

日常生活動作――小児のADL

● PEDI スコアの要約（例）

痙直型脳性麻痺（GMFCS level Ⅰ），3歳3カ月，男児．

スコア一覧

領域		粗点	基準値標準スコア	標準誤差	尺度化スコア	標準誤差
セルフケア	機能的スキル	55	47.2	1.8	65.3	1.7
移動	機能的スキル	40	20.5	2.6	60.0	2.2
社会的機能	機能的スキル	36	39.7	1.4	52.0	1.2
セルフケア	介護者による援助	26	47.6	3.9	62.2	3.5
移動	介護者による援助	23	30.7	3.8	60.3	4.0
社会的機能	介護者による援助	13	43.1	3.6	57.3	4.6

スコア・プロフィール

領域		基準値標準スコア	尺度化スコア
セルフケア	機能的スキル	(×)	(×)
移動	機能的スキル	(×)	(×)
社会的機能	機能的スキル	(×)	(×)
セルフケア	介護者による援助	(×)	(×)
移動	介護者による援助	(×)	(×)
社会的機能	介護者による援助	(×)	(×)

基準値標準スコアは，児の移動能力が同年齢の子どもよりも劣ることを示している．

文献

1) 慶應義塾大学医学部リハビリテーション科訳：WeeFIM―医学的リハビリテーションのための統一データセット利用の手引き，1991. [Guide for Use of the Uniform Data Set for Medical Rehabilitation including the Functional Independence Measure for Children（WeeFIM），version 1.5, State University of New York at Buffalo，1991.]
2) 里宇明元・他監訳：PEDI リハビリテーションのための子どものための能力低下評価法．医歯薬出版，2003.

（問川博之）

IADL

評価ポイント

①FAI は，1983 年に Holbrook ら[1]により，脳卒中患者が地域で生活するための応用的 ADL（または生活関連動作，手段的 ADL，拡大 ADL）を評価する目的で開発された．
②蜂須賀ら[2]により 2000 年に日本語版の改訂版 FAI 自己評価表が発表された．
③応用的 ADL として 15 項目について，0～3 点の 4 段階で評価する．
④FAI は，基本的 ADL ではなく，より高いレベルの自立度の評価，換言すれば"社会的生存"を反映する評価法である．これにより，患者の障害やライフスタイルを的確に評価することができる．
⑤今後，在宅患者の包括的な応用的 ADL 評価表として活用されることが期待されている．

FAI（Frenchay Activities Index）

どんな評価法か

- 応用的 ADL として 15 項目（食事の用意，食事の後片付け，洗濯，掃除や整頓，力仕事，買物，外出，屋外歩行，趣味，交通手段の利用，旅行，庭仕事，家や車の手入れ，読書，勤労）について評価する．
- わが国では，蜂須賀らが 1993 年，スモン患者の評価目的で，日本の実情に合うように，簡単な解説文を付けた FAI 自己評価表を作成し，2000 年，選択肢と判定期間設定を簡素化した改訂版 FAI 自己評価表を作成した[3]．

●改訂版 FAI 自己評価表

最近の3カ月間の生活を振り返り,最も近い回答のものを1つ選び○印を記入して下さい.

	0	1	2	3
1. **食事の用意** 買い物はこれに含まない.	していない.	まれにしている.	時々している.(週1～2回程度)	週に3回以上している.
2. **食事の片付け**	していない.	まれにしている.	時々している.(週1～2回程度)	週に3回以上している.
3. **洗濯**	していない.	まれにしている.	時々している.(週1回未満)	週に1回以上している.
4. **掃除や整頓** ほうきや掃除機を使った清掃や衣類や身の回りの整理整頓など.	していない.	まれにしている.	時々している.(週1回未満)	週に1回以上している.
5. **力仕事** 布団の上げ下ろし,雑巾で床をふく,家具の移動や荷物の運搬など.	していない.	まれにしている.	時々している.(週1回未満)	週に1回以上している.
6. **買物** 自分で選んだり購入したりすること.	していない.	まれにしている.	時々している.(週1回未満)	週に1回以上している.
7. **外出** 映画,観劇,食事,酒飲み,会合などに出かけること.	していない.	まれにしている.	時々している.(週1回未満)	週に1回以上している.
8. **屋外歩行** 散歩,買物,外出等の為に少なくとも15分以上歩くこと.	していない.	まれにしている.	時々している.(週1回未満)	週に1回以上している.
9. **趣味** 園芸,編物,スポーツ等を自分で行う.TVでスポーツを見るだけでは趣味に含めない.	していない.	まれにしている.	時々している.(週1回未満)	週に1回以上している.

IADL

(次頁つづく)

10. 交通手段の利用 自転車, 車, バス, 電車, 飛行機などを利用すること.	していない.	まれにしている.	時々している.（週1回未満）	週に1回以上している.
11. 旅行 車, バス, 電車, 飛行機等に乗って楽しみの為に旅行すること. 仕事は含まない.	していない.	まれにしている.	時々している.（週1回未満）	週に1回以上している.
12. 庭仕事 草抜き, 芝刈り, 水撒き, 庭掃除など.	していない.	時々している.	定期的にしている	定期的にしている. 必要があれば掘り起こし, 植え替え等の作業もしている.
13. 家や車の手入れ	していない.	電球その他の部品の取替, ネジ止めなどしている.	左記のほかに, ペンキ塗り, 室内の模様替え, 車の点検, 洗車等もしている.	左記のほかに, 家の修理や車の整備もしている.
14. 読書 通常の本を対象とし, 新聞, 週刊誌, パンフレット類はこれに含めない.	読んでいない.	まれに読んでいる	時々読んでいる.（月に1回程度）	読んでいる.（月に2回以上）
15. 仕事 常勤, 非常勤, パートを問わないが, 収入を得るもの. ボランティア活動は含めない.	していない.	週に1～9時間働いている.	週に10～29時間働いている.	週に30時間以上働いている.
合　計		/45		

（末永・他, 2000, 文献2より）

どう評価するか

- それぞれの項目について,患者と面談して,0〜3点の4段階で評価する.
- 元来脳卒中患者用に開発されたが,頭部外傷,多発性硬化症,筋萎縮性側索硬化症,脊髄損傷,下肢切断,スモンなど多くの疾患で報告されている.

結果の解釈

- 合計点は45点満点であり,高得点ほど応用的ADLの活動性が高いことを示している.
- 蜂須賀らによって,日本の年齢別,男女別の改訂FAIの標準値が示されている.

●年齢別・男女別の改訂版FAI標準値

領域	55〜59歳		60〜69歳		70〜79歳		80〜90歳	
	男性	女性	男性	女性	男性	女性	男性	女性
屋内家事 (0〜15)	5.0	13.7	7.2	13.6	5.6	12.5	6.8	8.2
屋外家事 (0〜9)	4.1	4.6	5.0	4.8	4.7	4.3	4.1	2.8
戸外活動 (0〜12)	7.9	8.9	7.6	8.7	7.0	7.5	6.4	5.5
趣味 (0〜6)	3.1	4.0	3.6	3.6	3.5	3.0	3.1	2.2
仕事 (0〜3)	1.9	1.9	1.8	1.8	1.7	1.7	1.5	1.5
合計点 (0〜45)	22.5 (7.1)	32.8 (8.8)	24.6 (8.3)	31.5 (7.2)	21.3 (8.6)	27.5 (8.6)	20.9 (11.5)	18.9 (10.1)

データは平均値(標準偏差)
屋内家事(食事の用意,食事の後片付け,選択,掃除や整頓,力仕事)
屋外家事(買い物,庭仕事,家や車の手入れ)
戸外活動(外出,屋外歩行,交通手段の利用,旅行)
趣味(趣味,読書)
仕事(就労)

(蜂須賀・他,2001,文献4より)

文献

1) Holbrook M et al : An activities index for use with stroke patients. *Age Aging* **12** : 166-170, 1983.
2) 末永英文・他：改訂版 Frenchay Activities Index 自己評価表の再現性と妥当性. 日職災医会誌 **48**：55-60，2000.
3) 蜂須賀研二・他：スモン患者の ADL，SDL，PCI，CEL，厚生省特定疾患スモン調査研究班平成6年度業績集. pp268-269，1995.
4) 蜂須賀研二・他：応用的日常生活動作と無作為抽出法を用いて定めた在宅中高年齢者の Frenchay Activities Index 標準値. リハ医学 **38**：287-295，2001.

(高橋秀寿)

参加制約(社会的不利)

評価ポイント

①社会的不利についての客観的評価法として,脊髄損傷患者にはCHARTが,また頭部外傷者にはCIQが国際的に広く用いられている.

②CHARTは,Whiteneckら[1,2]によって脊髄損傷患者に対する参加制約の評価法として1992年に考案され,その後,1996年に改訂され,Revised CHART[3]となり,6領域尺度によって構成される.

③CIQは,米国外傷性脳損傷者モデルシステム(TBIMS)において頭部外傷者の参加制約の状況,特に,地域統合状態を評価する目的で開発され,Willerら[4,5]の14名の研究者が47項目の初版CIQを作成し,その後,現在の15項目に改訂された.

④CHARTやCIQを用いることで,対象者の生活状況や社会参加状況を測定することができる.

CHART
(Craig Handicap Assessment and Reporting Technique)

どんな評価法か

- CHARTの特徴は,簡便で定量的な方法であること,実施時間が10〜15分程度と容易であること,脊髄障害患者だけでなく,疾患を問わず利用できること,などがあげられる.

どう評価するか

- Revised CHARTは,身体的自立,認知的自立,移動,時間の過ごしかた,社会的統合,経済的自給の6領域尺度,合計32の質問によって構成される.
- 結果は,表の採点方法を用いて採点する.

● CHART 日本語版質問表

《身体的自立》

最初に,食事,身だしなみ,お風呂,着替え,人工呼吸器などの機器の操作,移動に関わる援助についてお聞きします.

1:あなたは毎日食事,入浴,トイレ,着替え,移動などの動作をする際に他の人に何時間くらい助けてもらっていますか.
　　ヘルパーやボランティアによる援助　　　(Pl-a) 時間
　　家族による援助　　　　　　　　　　　　(Pl-b) 時間
　　<u>助けは必要ない</u>

2:あなたは,上に書いた毎日のケアを除いて,日用品の買い物,炊事,洗濯,掃除などを,月に何時間くらい助けてもらっていますか.
　　月 (Pl-c) 時間　　　　　・助けは必要ない

3:あなたは,おうちで月に何時間くらい,カニューレやカテーテルの交換,褥瘡(床ずれ)の処理などのような,看護師や医者による処置を受けていますか.
　　<u>月 (Pl-d) 時間</u>　　　・<u>処置を受けていない</u>

4:あなたのところに来ている付き添い人や介護人には,誰が指示を出していますか. 最もよくあてはまるものに一つだけ○印をつけてください.
　1. 自分
　2. 自分以外の人
　3. 付き添いや介護をしてもらっていない
　　<u>答：(Pl-e)</u>

《認知的自立》

次に物忘れやどうしたらよいか決められず他の人に助けてもらうことについてお聞きします.

5:あなたは物忘れやどうしたらよいかわからなくなるために,家に一人でいることが難しく他の人に助けて貰うことがありますか. 最もよくあてはまるものに一つだけ○印をつけて下さい.
　1. いつもは他人の世話にならずに一人で過ごしています.
　2. 普段は一日中,一人でいますが,時々私に声をかけてくれる人がいます.
　3. 時には一日中,一人で過ごすことがあります.
　4. 時には1〜2時間一人で過ごすことがあります.
　5. 私の世話をしてくれる人はいつも近くにいて時々様子を見に来てくれます.
　6. いつでも私の世話をしてくれる人と一緒にいます.
　　<u>答：(Cl-a)</u>

6. あなたは外出の時に,物忘れやどうしたら良いか分からなくなることのために,他の人の助けがどのくらい必要になりますか. 最もよくあてはまるものに一つだけ○印をつけてください.

(次頁つづく)

1. 私はどこへ行くにも人の助けは必要ありません．
2. 慣れたところであれば，私は一人で外出できます．
3. 世話をしてくれる人と一緒でないと外出できません．
4. 誰かと一緒でも，私は外出させてもらえません．
答：(Cl-b)

7. あなたは他の人とお話ししていて，通じにくいと感じることはありますか．最もよくあてはまるものに一つだけ○印をつけてください．
    1. いつも感じます．
    2. 時々感じます．
    3. ほとんど感じません．
    答：(Cl-c)

8. あなたは，しなくてはならない大事なことを思い出せないことがありますか．最もよくあてはまるものに一つだけ○印をつけてください．
    1. よくあります．
    2. 時々あります．
    3. ありません．
    答：(Cl-d)

9. あなたはご自分でお金の使い方を決めていますか．最もよくあてはまるものに一つだけ○印をつけてください
    1. すべてのお金の使い方を決めています（もしくは夫婦で決めています）．
    2. 重大なお金の使い方以外は自分で決めています．
    3. その都度，必要なお金だけもらっています．
    4. 自分でお金を持つことはありません．
    答：(Cl-e)

《移動》

あなたの日ごろの過ごし方についてお聞きします．あなたは毎日どれくらい床（布団やベッド）から出て動いているかをお聞きします．

10：あなたは，ふだん1日に何時間くらい床から出て起きていますか．
　　　　　　　　　　　　　　　　　　　　　　　(M-a) 時間

11：あなたは，ふだん1週間に何日くらい外出しますか．　(M-b) 時間

12：ここ1年間で，あなたは何日くらい外泊しましたか．(ただし入院は除きます)．
    1. なし　2. 1～2日　3. 3～4日　4. 5日以上　答：(M-c)

13：あなたは，お家の出入りにどなたかの助けが必要ですか．
    1. 必要です　　2. 必要ありません　　　　　　答：(M-d)

14：あなたは，ご家庭で一人で寝室，台所，風呂場などに行くことができますか．
    1. できます　　2. できません　　　　　　　　答：(M-e)

（次頁つづく）

参加制約（社会的不利）

あなたの外出についてお聞きします.

15：あなたは，一人で乗り物を利用できますか（自家用なども含む）.
  1. できます 2. できません   答：(M-f)

16：あなたは，その乗り物で，好きなところに行けますか.
  1. 行けます 2. 行けません   答：(M-g)

17：あなたは，その乗り物をいつでも使うことができますか.
  1. できます 2. できません   答：(M-h)

18：あなたは，その乗り物をあらかじめ手配しなくても使えますか.
  1. 使えます 2. 使えません   答：(M-i)

《作業》

あなたの日々の過ごし方についてお聞きします.

19：あなたは，働いてお金を貰っていますか.
  1. はい→1週間に何時間くらいですか（(O-a)）時間 2. いいえ

20：あなたは，大学，専門学校に通う，または職業訓練を受けるなどのことをしていますか.
  1. はい→1週間に何時間くらいですか（予習復習を含みます）（(O-b)）時間
  2. いいえ

21：あなたは，炊事，洗濯，掃除などの家事や，子育てなどのご家庭のお仕事をしていますか.
  1. はい→1週間に何時間くらいですか（(O-c)）時間 2. いいえ

22：あなたは，庭仕事や，お家の手入れなどをしていますか.
  1. はい→1週間に何時間くらいですか（(O-d)）時間 2. いいえ

23：あなたはボランティア活動に継続して参加していますか.
  1. はい→1週間に何時間くらいですか（(O-e)）時間 2. いいえ

24：あなたは，スポーツ，運動，囲碁将棋，映画鑑賞などのレクリエーションをしていますか（テレビを見たりラジオを聞いたりして過ごす時間は含みません）.
  1. はい→1週間に何時間くらいですか（(O-f)）時間 2. いいえ

25：あなたは，その他の趣味や読書のような活動をしていますか（テレビを見たりラジオを聞いたりして過ごす時間は含みません）.
  1. はい→1週間に何時間くらいですか（(O-g)）時間 2. いいえ

《社会的統合》

あなたのご家族やお付き合いしている人についてお聞きします.

26：あなたは，一人で暮らしていますか.
  1. 一人暮らしです 2. 一人暮らしではありません

 （一人暮らしの場合は 27 番へ行く）

（次頁つづく）

26a：ご夫婦で暮らしていますか（入籍の有無は問いません）.
 1．はい 2．いいえ   <u>答：(SI-a)</u>
26b：一緒にお住まいのご家族は何人ですか. <u>答：(SI-b) 人</u>
26c：住み込みの付き添い人が何人いますか. <u>答：(SI-c) 人</u>
26d：その他に同居している人は何人いますか. <u>答：(SI-d) 人</u>

27：ご夫婦でお暮らしでない方にお聞きします．お付き合いしている恋人がいますか.
 1．います 2．いません   <u>答：(SI-e)</u>

28：月に1回以上，訪問したり，電話をしたり，手紙を書くなどの付き合いをしている<u>親戚の方</u>はいますか（同居の親戚の方は除いて下さい）.
 1．いる（(SI-f)）人 2．いない

29：月に1回以上，訪問したり，電話をしたり，手紙を書くなどの付き合いをしている<u>仕事仲間や町内会の方</u>はいますか.
 1．いる（(SI-g)）人 2．いない

30：月に1回以上，訪問したり，電話をしたり，手紙を書くなどの付き合いをしている<u>友達や知り合いの方</u>はいますか（親類，仕事や町内会などの関係者を除きます）.
 1．いる（(SI-h)）人 2．いない

31：過去1カ月間に，面識のない人に自分から話しかけたことが何回ありましたか（例えば，何かを問い合わせたり，注文したりなど）．もっともあてはまるものに1つだけ○印をつけてください.
 1．なし 2．1～2回 3．3～5回 4．6回以上 <u>答：(SI-i)</u>

《経済的自立》

経済的なことについてお聞きします．

1：同居している家族全体の収入は，1年間でだいたいどのくらいですか（給料，障害年金・手当，年金や恩給，家賃収入・株の配当・利息，子供の養育費，身内や親類からの援助，その他すべての収入を含めてください）.
 1．100万円以下
 2．101～250万円
 3．251～400万円
 4．401～550万円
 5．551万円以上
 <u>答：(CS-a)</u>

本日本語版は，発表にあたって原著者と日本語版作成者を明記すれば自由に使用してよい．

（Willer et al, 1993，文献4より）

参加制約（社会的不利）

● CHART 日本語版採点方法

《身体的自立》

$(Pl-x) = (Pl-a) + (Pl-b) + (Pl-c)/30 + (Pl-d)/30$
$(Pl-e) = 2$ ならば $(Pl-y) = (Pl-x) \times 4$, $(Pl-e) = 1$ もしくは 3 ならば $(Pl-y) = (Pl-x) \times 3$
「身体的自立」得点 $= 100 - (Pl-y)$

《認知的自立》

選択肢の番号を得点として計算する.
「認知的自立」得点 $= (6 - (Cl-a)) \times 8 + (4 - (Cl-b)) \times 8 + ((Cl-c) - 1) \times 6 + ((C1-d) - 1) \times 6 + (4 - (Cl-e)) \times 4$

《移動》

$(M-x) = (M-a) \times 2 + (M-b) \times 5 + ((M-d) - 1) \times 5 + (2 - (M-e)) \times 5 + (2 - (M-f)) \times 5 + (2 - (M-g)) \times 5 + (2 - (M-h)) \times 5 - (2 - (M-i)) \times 5$, $(M-c) = 1$ ならば $(M-y) = 0$, $(M-c) > 1$ ならば $(M-y) = (M-c) \times 5$
「移動」得点 $= (M-x) + (M-y)$

《作業》

得点 $= (O-a) \times 2 + (O-b) \times 2 + (O-c) \times 2 + (O-d) \times 2 + (O-e) \times 2 + (O-f) \times 2 + (O-g) \times 2$

《社会的統合》

$(Sl-a) = 1$ ならば $(Sl-r) = 30$
$(Sl-a) = 2$ かつ $(Sl-c)$ もしくは $(Sl-d) \geq 1$ ならば $(Sl-r) = 20$
$(Sl-a) = 2$ かつ $(Sl-e) = 1$ ならば $(Sl-s) = 20$
$(Sl-r) > 0$ かつ $(Sl-e) = 1$ ならば $(Sl-s) = 30 - (Sl-r)$
$(Sl-t) = ((Sl-b) + (Sl-f)) \times 5$ ただし $(Sl-t) \leq 25$
$(Sl-c) > 1$ ならば $(Sl-u) = (Sl-c) - 1$ $(Sl-c) \leq 1$ ならば $(Sl-u) = 0$
$(Sl-x) = ((Sl-g) + (Sl-u)) \times 2$ ただし $(Sl-x) \leq 20$
$(Sl-d) > 1$ ならば $(Sl-v) = (Sl-d) - 1$ $(Sl-d) \leq 1$ ならば $(Sl-v) = 0$
$(Sl-y) = ((Sl-h) + (Sl-v)) \times 10$ ただし $(Sl-y) \leq 50$
$(Sl-i) = 1$ ならば $(Sl-z) = 0$
$(Sl-i) > 1$ ならば $(Sl-z) = (Sl-i) \times 5$
「社会的統合」得点 $= (Sl-r) + (Sl-s) + (Sl-t) + (Sl-x) + (Sl-y) + (Sl-z)$

《経済的自立》

得点 $= ((CS-a) - 1 \times 25)$

※すべての領域得点において, 100 点を超える点数が算出された場合, 得点を 100 点とする.

●結果の解釈

- 社会的不利の定量的な評価が可能となる．合計点は 600 点となり，点数が高いほど参加制約が少ないことを意味する．
- 各項目とも 100 点の意味するところは，その領域において健常者と等しいレベルの社会的役割を果たしていること，すなわち，社会的不利を克服していることを示している．
- CHART の得点は，脊髄損傷患者の運動得点と強い正の相関がある．

CIQ (Community Integration Questionnaire)

●どんな評価法か

- 頭部外傷患者の社会参加状況を家事，買い物，日常の用向き，レジャー活動，友人訪問，社会活動および生産活動の 15 項目で評価する．
- 15 項目の質問項目が，因子分析の結果から家庭統合（質問 1 ～ 5），社会統合（質問 6 ～ 11），生産性（質問 12 ～ 15）の 3 つのサブスケールに区分される．

●どう評価するか

- 自己評価，個人面談，電話インタビューも可能である．
- スコアリングは表に示す．

●結果の解釈

- 合計点数は 0 ～ 29 点で，得点が高いほど，社会参加の度合いが大きい．
- 頭部外傷者の社会参加に関しての CIQ を用いた報告では，男性は生産性が高く，女性は家庭統合が高い傾向を示す報告が多い．

● CIQ 日本語版質問表

最も適するものに一つ○印をしてください.	スコア
Q1. あなたの家庭ではふつうだれが食料品や日常必需品の買い物をしますか.	
1. わたしが一人でする	2
2. わたしとだれかがいっしょに/分担してする	1
3. だれか他の人がする	0
Q2. あなたの家庭ではふつうだれが食事の準備をしますか.	
1. わたしが一人でする	2
2. わたしとだれかがいっしょに/分担してする	1
3. だれか他の人がする	0
Q3. あなたの家庭では,ふつうだれが毎日家事をしますか.	
1. わたしが一人でする	2
2. わたしとだれかがいっしょに/分担してする	1
3. だれか他の人がする	0
Q4. あなたの家庭ではふつうだれが子供の世話をしますか.	
1. わたしが一人でする	2
2. わたしとだれかがいっしょに/分担してする	1
3. だれか他の人がする	0
4. この質問はあてはまらない/家庭に17歳以下の子供はいない	Q1〜3とQ5の平均
Q5. ふつうだれが家族や友人との集まりのような社交的なイベントを計画しますか.	
1. わたしが一人でする	2
2. わたしとだれかがいっしょに/分担してする	1
3. だれか他の人がする	0
Q6. ふつうだれが(銀行に行ったり,家計費を支払ったりすることを含めて)あなたの個人的なお金の管理をしますか.	
1. わたしが一人でする	2
2. わたしとだれかがいっしょに/分担してする	1
3. だれか他の人がする	0
ふつう1カ月に何回ぐらいあなたが次のような活動をするか教えてください.	
Q7. 買い物	
1. まったくしない	0
2. 1〜4回	1
3. 5回あるいはそれ以上	2
Q8. 映画,スポーツ,レストランでの食事等のようなレジャー活動	
1. まったくしない	0

(次頁つづく)

	スコア
2. 1〜4回	1
3. 5回あるいはそれ以上	2
Q9. 友人や親戚の家への訪問	
1. まったくしない	0
2. 1〜4回	1
3. 5回あるいはそれ以上	2
Q10. レジャー活動をするとき，あなたはふつう一人でしますかそれともだれかいっしょにしますか．	
1. ほとんど一人	0
2. ほとんどけがをした友人といっしょにする	1
3. ほとんど家族といっしょにする	1
4. ほとんどけがをしていない友人といっしょにする	2
5. 家族や友人たちといっしょにする	2
Q11. 何でも打ち明けられる友人はいますか．	
1. はい	2
2. いいえ	0
Q12. あなたはどのくらいの頻度で外出しますか．	
1. ほとんど毎日	2
2. ほとんど毎週	1
3. ほとんど外出しない／まったく外出しない（1週間に1回以下）	0
Q13. 下記の選択肢の中からあなたの現在の就労状況（過去1カ月以内）に最も該当する答えを一つ選んでください． 1. フルタイム（1週間に20時間以上） 2. パートタイム（1週間に20時間かそれ以下） 3. 働いていないが仕事を探している 4. 働いておらず仕事も探していない 5. 定年退職したためあてはまらない	※ Q13〜15のスコアは下表．
Q14. 下記の選択肢の中からあなたの現在の学校や訓練プログラムの状況（過去1カ月以内）に最も該当する答えを一つ選んでください． 1. フルタイム 2. パートタイム 3. 学校や訓練プログラムに参加していない	
Q15. 過去1カ月間に，あなたはどのくらいボランティア活動をしましたか． 1. まったくしていない 2. 1〜4回 3. 5回あるいはそれ以上	

参加制約（社会的不利）

（次頁つづく）

※ Q13〜15のスコア

	Q13	Q14	Q15	生産スコア
回答項目	4	3	1	0
	4	3	2	1
	4	3	3	1
	3	3	1	0
	3	3	2	2
	3	3	3	2
	5	3	1	0
	5	3	2	2
	5	3	3	3
	5	2	1	4
	5	2	2	5
	5	2	3	5
	5	1	1もしくは2もしくは3	5
	4もしくは3	1	1もしくは2もしくは3	3
	4もしくは3	2	1もしくは2もしくは3	4
	2	3	1もしくは2もしくは3	3
	2	2	1もしくは2もしくは3	4
	2	1	1もしくは2もしくは3	5
	1	3	1もしくは2もしくは3	4
	1	2	1もしくは2もしくは3	5

(増田・他,2006,文献6より)

● **CIQ 日本語版スコアリングシート**

質問番号	内容	スコア
Q1	買い物	────
Q2	食事の準備	────
Q3	家事	────
Q4	子どもの世話	────
Q5	社交的イベント	────
	家庭統合サブスケール	────
Q6	経済管理	────
Q7	買い物（毎月の回数）	────
Q8	レジャー活動（毎月の回数）	────
Q9	友人や親戚宅への訪問	────
Q10	レジャー活動	────
Q11	親友の有無	────
	社会統合サブスケール	────
Q12	外出	────
Q13・Q14・Q15	仕事や移動	────
	生産性サブスケール	────
	CIQ 総合スコア	────

（増田・他，2006，文献6より）

参加制約（社会的不利）

文献

1) Whiteneck GG : Outcome analysis in spinal cord injury rehabilitation. Rehabilitation Outcomes : Analysis and Measurement, Fuhrer MI(ed), PH Brookes, Baltimore, 1987.
2) Whiteneck GG et al : Quantifying handicap : a new measure of long term rehabilitation outcomes. *Arch Phys Med Rehabil* **73** : 519-526, 1992.
3) 熊本圭吾・他：CHART 日本語版の作成．総合リハ **30**：249-256，2002．
4) Willer B et al : Assessment of community integtation following rehabilitation for traumatic brain injury. *J Head Trauma Rehabil* **8** : 75-87, 1993.
5) Willer B et al : The Community Integration Questionnaire : a comparability examination. *Am J Phys Med Rehabil* **73** : 103-111, 1994.
6) 増田公香・他：CIQ 日本語版ガイドブック．KM 研究所，2006．

（高橋秀寿）

III 障害の診断および評価法 14

QOL

評価ポイント

① もともと QOL は客観的 QOL と主観的 QOL に分類され，前者は健康と身体機能，社会経済的状態が，後者は人生の満足度，自尊心が含まれる．QOL にかかわる因子としては，健康，教育，雇用，余暇，所得，環境，犯罪，家族，平等などが挙げられる．

② QOL を測定する尺度のうち，特定の疾患に限らず，すべての疾患，および健常者の共通の QOL を測定するための包括的 QOL 尺度として，現在測定可能な指標には SF-36，SIP，EuroQol がある．

③ SF-36 は，健康関連 QOL を測定するための指標である．

④ SIP は，疾病の影響による日常生活上の機能障害の程度を行動レベルで測定するための指標である．

⑤ EuroQol は，健康水準の変化をスカラー量で評価するための QOL 測定尺度である．

SF-36（Medical Outcome Study Short-Form 36 Item Health Survey）

どんな評価法か

- 健康関連 QOL（HRQOL）を測定するための，科学的な信頼性，妥当性をもつ評価法である．
- 健康関連 QOL とは，医療評価のための QOL として，個人の健康に由来する事項に限定した概念として定義されている．
- 米国で開発され，現在，50 カ国語以上に翻訳されて国際的に広く使用されている．
- 最初に開発されたSF-36 の他，短縮版のSF-12 やSF-8 がある．
- 2004 年，福原ら[1] による SF-36v2™ 日本語版マニュアルが刊行されている．

● SF-36 の 8 領域とそれぞれの質問項目

下位尺度日本語名(項目数) (原版名:略号)	質問項目の内容
身体機能 (10) (physical functioning:PF)	・激しい活動をする ・適度の活動をする ・少し重いものを持ち上げる,運ぶ ・階段を数階上までのぼる ・階段を一階上までのぼる ・ひざまずく,かがむ ・1キロメートル以上歩く ・数百メートルくらい歩く ・百メートルくらい歩く ・自分で入浴・着替えをする
心の健康 (5) (mental health:MH)	・かなり神経質であった ・どうにもならないくらい,気分が落ち込んでいた ・落ちついていて穏やかな気分だった ・落ち込んで,ゆううつな気分だった ・楽しい気分だった
日常役割機能(身体)(4) (role-physical:RP)	・仕事・普段の活動時間をへらした ・仕事・普段の活動ができなかった ・仕事・普段の活動の内容によっては,できないものがあった ・仕事や普段の活動をすることが難しかった
日常役割機能(精神)(3) (role-emotional:RE)	・仕事・普段の活動時間をへらした ・仕事・普段の活動時間が思ったほどできなかった ・仕事・普段の活動時間が集中してできなかった
体の痛み (2) (bodily pain:BP)	・体の痛みの程度 ・痛みによっていつもの仕事がさまたげられた

(次頁つづく)

全体的健康観(6) (general health perception:GH)	・現在の健康状態 ・1年前と比べた現在の健康状態 ・病気になりやすい ・人並みに健康である ・私の健康は悪くなるような気がする ・私の健康状態は非常に良い
活力(4)(vitality:VT)	・元気一杯だった ・活力にあふれていた ・疲れ果てていた ・疲れを感じた
社会生活機能(2) (social functioning:SF)	・家族・友人などとのつきあいが身体的あるいは心理的な理由でさまたげられた ・人とのつきあいをする時間が身体的あるいは心理的な理由でさまたげられた

(福原・他,2004,文献1より)

どう評価するか

- 対象:16歳以上の成人.
- 次の8つの下位尺度,①身体機能,②日常役割機能(身体),③日常役割機能(精神),④全体的健康感,⑤社会生活機能,⑥体の痛み,⑦活力,⑧心の健康,から構成されている.
- 36の質問項目があり,それぞれ3〜5段階で評価する.

結果の解釈

- SF-36v2では,国民標準値に基づいたスコアリングが標準とされている.つまり,性,年齢にかかわらず,日本人全体の国民標準値平均値を50点,その標準偏差が10点となるように得点化されている.
- SF-36v2の得点結果を求めるのが「スコアリングプログラム」で,購入する必要がある.
- SF-36v2についての使用許可,方法,採点の注意点などについての詳細は「http://www.i-hope.jp/activities/qol/list/sf36.html」(2011年1月現在)を参照.

● SF-36v2 のスタンダード版（自己記入式）

問1　あなたの健康状態は？（一番よくあてはまるものに☑印をつけて下さい）					
最高に良い	とても良い	良い	あまり良くない	良くない	
□1	□2	□3	□4	□5	

問2　1年前と比べて，現在の健康状態はいかがですか．（一番よくあてはまるものに☑印をつけて下さい）				
1年前より，はるかに良い	1年前よりは，やや良い	1年前と，ほぼ同じ	1年前ほど，良くない	1年前より，はるかに悪い
□1	□2	□3	□4	□5

問3　以下の質問は，日常よく行われている活動です．あなたは<u>健康上の理由で</u>，こうした活動をすることがむずかしいと感じますか．むずかしいとすればどのくらいですか．（ア〜コまでのそれぞれの質問について，一番よくあてはまるものに☑印をつけて下さい）

	とてもむずかしい	少しむずかしい	ぜんぜんむずかしくない
ア）<u>激しい活動</u>，例えば，一生けんめい走る，重い物を持ち上げる，激しいスポーツをするなど	□1	□2	□3
イ）<u>適度の活動</u>，例えば，家や庭のそうじをする，1〜2時間散歩するなど	□1	□2	□3
ウ）少し重い荷物を持ち上げたり，運んだりする（例えば買い物袋など）	□1	□2	□3
エ）階段を<u>数階上</u>までのぼる	□1	□2	□3
オ）階段を<u>1階上</u>までのぼる	□1	□2	□3
カ）体を前に曲げる，ひざまずく，かがむ	□1	□2	□3
キ）<u>1キロメートル以上</u>歩く	□1	□2	□3
ク）<u>数百メートル</u>くらい歩く	□1	□2	□3
ケ）<u>百メートル</u>くらい歩く	□1	□2	□3
コ）自分でお風呂に入ったり，着がえたりする	□1	□2	□3

（次頁つづく）

問4	過去1カ月間に，仕事やふだんの活動（家事など）をするにあたって，身体的な理由で次のような問題がありましたか．（ア〜エまでのそれぞれの質問について，一番よくあてはまるものに☑印をつけて下さい）				
	いつも	ほとんどいつも	ときどき	まれに	ぜんぜんない
ア）仕事やふだんの活動をする時間をへらした	☐1	☐2	☐3	☐4	☐5
イ）仕事やふだんの活動が思ったほど，<u>できなかった</u>	☐1	☐2	☐3	☐4	☐5
ウ）仕事やふだんの活動の<u>内容</u>によっては，できないものがあった	☐1	☐2	☐3	☐4	☐5
エ）仕事やふだんの活動をすることが<u>むずかしかった</u>（例えばいつもより努力を必要としたなど）	☐1	☐2	☐3	☐4	☐5

問5	<u>過去1カ月間に</u>，仕事やふだんの活動（家事など）をするにあたって，<u>心理的な理由で</u>（例えば，気分がおちこんだり不安を感じたために），次のような問題がありましたか．（ア〜ウまでのそれぞれの質問について，一番よくあてはまるものに☑印をつけて下さい）				
	いつも	ほとんどいつも	ときどき	まれに	ぜんぜんない
ア）仕事やふだんの活動をする時間をへらした	☐1	☐2	☐3	☐4	☐5
イ）仕事やふだんの活動が思ったほど，<u>できなかった</u>	☐1	☐2	☐3	☐4	☐5
ウ）仕事やふだんの活動がいつもほど，<u>集中してできなかった</u>	☐1	☐2	☐3	☐4	☐5

問6 <u>過去1カ月間に</u>，家族，友人，近所の人，その他の仲間とのふだんのつきあいが，<u>身体的あるいは心理的な理由で</u>，どのくらい妨げられましたか．（一番よくあてはまるものに☑印をつけて下さい）

ぜんぜん妨げられなかった	わずかに，妨げられた	少し，妨げられた	かなり，妨げられた	非常に，妨げられた
☐1	☐2	☐3	☐4	☐5

（次頁つづく）

問7	過去1カ月間に，体の痛みをどのくらい感じましたか．（一番よくあてはまるものに☑印をつけて下さい）					
	ぜんぜんなかった	かすかな痛み	軽い痛み	中くらいの痛み	強い痛み	非常に激しい痛み
	☐1	☐2	☐3	☐4	☐5	☐6

問8	過去1カ月間に，いつもの仕事（家事も含みます）が痛みのために，どのくらい妨げられましたか．（一番よくあてはまるものに☑印をつけて下さい）				
	ぜんぜん妨げられなかった	わずかに，妨げられた	少し，妨げられた	かなり，妨げられた	非常に，妨げられた
	☐1	☐2	☐3	☐4	☐5

問9 次にあげるのは，過去1カ月間に，あなたがどのように感じたかについての質問です．（ア〜ケまでのそれぞれの質問について，一番よくあてはまるものに☑印をつけて下さい）

	いつも	ほとんどいつも	ときどき	まれに	ぜんぜんない
ア）元気いっぱいでしたか	☐1	☐2	☐3	☐4	☐5
イ）かなり神経質でしたか	☐1	☐2	☐3	☐4	☐5
ウ）どうにもならないくらい，気分がおちこんでいましたか	☐1	☐2	☐3	☐4	☐5
エ）おちついていて，おだやかな気分でしたか	☐1	☐2	☐3	☐4	☐5
オ）活力（エネルギー）にあふれていましたか	☐1	☐2	☐3	☐4	☐5
カ）おちこんで，ゆううつな気分でしたか	☐1	☐2	☐3	☐4	☐5
キ）疲れはてていましたか	☐1	☐2	☐3	☐4	☐5
ク）楽しい気分でしたか	☐1	☐2	☐3	☐4	☐5
ケ）疲れを感じましたか	☐1	☐2	☐3	☐4	☐5

問10	過去1カ月間に，友人や親せきを訪ねるなど，人とのつきあいが，身体的あるいは心理的な理由で，時間的にどのくらい妨げられましたか．（一番よくあてはまるものに☑印をつけて下さい）				
	いつも	ほとんどいつも	ときどき	まれに	ぜんぜんない
	☐1	☐2	☐3	☐4	☐5

QOL

（次頁つづく）

問11	次にあげた各項目はどのくらいあなたにあてはまりますか．（ア〜エまでのそれぞれの質問について，一番よくあてはまるものに☑印をつけて下さい）				
	まったくそのとおり	ほぼあてはまる	何とも言えない	ほとんどあてはまらない	ぜんぜんあてはまらない
ア）私は他の人に比べて病気になりやすいと思う	☐1	☐2	☐3	☐4	☐5
イ）私は，人並みに健康である	☐1	☐2	☐3	☐4	☐5
ウ）私の健康は，悪くなるような気がする	☐1	☐2	☐3	☐4	☐5
エ）私の健康状態は非常に良い	☐1	☐2	☐3	☐4	☐5

SF-36v2™ Health Survey (Japanese version) Copyright © 1992, 2000, 2003. by Health Assessment Lab, Medical Outcomes Trust, Quality Metric Incorporated and Shunichi Fukuhara. All rights reserved.

SF-36® is a registered trademark of Medical Outcomes Trust.

〔http://www.i-hope.jp/activities/qol/list/samplefile/SF36v2_self_sample.pdf（2010年12月10日接続）より〕

MEMO

SIP (Sickness Impact Profile)

どんな評価法か

- 疾病の影響による日常生活上の機能障害の程度を行動レベルで測定しようとする指標である.
- 136項目から成り,身体健康因子(1. 移動,2. 歩行,3. 整容・動作,4. 睡眠・休息,5. 食事),精神的健康因子(6. 情緒的行動,7. 社会とのかかわり,8. 注意集中行動,9. コミュニケーション),その他(10. 仕事,11. 家事,12. レクリエーション・娯楽)の3領域12カテゴリーから構成されている.

どう評価するか

- 「はい」「いいえ」で回答し,各カテゴリー点数の他に,総合得点もしくはSIPパーセンテージを算出する.

結果の解釈

- 高得点ほど,健康状態の悪化,または疾病の重症度を反映する.
- 正式な手続きを経た日本語版は発表されていない.
- SIPの英語版に関する問い合わせは次のHPに直接アクセスしてほしい.「http://www.mapi-trust.org/test/118-sip」

EuroQol

どんな評価法か

- 現在のバージョンは5項目法と視覚評価法の2部から構成される.
- 各国版がつくられており,日本語版は1997年にEuroQol Groupの認定を受け,1998年に発表された.

どう評価するか

- 5項目法は,移動の程度,身の回りの管理,普段の生活,痛み・不快感,不安・ふさぎ込み,から成る3段階選択式回答法を用いている.
- 視覚評価法はVAS(Visual Analogue Scale)による患者の健康状態の自己評価を行う.

● EuroQol 日本語版の5項目法

移動の程度
1　私は歩き回るのに問題はない
2　私は歩き回るのにいくらか問題がある
3　私はベッド(床)に寝たきりである
身の回りの管理
1　私は身の回りの管理に問題はない
2　私は洗面や着替えを自分でするのにいくらか問題がある
3　私は洗面や着替えを自分でできない
ふだんの活動(例:仕事,勉強,家事,家族・余暇活動)
1　私はふだんの活動を行うのに問題はない
2　私はふだんの活動を行うのにいくらか問題がある
3　私はふだんの活動を行うことができない
痛み/不快感
1　私は痛みや不快感はない
2　私は中程度の痛みや不快感がある
3　私はひどい痛みや不快感がある
不安/ふさぎ込み
1　私は不安でもふさぎ込んでもいない
2　私は中程度に不安あるいはふさぎ込んでいる
3　私はひどく不安あるいはふさぎ込んでいる

(日本語版 EuroQol 開発委員会,1998,文献2より)

●日本語版 EuroQol の視覚評価法

健康状態がどのくらい良いか悪いかを表してもらうために，(温度計に似たような) 目盛を描きました．目盛には，あなたの想像できる最も良い状態として 100，あなたの想像できる最も悪い状態として 0 が付けられています．

あなたの今日の健康状態がどのくらい良いか悪いかを，あなたの考えでこの目盛上に示して下さい．下の「あなたの今日の健康状態」と書かれた四角から，あなたの今日の健康状態の良し悪しを示す目盛上の点まで，線を引いて下さい．

想像できる
最も良い健康状態
100

あなたの
今日の
健康状態

0
想像できる
最も悪い健康状態

(日本語版 Euro Qol 開発委員会，1998，文献 2 より)

結果の解釈

- EuroQol の効用値換算表（タリフ）を用いることにより，5 項目法の 243 の組み合わせのそれぞれについて，死亡を 0，完全な健康を 1 とした間隔尺度上で表された QOL スコア(効用値) に換算することができる
- わが国における一般人を対象とした面接調査により，日本語版 EuroQol の回答からわが国固有の効用値に換算する換算表も完成している．
- 詳細は「http://www.euroqol.org/eq-5d/what-is-eq-5d.html」を参照.

文献
1) 福原俊一, 4鈴鴨よしみ:SF-36 v2™ 日本語版マニュアル, NPO 健康医療評価研究機構, 2004.
2) 日本語版 EuroQol 開発委員会:日本語版 EuroQol の開発. 医療と社会 **8**: 109-123, 1998.

(高橋秀寿)

脳卒中　重症度

評価ポイント

①脳卒中患者の病態を客観的に評価するために，急性期における重症度や治療効果などの判定として，NIHSS と JSS，mRS などが用いられている．

②NIHSS は，世界的に広く用いられている評価法である．JSS は，日本脳卒中学会が作成したもので，世界初の定量的な評価である．mRS は，主に脳卒中の転帰判定に用いられている．

③薬剤や治療成績の判断など客観的な重症度の評価，再現性，標準的な治療の実践，治療成績の比較には，重症度の評価は欠かせない．

NIHSS (National Institute of Health Stroke Scale)

どんな評価法か

- 脳卒中急性期におけるストロークスケールとして，世界的に広く使われている．
- 意識，視野，眼球運動，顔面麻痺，四肢筋力，運動失調，感覚，言語など 11 観察事項，15 項目で一通りの神経学的観察が可能である．
- ベッドサイドで簡単に点数算出可能である．
- t-PA 投与時における必須観察事項である．
- 英語圏ではトレーニングの標準化がなされている．

● NIHSS

患者名 _____　評価日時 _____　評価者 _____

1a. 意識水準	□0：完全覚醒　　□1：簡単な刺激で覚醒 □2：繰り返し刺激，強い刺激で覚醒 □3：完全に無反応
1b. 意識障害―質問 （今月の月名および年齢）	□0：両方正解　　□1：片方正解 □2：両方不正解
1c. 意識障害―従命 （開閉眼，「手を握る・開く」）	□0：両方正解　　□1：片方正解 □2：両方不正解
2. 最良の注視	□0：正常　　□1：部分的注視視野 □2：完全注視麻痺
3. 視野	□0：視野欠損なし　　□1：部分的半盲 □2：完全半盲　　　　□3：両側性半盲
4. 顔面麻痺	□0：正常　　　　□1：軽度の麻痺 □2：部分的麻痺　□3：完全麻痺
5. 上肢の運動（右） *仰臥位のときは45度右上肢 □9：切断，関節癒合	□0：90度*を10秒間保持可能（下垂なし） □1：90度*を保持できるが，10秒以内に下垂 □2：90度*の挙上または保持ができない □3：重力に抗して動かない □4：全く動きがみられない
上肢の運動（左） *仰臥位のときは45度左上肢 □9：切断，関節癒合	□0：90度*を10秒間保持可能（下垂なし） □1：90度*を保持できるが，10秒以内に下垂 □2：90度*の挙上または保持ができない □3：重力に抗して動かない □4：全く動きがみられない
6. 下肢の運動（右） □9：切断，関節癒合	□0：30度を5秒間保持できる（下垂なし） □1：30度を保持できるが，5秒以内に下垂 □2：重力に抗して動きがみられる □3：重力に抗して動かない □4：全く動きがみられない
下肢の運動（左） □9：切断，関節癒合	□0：30度を5秒間保持できる（下垂なし） □1：30度を保持できるが，5秒以内に下垂 □2：重力に抗して動きがみられる □3：重力に抗して動かない □4：全く動きがみられない
7. 運動失調 □9：切断，関節癒合	□0：なし　　□1：1肢　　□2：2肢

（次頁つづく）

8. 感覚	□ 0：障害なし　　　　□ 1：軽度から中等度 □ 2：重度から完全
9. 最良の言語	□ 0：失態なし　　　　□ 1：軽度から中等度 □ 2：重度の失語　　　□ 3：無言，全失語
10. 構音障害 □ 9：挿管または 　　　身体的障壁	□ 0：正常 □ 1：軽度から中等度 □ 2：重度
11. 消去現象と 　　　注意障害	□ 0：異常なし □ 1：視覚，触覚，聴覚，視空間，または自己身体に対する不注意，あるいは1つの感覚様式で2点同時刺激に対する消去現象 □ 2：重度の半側不注意あるいは2つ以上の感覚様式に対する半側不注意

(Lyden, 1994, 文献1より)

どう評価するか

- 各評価項目のスコアを合計すると0〜42点になり，点数が高いほど重症となる．

1a　意識水準
気管内挿管，言語的障壁，あるいは口腔の外傷などによって評価が妨げられたとしても，患者の反応をどれか一つに評価選択すること．痛み刺激を加えられた際に患者が反射的姿勢以外には全く運動を呈さないときのみ3点とする．

1b　意識障害―質問
今月の月名および年齢を尋ねる．返答は正解でなければならず，近似した答えには点を与えない．失語症または昏迷の患者には2点を与える．気管内挿管，口腔外傷，強度の構音障害，言語的障壁あるいは失語症によらない何らかの問題のために患者が話すことができない場合には1点とする．

1c　意識障害
「目の開閉」を命じ，続いて「手を握る・開く」を命じる．もし手が使えないときは他の1段階命令に置き換えてもよい．実行しようとする明らかな企図がみられるが，筋力低下のために完遂できないときは点を与える．もし患者が命令に反応しないときはパントマイムで示してみせる．外傷，切断または他の身体的障害のある患者には適当な1段階命令に置き換える．

(次頁つづく)

2 最良の注視
　水平眼球運動のみ評価する．随意的あるいは反射的（Oculocephalic）眼球運動を評価するが，Caloric Test は行わない．共同偏視を有しているが，随意的あるいは反射的にこれを克服できるときは1点とする．単一の末梢性脳神経（III, IV, VI）麻痺があるときは1点とする．

3 視野
　視野（上下 1/4）を対座法で動かしている指あるいは Threat で検査する．患者を励ましてもよいが，動いている指の方を適切に向くのなら正常とする．一側眼の盲や単眼の場合は健常側の視野を検査する．1/4盲を含む明らかな左右差が認められたときのみ1点とする．

4 顔面麻痺
　歯をみせるか笑ってみせる，あるいは目を閉じるように命じるかパントマイムで示す．反応の悪い患者や理解力のない患者では痛み刺激に対する渋面の左右差でみる．顔面外傷，気管内挿管，包帯，あるいは他の身体的障壁のため顔面が隠れているときは，できるだけこれらを取り去って検査する．

5　6　上下肢の運動
　上下肢を適切な位置に置く：上肢は90度（座位のとき）または45度（仰臥位のとき），下肢は30度（必ず仰臥位）．上肢は10秒間維持できないとき，下肢は5秒間維持できないときに下垂と評価する．失語症患者には声やパントマイムで示すが，痛み刺激は用いない．各肢は順に検査するが最初は非麻痺側から検査する．

7 運動失調
　検査は開眼で行う．視野障害がある場合は健常側で検査を行う．指-鼻-指試験と踵-脛試験は両側で行い，運動失調は，筋力低下の存在を割り引いても存在するときのみ，ありと評価する．理解力のない患者，片麻痺の患者では失調はないと評価する．

8 感覚障害
　知覚または検査時の Pinprick に対する渋面，あるいは意識障害や失語症患者での痛み刺激からの逃避反応により検査する．脳血管障害に帰せられる感覚障害のみを異常と評価し，半側感覚障害を正確に調べるのに必要なできるだけ多くの身体部位（手ではなく前腕，下肢，体幹，顔面）を検査すること．重篤あるいは完全な感覚障害が明白に示されたときのみに2点を与える．したがって，昏迷あるいは失語症患者は1または0点となる．

（次頁つづく）

9 最良の言語

絵カードの中で起こっていることを尋ね,呼称カードの中の物の名前を言わせ,文章カードを読ませる.言語理解はここでの反応および前の神経学的検査の際の命令に対する反応から判断する.もし視覚障害によってこの検査ができないときは,手の中に置かれた物品の同定,復唱,発話を命ずる.挿管されている患者は書字するようにする.

昏睡患者(項目1a=3)は3点とする.昏迷や非協力的患者でも評点をつけなければならないが,患者が完全に無言か,1段階命令に全く応じない場合にのみ3点を与える.

10 構音障害

もし患者が失語症でなかったら,前出のカードの音読や単語の復唱をさせることから適切な発話の例を得なければならない.もし患者が失語症なら,自発語の構音の明瞭さを評価する.

11 消去現象と注意障害

もし2点同時刺激を行うことを妨げるような重篤な視覚異常がある場合,体性感覚による2点同時刺激で正常なら評価は正常とする.失語があっても両側に注意を向けているようにみえるとき,評価は正常とする.視空間無視や病態失認の存在は無視の証拠としてよい.

(MELT Japan,文献2,p195 より)

結果の解釈

- t-PA の静脈内投与の有用性を検討した米国の NINDS 試験では,アルテプラーゼ静注で1年後に良好な転帰が得られたのは,来院時の NIHSS スコア10未満で60～70%だったのに対し,21以上では4～16%に過ぎなかった.
- t-PA 療法:慎重投与例に次の基準がある.
  - 75歳以上
  - NIHSS ≧ 23(神経学的に悪いということ)
- 椎骨脳底動脈系の神経症状評価が不十分で,右大脳半球と左大脳半球で同程度の損傷範囲でも点数が大きく異なる.

JSS (Japan Stroke Scale)

どんな評価法か

- 日本脳卒中学会が1997年に作成した急性期脳卒中重症度スケールである．
- NIHSSの欠点である定量性に配慮し，評価項目に科学的根拠のある重み付け（conjoint分析）を加えて作成された．
- 得られたスコアが比例尺度となっているのがJSSの大きな特徴で，現時点では世界で唯一の定量的ストロークスケールである．
- 評価項目は，意識，言語，無視，視野欠損または半盲，眼球運動障害，瞳孔異常，顔面麻痺，足底反射，感覚系，運動系（手，腕，下肢）の12項目．各評価項目のカテゴリー数は2または3となっている．

どう評価するか

- 専用の調査票に該当カテゴリーをチェックし，チェックの入った枠の右側に示されている数字を合計すればよい．

結果の解釈

- 得られた数値が「重症度スコア」で，およそ-0.38と26.95の間の値をとる（評価者間のバラツキが少ない）．

● Japan Stroke Scale（第5版）

患者名：　　　　　　　　年齢：　　　　歳　　男・女
発症日時　　/　　/　　　時頃　　　　　検査日：　　/　　/
診断名：　　　　　　　　麻痺側（右，左，両）　利き手（右，左，両）
検者：

1. Level of Consciousness（意識）

a) Glasgow Coma Scale：

開眼（Eyes Open）
4 自発的に開眼する
3 呼びかけにより開眼する
2 痛み刺激により開眼する
1 全く開眼しない

言語（Best Verbal Response）
5 見当識良好
4 混乱した会話
3 不適切な言葉
2 理解不能の応答
1 反応なし

運動（Best Motor Response）
6 命令に従う
5 疼痛に適切に反応
4 屈曲逃避
3 異常屈曲反応
2 伸展反応（除脳姿勢）
1 反応なし

$$\underset{(\quad)}{E} + \underset{(\quad)}{V} + \underset{(\quad)}{M} = \boxed{\text{Total}}$$

A：15　　B：14～7　　C：6～3

☐ A＝7.74
☐ B＝15.47
☐ C＝23.21

b) Japan Coma Scale：

Ⅰ．刺激しなくても覚醒している状態
　9 全く正常
　8 大体意識清明だが，今一つはっきりしない（Ⅰ-1）
　7 時・人・場所がわからない（見当識障害）（Ⅰ-2）
　6 自分の名前．生年月日が言えない（Ⅰ-3）
Ⅱ．刺激すると覚醒する状態
　5 普通の呼びかけで容易に開眼する（Ⅱ-10）
　4 大きな声または体を揺さぶることにより開眼する（Ⅱ-20）
　3 痛み刺激を加えつつ呼びかけを繰り返すとかかろうじて開眼する（Ⅱ-30）
Ⅲ．刺激しても覚醒しない状態
　2 痛み刺激に対しはらいのける様な動作をする（Ⅲ-100）
　1 痛み刺激で少し手足を動かしたり顔をしかめる（Ⅲ-200）
　0 痛み刺激に全く反応しない（Ⅲ-300）

A：9　　B：8～3　　C：2～0

2. Language（言語）

1. 口頭命令で拳をつくる（両側麻痺の場合は口頭命令で開眼する）
2. 時計を見せて"時計"と言える
3. "サクラ"を繰り返して言える
4. 住所，家族の名前が上手に言える

A：All　　B：3/4 or 2/4　　C：1/4 or 0/4（None）

☐ A＝1.47
☐ B＝2.95
☐ C＝4.42

（次頁つづく）

脳卒中―重症度

3. **Neglect（無視）**：（可能な限り裏面の線分を使用のこと）

   A：線分二等分試験正常
   B：線分二等分試験で半側空間無視
   C：麻痺に気がつかない．あるいは一側の空間を無視した行動をする

   ☐ A＝0.42
   ☐ B＝0.85
   ☐ C＝1.27

4. **Visual Loss or Hemianopia**（視野欠損または半盲）

   A：同名性の視野欠損または半盲なし
   B：同名性の視野欠損または半盲あり

   ☐ A＝0.45
   ☐ B＝0.91

5. **Gaze Palsy**（眼球運動障害）

   A：なし
   B：側方視が自由にできない（不十分）
   C：眼球は偏位したままで反対側へ側方視できない（完全な共同偏視または正中固定）

   ☐ A＝0.84
   ☐ B＝1.68
   ☐ C＝2.53

6. **Pupillary Abnormality**（瞳孔異常）

   A：瞳孔異常（対光反射 and/or 瞳孔の大きさの異常）なし
   B：片側の瞳孔異常あり
   C：両側の瞳孔異常あり

   ☐ A＝1.03
   ☐ B＝2.06
   ☐ C＝3.09

7. **Facial Palsy**（顔面麻痺）

   A：なし
   B：片側の鼻唇溝が浅い
   C：安静時に口角が下垂している

   ☐ A＝0.31
   ☐ B＝0.62
   ☐ C＝0.93

8. **Plantar Reflex**（足底反射）

   A：正常
   B：いずれとも言えない
   C：病的反射（Babinski または Chaddock）陽性（1回でも認めたら陽性）

   ☐ A＝0.08
   ☐ B＝0.15
   ☐ C＝0.23

9. **Sensory System**（感覚系）

   A：正常（感覚障害がない）
   B：何らかの軽い感覚障害がある
   C：はっきりした感覚障害がある

   ☐ A＝-0.15
   ☐ B＝-0.29
   ☐ C＝-0.44

10. **Motor System**（運動系）：（臥位で検査する）

    Hand（手）　　A：1　　B：2 or 3　　C：4 or 5
    1. 正常
    2. 親指と小指で輪を作る
    3. そばに置いたコップが持てる
    4. 指は動くが物はつかめない
    5. 全く動かない

    ☐ A＝0.33
    ☐ B＝0.66
    ☐ C＝0.99

    Arm（腕）　　A：1　　B：2 or 3　　C：4 or 5
    1. 正常
    2. 肘を伸ばしたまま腕を挙上できる

    ☐ A＝0.66
    ☐ B＝1.31
    ☐ C＝1.97

（次頁つづく）

3. 肘を屈曲すれば挙上できる
  4. 腕はある程度動くが持ち上げられない
  5. 全く動かない

Leg(下肢)　　A:1　　B:2 or 3　　C:4 or 5

☐ A=1.15
☐ B=2.31
☐ C=3.46

  1. 正常
  2. 膝を伸ばしたまま下肢を挙上できる
  3. 自力で膝立てが可能
  4. 下肢は動くが膝立てはできない
  5. 全く動かない

TOTAL=
Constant　　　　−14.71
SCORE=

(日本脳卒中学会 Stroke Scale 委員会,1997,文献3より)

mRS(modified Rankin Scale)

どんな評価法か

- 1957年に Rankin J により報告されたものが,1988年に修正されたものである.
- 脳卒中による能力低下の全体像を評価する.
- 全体像を評価するには簡便であるが,詳細な評価ではなく,リハビリテーション(以下リハ)領域での利用は限られるが,脳卒中地域連携パスなどに用いられることが多い.

どう評価するか

- 表の判定基準を参考とする.

結果の解釈

- 現在は脳卒中後遺症の転帰判定に使用されている.
- しかし,次のような問題点がある.
  ①自立程度を評価し,以前の活動度と比較している.
  ②機能的な状態を測定しているが,発語障害や視野欠損のような微妙な神経脱落症状は反映されにくい.
  ③簡素であるがゆえに,評価者のばらつきも出やすい.

● 日本版 mRS 判定基準書

	modified Rankin Scale	参考にすべき点
0	まったく症候がない	自覚症状および他覚徴候がともにない状態である
1	症候はあっても明らかな障害はない：日常の勤めや活動は行える	自覚症状および他覚徴候はあるが，発症以前から行っていた仕事や活動に制限はない状態である
2	軽度の障害：発症以前の活動がすべて行えるわけではないが，自分の身の回りのことは介助なしに行える	発症以前から行っていた仕事や活動に制限はあるが，日常生活は自立している状態である
3	中等度の障害：何らかの介助を必要とするが，歩行は介助なしに行える	買い物や公共交通機関を利用した外出などには介助[*]を必要とするが，通常歩行[†]，食事，身だしなみの維持，トイレなどには介助[*]を必要としない状態である
4	中等度から重度の障害：歩行や身体的要求には介助が必要である	通常歩行[†]，食事，身だしなみの維持，トイレなどには介助[*]を必要とするが，持続的な介護は必要としない状態である
5	重度の障害：寝たきり，失禁状態，常に介護と見守りを必要とする	常に誰かの介助[*]を必要とする状態である
6	死亡	

[*] 介助とは，手助け，言葉による指示および見守りを意味する．
[†] 歩行は主に平地での歩行について測定する．なお，歩行のための補助具（杖，歩行器）の使用は介助に含めない．

(篠原・他, 2007, 文献6より)

文献

1) Lyden P et al：Improved reliability of the NIH Stroke Scale using video training. NINDS TPA Stroke Study Group, *Stroke* **25**：2220-2226, 1994.
2) MELT Japan：http://melt.umin.ac.jp/library.htm
3) 日本脳卒中学会 Stroke Scale 委員会：日本脳卒中学会・脳卒中重症度スケール（急性期）の発表にあたって．脳卒中 **19**：1-5, 1997.
4) 脳卒中合同ガイドライン委員会：脳卒中治療ガイドライン 2009：http://www.jsts.gr.jp/jss08.html
5) van Swieten JC et al：Interobserver agreenmant for the assessment of handicap in stroke patients. *Stroke* **19**：604-607, 1988.
6) 篠原幸人・他：mRS 信頼性研究グループ．modified Rankin Scale の信頼性に関する研究―日本語版判定基準書および問診表の紹介．脳卒中 **29**：6-13, 2007.
7) Shinohara Y et al：Modified Rankin Scale with expanded guidance scheme and interview questionnaire：Interrater agreement and reproducibility of assessment. *Cerevrovasc Dis* **21**：271-278, 2006.

（正門由久）

脳卒中　機能障害

評価ポイント

①脳卒中の機能障害には，運動障害，感覚障害，バランス障害，高次脳機能障害，排尿障害，嚥下障害などがある．それらをすべて1つの評価法で評価するものはない．現在，機能障害の評価には，総合的評価として SIAS, Fugl-Meyer Assessment などが，主に運動障害の評価として Brunnstrom Stage, Motoricity Index などがある．

②1994年にわが国で開発された SIAS は，国内で広く用いられている．1975年に Fugl-Meyer Assessment が作成され，広く世界的に用いられている．Brunnstrom Stage は，運動障害の評価としてわが国で広く用いられている．

③機能障害を評価することは，リハ上の問題点の抽出，その経過の評価，予後予測に際して重要である．

SIAS (Stroke Impairment Assessment Set)

どんな評価法か

- 1994年に開発された脳卒中の機能障害の評価法である．脳卒中の多面的な障害が把握できるように，麻痺側運動機能や感覚機能だけではなく，高次脳機能障害，非麻痺側機能といった大項目9項目，評価項目22項目から成る．各項目はそれぞれ1つのテストによって評価できる．6段階もしくは4段階で，総得点は75点である．
- 多面的な機能障害を網羅できる．
- 簡便で，外来，ベッドサイドあるいは訓練室などどこでも施行できるテストである．
- 特別な道具を必要とせず，打腱器と握力計，メジャーのみ必要である．
- 施行時間：10分弱で可能．

● SIAS

		上肢	下肢	
運動機能	膝・口テスト			0：まったく動かず 課題可能でぎこちなさが 3：中等・著明 4：軽度　5：なし
	手指テスト			1A：わずかな集団屈曲 1B：集団伸展 1C：一部分離 2：分離可能　屈伸不十分
	股関節屈曲テスト			2：足部が床から離れる
	膝関節伸展テスト			2：足部が床から離れる
	足パットテスト			
筋緊張	腱反射			0：持続性のクローヌス 1A：中等亢進　1B：低下 2：軽度亢進 3：正常
	筋緊張			0：著明亢進 1A：中等亢進　1B：低下 2：軽度亢進 3：正常
感覚機能	触覚			0：脱失 1：中等度鈍麻 2：軽度鈍麻 3：正常
	位置覚			0：動き不明 1：方向不明 3：わずかな動きでも可
（関節可動域）		° (肩)	° (足)	肩　0：60°以下 　　1：90°以下 　　2：150°以下 　　3：150°より大きい
関節可動域スコア		(肩)	(足)	足　0：−10°以下 　　1：0°以下 　　2：10°以下 　　3：10°より大きい
疼痛				0：睡眠を妨げる 2：加療を要しない程度
体幹機能	腹筋力			45度傾斜 　0：起きられる 　2：軽い抵抗 　3：強い抵抗でも

（次頁つづく）

機能	体幹	垂直性		0：座位不可 2：指示にて垂直
	視空間認知	（視空間認知1回目）	cm	2回測定 　患者の左からのcmを記載 2回のうち中央からのずれが大きい方で採点 中央からのずれが 　0：15 cm 以上 　1：5 cm 以上 　2：3 cm 以上 　3：3 cm 未満
		（視空間認知2回目）	cm	
		視空間認知スコア		
	言語機能			1A：重度感覚（混合） 1B：重度運動 2：軽度
非麻痺側機能	非麻痺側大腿四頭筋			0：重力に抗せず 1：中等度筋力低下（MMT4） 2：軽度 3：正常
	（非麻痺側握力）		kg	座位　肘伸展位 0：0 kg 1：10 kg 以下 2：25 kg 以下 3：25 kg より大きい
	非麻痺側握力スコア			
	（麻痺側握力）		kg	参考 (SIAS 項目でない)

(里宇・他，1997，文献1より)

- 検者間信頼性，内容妥当性が高い．
- 併存的妥当性も高い．

どう評価するか

- 座位で評価する．
- 多面的な機能障害を見落としなく評価できる．
- 表に従って順番に評価することで，脳卒中患者の機能障害をほぼすべて評価できる．さらには非麻痺側機能を評価できる．

結果の解釈

- それぞれの障害を評価できるため，評価の全体的な把握には有用である．
- 短時間で評価可能であるため，共通言語になり得る．
- 詳しく評価するためには，他の評価法が必要である．

Fugl-Meyer Assessment (FM)

どんな評価法か

- 1975年にFugl-Meyerらが発表した世界で広く用いられている脳卒中機能障害の総合評価法である.
- 運動機能はBrunnstrom Stageを基に上肢,手指,下肢に分かれ,随意運動,協調性,スピードおよび反射を評価する.
- 体幹バランス(静的・動的座位,立位,片足立ち),感覚機能(上肢下肢各部の触・位置覚),関節可動域(各関節の可動域),疼痛(可動域の際の関節痛)をそれぞれ評価する.
- 検者間信頼性,再テスト信頼性も高い.
- 内容妥当性,併存的妥当性も高い.

どう評価するか

- 評定尺度は3段階で,総得点は226点,運動機能は100点.

結果の解釈

- 小さな回復にも感度が高い.
- わが国では用いられていることが少ないものの,脳卒中の標準的な機能障害評価法として,世界的に広く用いられている.

● Fugl-Meyer

1. 運動機能とバランス

上肢

肩 / 肘 / 前腕

Ⅰ．反射（7 屈筋系 / 伸筋系）
  0：反射なし 2：反射あり
  反射：上腕二頭筋反射，上腕三頭筋反射，指屈曲反射
                  最大得点　4 点

Ⅱ．共同運動 0：不可 1：部分的には可能 2：可能
 a．屈筋共同運動 肩　後退，挙上，外転，外旋，肘屈曲，前腕回外
 これらの屈筋共同運動の上記 6 つの運動が十分できるか？
                  最大得点　12 点

 b．伸筋共同運動 肩　内転内旋，肘伸展，前腕回内
 これらの伸筋共同運動の上記 3 つの運動が十分できるか？
                  最大得点　6 点

Ⅲ．屈筋 / 伸筋共同運動の混合動作
  0：不可 1：部分的 2：可能
 （ⅰ）手を腰に回せるか？
 （ⅱ）肩屈曲 90 度までできるか？
 （ⅲ）肘屈曲 90 度で前腕回内外   最大得点　6 点

Ⅳ．共同運動を脱し，以下の動作を評価
  0：不可 1：部分的 2：可能
 （ⅰ）肩外転 90 度まで（純粋に外転）
 （ⅱ）肩屈曲 90 度から 180 度まで（純粋に屈曲）
 （ⅲ）肘伸展位（0 度）で前腕回内外   最大得点　6 点

Ⅴ．正常反射
 Stage Ⅳが満点の時のみ採点する．
  0：Stage Ⅰでの 3 つの反射中のうち，2 つの反射が高度亢進
  1：Stage Ⅰのうちの 1 つの反射が高度亢進または少なくとも 2 つ
   の反射が亢進
  2：Stgae Ⅰの反射とも高度亢進ではなく，亢進も 1 つの反射まで
                  最大得点　2 点
                  合計 36 点

手関節

  0：不可 1：部分的 2：可能
（ⅰ）肩 0 度，肘 90 度，前腕最大回内位で，手関節背屈 15 度保持
（ⅱ）（ⅰ）と同じ位置で，手関節背屈掌屈運動を繰り返し行えるか
（ⅲ）肩軽度外転屈曲，肘伸展（0 度），前腕回内位で手関節背屈 15 度
   保持
（ⅳ）（ⅲ）と同じ位置で，手関節背屈掌屈運動が繰り返し行えるか
（ⅴ）手関節の回しが可能か
上記 3 つの運動が十分できるか？   最大得点　10 点

（次頁つづく）

手指

　　0：不可　　1：部分的　　2：可能
- （ⅰ）集団屈曲
- （ⅱ）集団伸展
- （ⅲ）MP 伸展し，PIP 屈曲，DIP 屈曲で把持
- （ⅳ）母指内転つまみ　紙を挟むこと
- （ⅴ）母指と示指の指腹ピンチ　鉛筆を持つ
- （ⅵ）母指と示指の掌側で　円筒形のもの（小さなカン）をつかむ
- （ⅶ）球つまみ　テニスボール

上記の7つの運動が十分にできるか？　　　　　　　　　最大得点　14点

協調運動/スピード

指鼻試験を行い，以下の3つについて評価する．
- 振戦　　（0：著明　　1：少し　　2：なし）
- 測定障害（0：著明　　1：少し　　2：なし）
- 往復速度（0：健側より6秒以上遅い（5回で）　1：2-5秒遅い
　　　　　　2：2秒未満）

（指鼻試験を5回は行い評価）

最大得点　14点

<u>上肢運動機能合計は 66 点となる．</u>

下肢

股/膝/足関節

Ⅰ．反射（屈筋系/伸筋系）
　　0：反射なし　　2：反射あり
　　反射：膝蓋腱反射，膝屈曲反射，アキレス腱反射

最大得点　4点

Ⅱ．共同運動（臥位）
　　0：不可　　1：部分的には可能　　2：可能

a. 屈筋共同運動
股屈曲，膝屈曲，足背屈
これらの屈筋共同運動の上記3つの運動が十分できるか？

最大得点　6点

b. 伸筋共同運動4要素
股伸展，内転，膝伸展，足底屈
これらの伸筋共同運動の上記4つの運動が十分できるか？

最大得点　8点

Ⅲ．座位で膝をフリーにして座る．
　　0：不可　　1：部分的には可能　　2：可能
- （ⅰ）膝を90度以上屈曲する
- （ⅱ）足を背屈する

最大得点　4点

（次頁つづく）

脳卒中―機能障害

Ⅳ. 立位で股関節を 0 度以上に伸展
0：不可　　1：部分的には可能　　2：可能
（ⅰ）膝を 90 度以上屈曲する
（ⅱ）足を背屈する
最大得点　4 点

Ⅴ. 正常反射
Stage Ⅳが満点の時のみ採点する．
0：Stage Ⅰでの 3 つの反射中のうち，2 つの反射が高度亢進
1：Stage Ⅰのうちの 1 つの反射が高度亢進または少なくとも 2 つの反射が亢進
2：Stgae Ⅰの反射とも高度亢進ではなく，亢進も 1 つの反射まで
最大得点　2 点
合計 28 点

協調運動 / スピード
踵膝試験を行い，以下の 3 つについて評価する．
振戦（0：著明　　1：少し　　2：なし）
測定障害（0：著明　　1：少し　　0：なし）
往復速度（0：健側より 6 秒以上遅い(5 回で)　　1：2-5 秒遅い
2：2 秒未満）
（踵膝試験を 5 回は行い評価）
最大得点　6 点

バランス 7 動作
0：不可能　　1：ある程度または介助量大きい　　2：可能
（1）支持なし座位
（2）非麻痺側のパラシュート反応
（3）麻痺側のパラシュート反応
（4）支持立位
（5）支持なし立位
（6）非麻痺側立位
（7）麻痺側立位
上記の 7 つの運動が十分にできるか？
最大得点　14 点
合計 14 点

2. 感覚
a．触覚
両側上肢，両側手のひら，両脚，両足裏の感覚から
0：感覚脱失　　1：感覚鈍麻 / 異常　　2：正常
を評価する．
最大得点　8 点
（次頁つづく）

b. 位置覚

肩 / 肘 / 手関節 / 手指 / 股 / 膝 / 足関節 / 足趾の 8 カ所
　　0：感覚脱失　　1：左右差あるが 3/4 は正解　　2：左右差なし
を評価する.

　　　　　　　　　　　　　　　　　　　最大得点　16 点
　　　　　　　　　　　　　　　　　　　合計 24 点

3. 他動的関節可動域 / 関節痛

以下の関節の運動 22 運動の関節可動域とその際の痛みを評価する.
　　関節可動域について　　　　0：わずかの可動域　　1：可動域制限
　　　　　　　　　　　　　　　2：正常
　　痛みについて　　0：著明な痛み　　1：痛みあり　　2：痛みなし

肩関節　屈曲, 外転（90 度まで）, 外旋, 内旋
肘関節　屈曲, 伸展
前腕　　回内, 回外
手関節　掌屈, 背屈
手指　　屈曲, 伸展
股関節　屈曲, 外転, 外旋, 内旋
膝関節　屈曲, 伸展
足関節　背屈, 底屈
足部　　回内, 回外

　　　　　　　　　　　　　　関節可動域　最大得点　44 点
　　　　　　　　　　　　　　痛み　　　　最大得点　44 点

（Fugl-Mayer, 1975, 文献 3 より）

脳卒中—機能障害

― MEMO ―

Brunnstrom Stage

どんな評価法か

- 脳卒中の運動麻痺を，中枢性麻痺の観点から評価する．
- 中枢神経麻痺の運動パターンによる評価法．
- 上肢，手指，下肢それぞれを，Stage Ⅰ：完全麻痺～Stage Ⅵ：分離運動可能，の6段階で評価する．
- わが国で一番普及している片麻痺の評価法．
- 共同運動などが簡単に評価できる．
- 順序尺度として問題がある．
- 筋力的要素は考慮していない．
- Multi = Task で評価が大変である．
- 下肢の評価として近位部と遠位部を分けていない．

〈上肢・手・下肢〉
Ⅰ：随意運動なし（弛緩）
Ⅱ：連合反応，共同運動またはその要素の最初の出現期（痙性発現）
Ⅲ：共同運動またはその要素を随意的に起こし得る（痙性著明）
Ⅳ：基本的共同運動から逸脱した運動（痙性やや弱まる）
Ⅴ：基本的共同運動から独立した運動（痙性減少）
Ⅵ：協調運動ほとんど正常（痙性最小期）

どう評価するか

- 患者に上肢，手，下肢のいくつかの運動を行ってもらい，それから回復 Stage を評価する．

結果の解釈

- 連合反応，共同運動など中枢性運動麻痺の特徴から，運動麻痺がどのような段階にあるのかを評価することで，その回復段階が評価できる．しかしながら，回復は必ずしもこのように Stage Ⅰ から Stage Ⅵ への順番に回復していくわけではない．
- しかし，中枢性片麻痺を理解するうえでは，Brunnstrom Stage は有用である．

● Brunnstrom Stage

上肢	stage Ⅰ：弛緩性麻痺 stage Ⅱ：上肢のわずかな随意運動 stage Ⅲ：座位で肩・肘の同時屈曲，同時伸展 stage Ⅳ：腰の後方へ手をつける．肘を伸展させて止肢を前方水平へ挙上．肘90°屈曲位での前腕回内・回外 stage Ⅴ：肘を伸展させて上肢を横水平へ挙上，また前方頭上へ挙上，肘伸展位での前腕回内・回外 stage Ⅵ：各関節の分離運動
手指	stage Ⅰ：弛緩性麻痺 stage Ⅱ：自動的手指屈曲わずかに可能 stage Ⅲ：全指同時握り，鉤形握り（握りだけ），伸展は反射だけで，随意的な手指伸展不能 stage Ⅳ：横つまみ（母指は離せない），少ない範囲での半随意的手指伸展 stage Ⅴ：対向つまみ，筒握り，球握り，随意的な手指伸展（範囲は一定せず） stage Ⅵ：全種類の握り，全可動域の手指伸展．すべての指の分離運動
下肢	stage Ⅰ：弛緩性麻痺 stage Ⅱ：下肢のわずかな随意運動 stage Ⅲ：座位，立位での股・膝・足の同時屈曲 stage Ⅳ：座位で足を床の後方へすべらせて，膝を90°屈曲．踵を床から離さずに随意的に足関節背屈 stage Ⅴ：立位で股伸展位，またはそれに近い肢位，免荷した状態で膝屈曲分離運動．立位，膝伸展位で，足を少し前に踏み出して足関節背屈分離運動 stage Ⅵ：立位で，骨盤の挙上による範囲を超えた股外転．座位で，内・外側ハムストリングスの相反的活動と，結果として足内反と外反を伴う膝を中心とした下腿の内・外旋

(Brunnstrom S：Moter testing procedures in hemiplegia：based on sequential recovery stages. *Phys Ther* **46**：357-375, 1966)
(石田 暉：脳卒中後遺症の評価スケール．脳と循環 **4**：151-159, 1999)

Motoricity Index

どんな評価法か

- 片麻痺の各関節の筋力を徒手筋力テストで評価し,そこからは計算によって求める評価法である.
- 中枢性麻痺との観点からの評価ではない.
- 片麻痺における各関節の MMT を難易度で分析し,難易度によって統計的に順序尺度を間隔尺度化し,上下肢ともに 100 点満点に構成したものである.
- 基本的には,各関節の徒手筋力テストで評価する.
- MRC(Medical Research Council)スケールは英国版の徒手筋力検査で MMT と同じである.

● Motoricity Index

- 手指は

MRC 0 (まったく動きなし) → 0 点
　　 1 (つかみはじめ) → 33 点
　　 2 (物体を重力なしでつかめる) → 56 点
　　 3 (物体を重力下でつかめる) → 65 点
　　 4 (物体に加えた若干の抵抗にも抗してつかめる) → 77 点
　　 5 (物体に加えた強い抵抗にも抗してつかめる) → 100 点と評価

- 手指の動作以外のテストは

　MRC 0 → 0 点
　　 1 → 28 点
　　 2 → 42 点
　　 3 → 56 点
　　 4 → 74 点
　　 5 → 100 点と評価する

(Demeurisse et al,1980,文献 6 より)

どう評価するか

- 肩関節外転,肘関節屈曲と手指で上肢機能とする.上肢機能得点はそれぞれの得点を加算し,3で割る.
- 股関節屈曲,膝関節伸展,足関節背屈で下肢機能とする.下肢機能得点はそれぞれの得点を加算し,3で割る.
- 総得点は,上肢機能得点と下肢機能得点を足して,2で割る.

結果の解釈

- 脳卒中の運動麻痺をMRC,つまり筋力という観点から評価したもの.
- 中枢性麻痺の観点からの評価ではない.
- それゆえに,片麻痺の特徴的な運動障害を評価できない.
- ただし,共同運動から回復している段階では,場合により筋力評価も必要である.

文献
1) 里宇明元・他:脳卒中患者の機能評価—SIASとFIMの実際(千野直一編).Springer, 1997.
2) 村岡香織,辻哲也:SIAS, Fugl-Meyer. 臨床リハ **14**:570-575, 2005.
3) Fugle-Mayer AR:The post stroke hemiplegic patient. 1.A method for evaluation of physical performance. *Scand J Rehabil Med* **7**:13-31, 1975.
4) Brunnstrom S:Motor testing procedures in hemiplegia:based on sequential recovery stages. *Phys Ther* **46**:357-375, 1966
5) 石田暉:脳卒中後遺症の評価スケール.脳と循環 **4**:151-159, 1999.
6) Demeurisse G et al:Motor evaluation in vascular hemiplegia. *Eur Neurol* **19**:382-389, 1980.

(正門由久)

Ⅳ 主な疾患の評価
1

脳卒中　バランス

評価ポイント

①立位の安定性やバランスは，歩行をはじめとする移動能力の基本的な問題であり，評価することが望ましい．
②一般的には **BBS** が行われている．簡易的なものとして **Trunk Control Test** がある．
③バランスを評価することは，機能予後を推定する際やリハプログラムを進める際のゴール設定などに必要である．

BBS（Berg Balance Scale）

どんな評価法か

- 1989年に Berg らにより，高齢者のバランス機能をより適切に評価するための指標として開発された．
- バランス機能の長期的モニタリングや転倒リスク者のスクリーニング，介入効果の判定などに用いられる．
- 特別な機器，器具を必要としない．
- 動的バランスのみならず，静的バランスの評価，つまり包括的なバランス能力を評価する．
- 評価には 15〜20 分を要する．
- 信頼性，妥当性は高い．

どう評価するのか

- 14 項目の課題動作から成り，各項目は，0〜4 点の 5 段階に得点化される（56 点満点）．
- 評価項目はすべて日常生活関連動作から構成．
- 得点が高いほど，各課題を自立して遂行できることを意味する．

● BBS

テスト項目と説明内容	配点（0～4）と基準
1. 座位からの立ち上がり 「できるだけ手を使わないで立って下さい.」	4：手を使わないで自力で立ち上がり，立位保持可能 3：手を使えば自力で立ち上がれる 2：2～3回練習すれば，手を使って自力で立ち上がれる 1：立ち上がりや立位保持の際に，ちょっとした介助（最少限の）が必要 0：立ち上がる時に，かなりの介助（中等～最大の）が必要
2. 支えなしで静止立位保持 「何もつかまらないで2分間立ったままでいて下さい.」もしこの項目で，"支えなしで2分間立っていられる"と判定された場合には，つぎの項目#3"背もたれなしで座位を保持"は満点としてパスし，項目#4に進む	4：安全に2分間立っていられる 3：2分間立っていられるが監視が必要（目が離せない） 2：支えなしで30秒間立っていられる 1：2～3回練習すれば，支えなしで30秒間立っていられる 0：支えなしで30秒間立つこと不能
3. 背もたれなしで座位を保持，ただし足は床か踏み台の上において支える 「腕を組んで，2分間座ったままでいて下さい.」	4：安全にしっかりと2分間座っていられる 3：2分間座っていられるが監視が必要（目が離せない） 2：30秒間は座っていられる（監視でもよしとする） 1：10秒間は座っていられる（監視でもよしとする） 0：支えがないと10秒間も座っていられない
4. 立位から座位まで腰を降ろす 「どうぞ，お座り下さい.」	4：ちょっと（最小限）手で支えて安全に腰掛けられる 3：腰を降ろすのに両手を使ってうまく調節する 2：腰を降ろすとき，（手の支えに加え）ふくらはぎを椅子に押し当てて調節する 1：一人で腰掛けられるが，調節できずドスンと座る 0：椅子に腰を降ろすのには介助が必要

（次頁つづく）

脳卒中―バランス

5. 移乗 ピボット・トランスファーが行えるように，椅子を配置する．対象者に，まずアームレスト付のシートに向かって移乗し，つぎに戻る時にはアームレストなしのシートに向かってするよう指示する．*	4：ほんのわずかだけ手で支えれば安全に移乗できる 3：安全に移乗できるが，かなりの手の支えを必要とする 2：声がけや監視があれば移乗できる 1：移乗には一人の介助が必要 0：移乗には二人の介助か安全のために監視が必要	*用意する椅子としては，2つとも椅子か（ひとつは肘掛け付き，もうひとつは肘掛けなし），あるいはベッドと椅子を用いることができる
6. 閉眼で指示なしの立位保持 「目を閉じて，10秒間じっと立っていて下さい．」	4：安全に10秒間立っていられる 3：監視があれば，10秒間立っていられる 2：3秒間は立っていられる 1：3秒間，目を閉じてはいられないが，ふらつきはない 0：転ばないように介助が必要	
7. 両足を揃えた立位の保持 「両足を揃えて何にもつかまらずに立って下さい．」	4：一人でつま先を揃えることができ，1分間安全に立っていられる 3：一人でつま先を揃えることができ，監視があれば1分間安全に立っていられる 2：一人でつま先を揃えることはできるが，30秒間立っていられない 1：つま先を揃えるのには介助が必要だが，15秒間立っていられる 0：つま先を揃えるのにも介助が必要だし，15秒間立っていることもできない	
8. 立位で手を伸ばして前方リーチ 「片手を水平に上げて，前の方にできるだけ遠くまで指を伸ばして下さい．」開始時に検者は指先に定規を当てておく．「片手を水平に上げて，指を開いて前にできるだけ遠くまで手を伸ばして下さい．」手を前に伸ばしている間，指は定規に触れないようにしておく．*	4：確実に前方へリーチする距離が25cmを越える 3：安全に前方へリーチする距離が12cmを越える 2：安全に前方へリーチする距離が5cmを越える 1：前方へのリーチは可能であるが，監視が必要 0：リーチしようとするとバランスを失い，外部の支えが必要	*対象者が最も体を前に傾けた肢位で，指が届いた最先端までの距離を測定値として記録する．もし可能なら，体幹の回旋を防ぐため，両手でリーチするよう指示する

（次頁つづく）

9. 床から物を拾い上げる 「足元からスリッパを拾って下さい.」	4：安全かつ容易にスリッパを拾い上げられる 3：スリッパを拾い上げることはできるが, 監視が必要 2：拾い上げはできないが, スリッパの近く（2〜5 cm）までは手が届き, 一人でバランスもとれる 1：行うときには監視が必要で, しかも拾い上げることはできない 0：バランスをくずしたり転倒したりしないように介助が必要で, 試しに行うこともできない
10. 左右の肩越しに後ろを振り向く 「左肩越しに後ろを振り向いて下さい.」 「次に右側からもお願いします.」	4：両方とも振り向き可能で, 体重をうまく移すことができる 3：体重を移してうまく振り向けるのは片方だけで, 他側へはうまく体重をかけられない 2：体を回旋できるのは横向きまでだが, バランスは維持できる 1：振り向くときには監視が必要 0：バランスをくずしたり転倒したりしないように介助が必要
11. 一回転 「完全に"回れ右"をして下さい.」いったん止まってから「つぎは反対回りでお願いします.」	4：両方向とも4秒未満で安全に一回転できる 3：一方だけなら4秒未満で安全に一回転できる 2：ゆっくりであれば安全に一回転できる 1：回転する際に近接監視や声がけが必要 0：回転するには介助が必要
12. 踏み台に足を載せる 「両足を交互に4回ずつ, 合計8回, 台に載せて下さい.」	4：一人で安全に立位がとれ, しかも20秒間に8回の足載せを完了できる 3：一人で立位がとれ, 足載せも可能だが, 8回行うには20秒を超える 2：監視があれば介助なしで4回の足載せを完了できる 1：足載せはできるが続けて2回はできない. わずかの介助を必要とする 0：転倒しないように介助が必要で, 試しに行うこともできない
13. 片足を前方に置いて支持なしで起立 「一方のつま先に他方の踵がつくようにして立って下さい.」「もし, できない場合は, 前の足の踵と後側の爪先の距離を十分とって立って下さい.」（やって見せる）	4：一人で「継ぎ足位」をとることができ, 30秒間, 立位保持が可能 3：「継ぎ足位」はとれないが, 一人で片足を他方より前に出した状態で, 30秒間, 立位保持可能 2：一人で小さく踏み出した状態で, 30秒間, 立位保持が可能（両足の間の距離は上の場合より長い） 1：踏み出す時に介助が必要であるが, 15秒間, 立位保持が可能 0：踏み出す時や, 立位をとっている間にバランスを失う

（次頁つづく）

14. 片足立ち 「物につかまらないで，できるだけ長く片足で立って下さい．」	4：一人で足を持ち上げて，10秒を越えて片足立ちが可能 3：一人で足を持ち上げて，5〜10秒間，片足立ちを保持できる 2：一人で足を持ち上げて，3秒以上，片足立ちを保持できる 1：一人で立位を保持できるが，足を持ち上げようとしても，3秒間は片足立ちできない 0：足を持ち上げられないか，転ばないように介助が必要

(對馬・他，2007，文献1より)

結果の解釈

- 脳卒中患者では，BBS得点とBarthel Index, Fugl-Meyer Scaleとの間に高い相関がある．地域在住高齢者で安全に歩行できる人と，歩行補助具や監視の必要性がある人との識別の目安となるBBSの得点は，45点付近である．
- 次のように分類されている．
  0〜20点：Wheelchair Bound（車椅子レベル）
  21〜40点：Walking with Assistance（介助歩行レベル）
  41〜56点：Independent（自立歩行可能）

Trunk Control Test（TCT）

どんな評価法か

- 4つの基本動作から体幹機能を総合的に評価するもので，簡易的である．

どう評価するか

- 麻痺側への寝返り，健側への寝返り，座位バランス，起き上がりの4つの項目について，0：できない，12：何かにつかまればできる，25：普通にできる，の3段階で評価し，合計100点で評価する．

● Trunk Control Test

患側への寝返り	(0, 12, 25)
健側への寝返り	(0, 12, 25)
座位への起き上がり	(0, 12, 25)
座位の保持	(0, 12, 25)

0：介助なしではできない．
12：できるが，つかまるなどが必要．たとえば，布団，ロープや柵などを引っ張る．座っているときに何かにつかまるなど．
25：正常と同様にできる．

(Collin et al, 1990, 文献2より)

● 結果の解釈

- 体幹機能を十分に評価している評価法とは必ずしもいえないが，簡易的でありよく用いられている．
- 詳細な評価ではない．
- 体幹機能は麻痺側，非麻痺側，機能障害および能力低下の要素を評価するために，それらが混ざったものを評価せざるを得ない．

文献
1) 對馬 均，松嶋美正：Timed Up and Go Test, Berg Balance Scale. 臨床リハ **16**：566-571, 2007.
2) Collin C, Wade DJ：Assessing motor impairment after stroke：a pilot reliability study. *J Neurol Neurosurg Psychia* **53**：576-579, 1990.

(正門由久)

脳卒中　上肢機能

評価ポイント

①上肢の機能を評価することは，リハ医療において大変重要である．
②現在，わが国では一般的な上肢機能評価として STEF（簡易上肢機能検査）が用いられている．脳卒中患者では脳卒中上肢機能検査（MFT）なども用いられている．しかしながら，国際的には普及していない．
③上肢機能を評価し，その変化をみることによって，治療法の有効性などを評価できる．これらの他にも諸外国では，Action Research Arm Test，9-hole Peg Test，Motor Activity Log Test，Wolf Manual Function Test などが用いられている．

STEF（簡易上肢機能検査；Simple Test for Evaluating Hand Function）

どんな評価法か

- 上肢の動作能力を，特に動きの速さによって評価するものである．
- 机上の物品移動に要する時間を測定する．
- 上肢動作を客観的に評価する．
- 各サブテストには20～70秒の時間制限がある．20分以内で実施可能である．
- 標準化されており，男女，年齢別のデータがある．
- 信頼性も高い．

どう評価するか

- 10種類の物品（大きさ，形，重さ，素材が異なる）を把持し，移動させ，離す．

● STEF の測定用具 (SOT-3000：酒井医療)

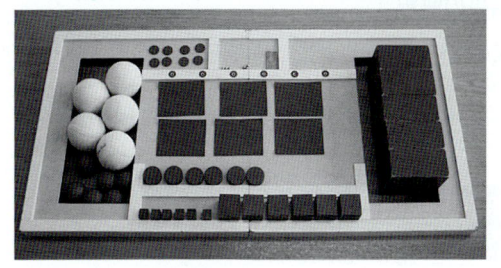

● STEF の記録用紙 (例)

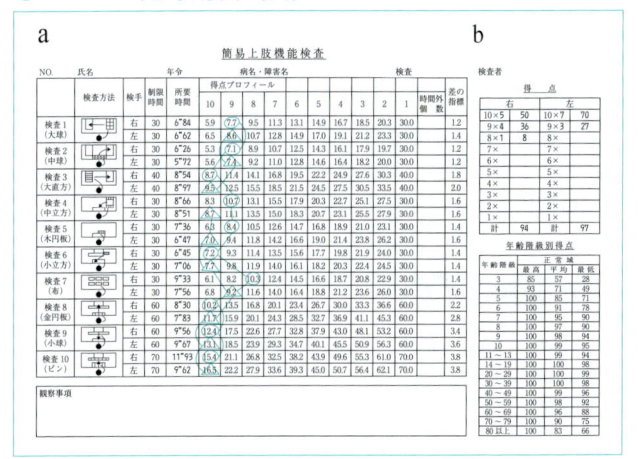

a

簡易上肢機能検査

NO.	氏名		年令		病名・障害名										検査		
検査方法		検手	制限時間	所要時間	得点プロフィール										時間外個数	差の指標
					10	9	8	7	6	5	4	3	2	1		
検査1 (大球)		右	30	6"84	5.9	(7.7)	9.5	11.3	13.1	14.9	16.7	18.5	20.3	30.0		1.2
		左	30	6"62	6.5	(6.6)	10.7	12.8	14.9	17.0	19.1	21.2	23.3	30.0		1.4
検査2 (中球)		右	30	6"26	5.3	(7.1)	8.9	10.7	12.5	14.3	16.1	17.9	19.7	30.0		1.2
		左	30	5"72	6.4	(7.1)	9.2	11.0	12.8	14.6	16.4	18.2	20.0	30.0		1.2
検査3 (大直方)		右	40	8"54	(8.7)	11.4	14.1	16.8	19.5	22.2	24.9	27.6	30.3	40.0		1.8
		左	40	8"97	6.9	(9.2)	11.5	13.8	16.1	18.4	20.7	23.0	25.3	30.5	33.5	40.0	2.0
検査4 (中立方)		右	30	8"66	8.3	(10.7)	13.1	15.5	17.9	20.3	22.7	25.1	27.5	30.0		1.6
		左	30	8"51	8.1	(10.5)	12.9	15.3	15.0	18.3	20.7	23.1	25.5	27.9	30.0	1.6
検査5 (木円板)		右	30	7"36	6.5	(8.4)	10.5	12.6	14.7	16.8	18.9	21.0	23.1	30.0		1.4
		左	30	6"47	7.0	9.4	11.9	14.0	16.1	18.2	20.3	22.4	24.5	23.8	26.2	30.0	1.6
検査6 (小立方)		右	30	6"45	7.2	9.3	11.4	13.5	15.6	17.7	19.8	21.9	24.0	30.0		1.4
		左	30	7"06	6.1	8.2	10.3	12.4	14.5	16.6	18.7	20.8	22.9	30.0		1.4
検査7 (布)		右	30	7"33	6.1	8.2	(10.3)	12.4	14.5	16.6	18.7	20.8	22.9	30.0		1.4
		左	30	7"56	6.8	(8.2)	11.4	14.0	16.4	18.8	21.2	23.6	26.0	30.0		1.4
検査8 (金円板)		右	60	8"30	(12)	13.5	16.8	20.1	23.4	26.7	30.0	33.3	36.6	60.0		2.2
		左	60	7"83	11.1	15.9	20.1	24.3	28.5	32.7	36.9	41.1	45.3	60.0		2.8
検査9 (小球)		右	60	9"56	(12.4)	17.5	22.6	27.7	32.8	37.9	43.0	48.1	53.2	60.0		3.4
		左	60	9"67	(13.1)	18.5	23.9	29.3	34.7	40.1	45.5	50.9	56.3	60.0		3.6
検査10 (ピン)		右	70	11"93	15.1	21.1	26.8	32.5	38.2	43.9	49.6	55.3	61.0	70.0		3.8
		左	70	9"d1	(16.5)	22.2	27.9	33.6	39.3	45.0	50.7	56.4	62.1	70.0		3.8

腔載事項

b

検査者

得 点

右			左		
10×5		50	10×7		70
9×4		36	9×3		27
8×1		8	8×		
7×			7×		
6×			6×		
5×			5×		
4×			4×		
3×			3×		
2×			2×		
1×			1×		
計		94	計		97

年齢階級別得点

年齢階級	正常域		
	最高	平均	最低
3	85	57	28
4	93	71	49
5	100	80	59
6	100	91	78
7	100	95	90
8	100	97	90
9	100	98	94
10	100	99	95
11 ~ 13	100	99	94
14 ~ 19	100	100	98
20 ~ 29	100	100	99
30 ~ 39	100	100	98
40 ~ 49	100	99	96
50 ~ 59	100	98	92
60 ~ 69	100	96	88
70 ~ 79	100	90	75
80 以上	100	83	66

10 項目のサブテストから構成されている．それぞれのサブテストは 10 点満点で合計 100 点である．左右の手を別々に検査する．
(金子 翼：簡易上肢機能検査 (STEF)—検査者の手引き．酒井医療，1986 より)
筆者注) 例示されたデータは筆者による．

- 各サブテストに要した時間を 10 段階の得点プロフィールに従い，1 ~ 10 点を与える．
- 左右別に合計点を算出する．

結果の解釈

- 重度の麻痺などの患者には検査困難であり，軽度の片麻痺患者の機能回復をみるには適している．
- 脳卒中のすべての患者が得点可能なわけではない．

脳卒中上肢機能検査（MFT；Manual Function Test）

どんな評価法か

- 脳卒中片麻痺患者の神経学的回復時期における上肢機能の経時的変化を測定するためにつくられた．
- 主に腕の動作と手指動作における活動（上肢の前方挙上，上肢の側方挙上，手掌を後頭部へ，手掌を背部へ，つかみ，つまみ，立方体選び，ペグボード）の8つの課題について，規定時間内の達成数から得点化する．
- 信頼性，妥当性が高い．

どう評価するか

- テストごとに，不可：0点，可：1点として，サブテストの合計が32点満点となる．
- 各課題を3回行っても達成できない場合，不成功：0点と判定される．
- サブテストの合計点を3.125倍して100点満点にしたものをManual Function Score（MFS）という．

結果の解釈

- 継続的に行うことにより，回復レベルを予測できる．
- 上肢および手指の機能を評価でき，点数が高いほど回復がよい．

●脳卒中上肢機能検査（MFT）

中項目	サブテスト	右上肢	左上肢
上肢の前方挙上（FE）	1. 45°未満 2. 45°〜90° 3. 90°〜135° 4. 135°以上		
上肢の側方挙上（LE）	1. 45°未満 2. 45°〜90° 3. 90°〜135° 4. 135°以上		
手掌を後頭部へ（PO）	1. 少し動く 2. 手が胸部より高く上がる 3. 手が頭部に届く 4. 手掌がぴったりつく		
手掌を背部へ（PD）	1. 少し動く 2. 同側殿部に届く 3. 指，手背が脊柱に届く 4. 手掌がぴったりつく		
つかみ（GR）	1. ボールを握っている 2. ボールを離す 3. ボールをつかみあげる		
つまみ（PI）	1. 鉛筆をつまみあげる 2. コインをつまみあげる 3. 毛糸針をつまみあげる		
立方体運び（CC）	1. 5秒以内に　1〜2個 2. 〃　　　　　3〜4個 3. 〃　　　　　5〜6個 4. 〃　　　　　7〜8個		
ペグボード（PP）	1. 30秒以内に　1〜3本 2. 〃　　　　　4〜6本 3. 〃　　　　　7〜9本 4. 〃　　　　　10〜12本 5. 〃　　　　　13〜15本 6. 〃　　　　　16本以上		
	総計（32点満点）	/32	/32
	MFS（総計×3.125）	/100	/100

（森山早苗・他，脳卒中片麻痺 上肢機能回復の経時的変化．作業療法 9：11-18，1990 より）

● MFTの8課題の模式図

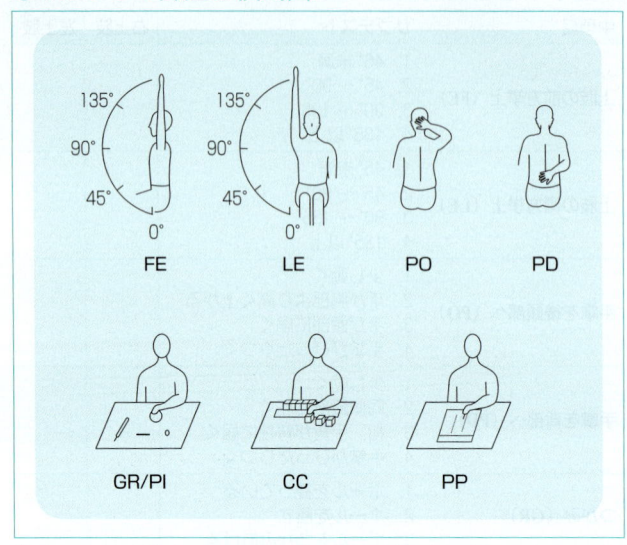

FE　LE　PO　PD

GR/PI　CC　PP

(Nakamura R et al：Recovery of impaired motor function of the upper extremity after storoke. *Tohoku J Exp Med* **168**：11-20，1992 より)

文献
1) 金成建太郎・他：簡易上肢機能検査(STEF)，脳卒中上肢機能検査(MFT)．臨床リハ **15**：470-474，2006．
2) 中村隆一，森山早苗編：脳卒中患者の上肢機能検査（MFT）と機能的作業療法．国立身体障害者リハビリテーションセンター，2000．

（正門由久）

IV 主な疾患の評価 2

脳外傷

評価ポイント

①脳外傷では運動機能障害だけではなく，高次脳機能障害，活動制約，社会復帰に対する評価を行うことが重要である．

②受傷後早期からその後6カ月間の回復を評価するにはGlasgow Outcome Scale（GOS）が用いられ，この評価により脳外傷後のおおまかな帰結がわかる．

③脳外傷後の見当識と健忘を評価するには，Galveston Orientation and Amnesia Test（GOAT）が用いられ，この評価により外傷後健忘の重症度がわかる．

④受傷早期から地域生活への復帰までの経過を評価するには，Disability Rating Scale（DRS）が用いられ，この評価により脳外傷に特化した項目での重症度がわかる．

⑤高次脳機能障害の影響が大きい脳外傷を評価するには，Functional Assessment Measure（FAM）が用いられ，この評価により活動制約に対するリハの効果がわかる．

Glasgow Outcome Scale（GOS）

どんな評価法か

- 脳外傷受傷後の帰結を，死亡から回復良好までの5段階で評価する．

どう評価するか

- 表の定義に従い，5段階のスコアに分類する．

● GOS

スコア	カテゴリー
1	死亡 Death
2	永続的植物状態 Persistent vegetative state
3	重度障害(覚醒下障害) Severe disability (conscious but disabled)
4	中等度障害(障害はあるが自立している) Moderate (disabled but independent)
5	回復良好 Good recovery

(Teasdale et al, 1976, 文献1より)

● GOSスコアの定義

スコア	定義
1	脳外傷自体による死因.併存疾患,二次的合併症によるものは除く.
2	呼びかけに対する反応がなく,発語も不能.開眼し,睡眠覚醒のリズムは保たれているが,大脳皮質による機能が欠落している.
3	身体機能かつ/または精神機能による障害で日常生活上介助が必要.
4	日常生活は自立.公共交通機関を利用した外出が可能で,環境設定下での就労が可能.
5	ほとんど神経学的,病理学的欠落がなく,正常な生活が可能.

(Teasdale et al, 1976, 文献1より)

結果の解釈

- 脳外傷の総合的な帰結を捉えられる.
- スコアが低いほど,重篤であることを表す.
- 認知・行動障害はカテゴリーの要素に十分には含まれていない.

Galveston Orientation and Amnesia Test (GOAT)

どんな評価法か

- 脳外傷受傷後の見当識と健忘を評価する．

● GOAT

	質問内容	減点
1	あなたの名前は？（姓名とも） いつ生まれましたか？（年月とも） どこに住んでいますか？（都市名）	2 4 4
2	今どこにいますか？（都市名） 病院という回答（病院名を述べる必要はない）	5 5
3	この病院にいつ入院しましたか？（日付） どうやって来ましたか？（移動手段）	5 5
4	けがをした後で初めて覚えていることは何ですか？ その内容をできるだけ詳しく教えて下さい （日付，同席者など）	5 5
5	けがをする直前のことをお話しできますか？ その内容をできるだけ詳しく教えて下さい （日付，同席者など）	5 5
6	今何時ですか？（最高5点で30分のずれごとに1点減点）	5
7	今日は何曜日ですか？ （最高3点で1日のずれごとに1点減点）	3
8	今日は何日ですか？ （最高5点で1日のずれごとに1点減点）	5
9	今は何月ですか？ （最高15点で1月のずれごとに5点減点）	15
10	今年は何年ですか？ （最高30点で1年のずれごとに10点減点）	30
	総減点	点
	スコア＝100－総減点	点

（Levin et al, 1979，文献2より）

どう評価するか

- 項目によりそれぞれの減点を行い，100点満点から総減点を引くことによりスコアを算出する．
- 正常：76点〜100点，境界域：66点〜75点，障害あり：66点以下．

結果の解釈

- 脳外傷後の予後予測の因子となる．
- 外傷後健忘の信頼性の高い客観的指標である．
- 健忘のみに特化した評価ではなく，見当識障害の項目も含まれる．

Disability Rating Scale（DRS）

どんな評価法か

- 開眼，コミュニケーション能力，運動反応，食事，トイレ動作，整容，機能レベル，就労能力の8項目から評価する．
- 脳外傷に特化した項目で重症度の評価が可能である．

● DRS

A. 開眼　Eye opening	
（0）自発的	Spontaneous
（1）呼びかけ	To speech
（2）痛み刺激	To pain
（3）不可	None

B. コミュニケーション能力　Communication ability	
（0）適応	Oriented
（1）混乱	Confused
（2）不適合	Inappropriate
（3）非包括	Incomprehensive
（4）不可	None

（次頁つづく）

C. 運動反応 Motor response	
(0) 追従	Obeying
(1) 限定	Localizing
(2) 撤回	Withdrawing
(3) 屈曲	Flexing
(4) 伸展	Extending
(5) 不可	None

D. 食事 Feeding	
(0) 完全	Complete
(1) 部分的	Partial
(2) 最小限	Minimal
(3) 不可	None

E. トイレ動作 Toileting	
(0) 完全	Complete
(1) 部分的	Partial
(2) 最小限	Minimal
(3) 不可	None

F. 整容 Grooming	
(0) 完全	Complete
(1) 部分的	Partial
(2) 最小限	Minimal
(3) 不可	None

G. 機能レベル(身体,精神,感情,社会活動) Level of functioning (physical, mental, emotional or social function)	
(0) 完全自立	Completely Independent
(1) 環境設定下自立	Independent in special environment
(2) 軽度介助下自立	Mildly dependent-limited assistance
(3) 中等度介助下自立	Moderately dependent-moderate assist
(4) 重度介助下自立	Markedly dependent-assist all major activities, all times
(5) 24時間完全介助	Totally dependent-24 hour nursing care

H. 就労能力 Employability	
(0) 制限なし	Not restricted
(1) 制限下一般就労	Selected jobs, competitive
(2) 福祉的就労	Sheltered workshop, non-competitive
(3) 就労不可	Not employable

(Hall et al., 1985, 文献3より)

どう評価するか

- それぞれの項目に対して以下の基準に基づいて記録する．

● DRS の判定基準

A．開眼	
(0) 自発的	睡眠覚醒のリズムに合わせて開眼している．
(1) 呼びかけ	呼びかけに応じた反応がみられる．必ずしも開眼する必要はない．触る，軽く圧迫するなどの刺激に対する反応でも可能．
(2) 痛み刺激	痛み刺激に反応する．
(3) 不可	痛み刺激でも開眼しない．

B．コミュニケーション能力	
(0) 適応	自分が誰か，ここはどこか，今日は何年何月何日かなど見当識に問題がない．
(1) 混乱	質問に対して注意を傾け，回答できるが，回答が遅れたり，内容が混乱していたり，見当識障害がある．
(2) 不適合	話の内容を理解できるが，発語が限定的で困難である．
(3) 非包括	話の内容が理解できず，発語はうめくなどしかできない．
(4) 不可	言語理解，発語とも不可

C．運動反応	
(0) 追従	指を動かす，唇を動かす，目を閉じるなどの指示に従える．
(1) 限定	痛み刺激に対して，それを払いのけるなどの反応が可能．
(2) 逃避	不快な刺激に対して，それから逃避する反応が可能．
(3) 屈曲	痛み刺激に対して，肘を屈曲する，肩を外転するなどの反応が可能．
(4) 伸展	痛み刺激に対して，下肢を伸展する反応が可能．
(5) 不可	刺激に対して無反応．

（次頁つづく）

D. 食事	
(0) 完全	覚醒下ですべての食事動作に関する情報認知が可能.
(1) 部分的	覚醒不十分で食事動作に関する一部の情報認知が可能.
(2) 最小限	覚醒不十分で食事動作に関する音やサインなどの情報認知が可能.
(3) 不可	非覚醒で食事動作に関する情報認知は不可.

E. トイレ動作	
(0) 完全	覚醒下ですべてのトイレ動作に関する情報認知が可能.
(1) 部分的	覚醒不十分でトイレ動作に関する一部の情報認知が可能.
(2) 最小限	覚醒不十分でトイレ動作に関する音やサインなどの情報認知が可能.
(3) 不可	非覚醒でトイレ動作に関する情報認知は不可.

F. 整容	
(0) 完全	覚醒下ですべての整容動作に関する情報認知が可能.
(1) 部分的	覚醒不十分で整容動作に関する一部の情報認知が可能.
(2) 最小限	覚醒不十分で整容動作に関する音やサインなどの情報認知が可能.
(3) 不可	非覚醒で整容動作に関する情報認知は不可.

G. 機能レベル（身体，精神，感情，社会活動）	
(0) 完全自立	身体，精神，感情，社会活動に制限なく，自立した生活が可能.
(1) 環境設定下自立	一部福祉機器などの活用により自立した生活が可能.
(2) 軽度介助下自立	身体，精神，感情に障害があるが，ヘルパー利用などにより自立した生活が可能
(3) 中等度介助下自立	常に介助者がいる環境下で自立した生活が可能.
(4) 重度介助下自立	すべての活動に対して介助が必要.
(5) 24時間完全介助	24時間看護下での介助が必要.

（次頁つづく）

H. 就労能力	
(0) 制限なし	制限なく技術を必要とする仕事を行うことが可能.
(1) 制限下一般就労	身体機能,精神機能などに一部問題があり,仕事の内容が制限された状況で就労可能.
(2) 福祉的就労	身体機能,精神機能の障害により一般就労は困難であるが,介助下での就労は可能.
(3) 就労不可	身体機能,精神機能の障害が著しく,就労は不可.

(Hall et al, 1985, 文献3より)

結果の解釈

- 意識障害,身体・精神機能,ADL,社会活動まで幅広く評価が行える.
- GOS と比較して能力変化に対する鋭敏性が高い.
- セルフケアと就労の項目は評価のギャップが大きい.

Functional Assessment Measure (FAM)

どんな評価法か

- FIM に認知,行動,コミュニケーション,社会的活動を追加した評価である.
- 高い信頼性,妥当性を有する.
- 介護度を測定できる.
- DRS と比較してより詳細な評価が可能であり,リハの効果判定として有用である.

どう評価するか

- 運動項目が 16,認知項目が 14 の計 30 項目から成る.
- FIM 項目 18 項目と,FAM 固有項目 12 項目から成る.
- FIM 同様,それぞれに 7 点(完全自立)〜1 点(全介助)の 7 点法で採点する.

● FAM

運動項目

セルフケア Self care items
1. 食事　Feeding
2. 整容　Grooming
3. 入浴　Bathing
4. 更衣（上半身）　Dressing upper body
5. 更衣（下半身）　Dressing lower body
6. トイレ動作　Toileting
7. <u>嚥下　Swallowing</u>

排泄管理
8. 排尿　Bladder management
9. 排便　Bowel management

移乗
10. ベッド，椅子，車椅子　Walking, Chair, Wheel chair
11. トイレ　Toilet
12. 風呂，シャワー　Tub or shower
13. <u>自動車　Car transfer</u>

移動
14. 歩行，車椅子　Walking, Wheel chair
15. 階段　Stairs
16. <u>地域内移動手段　Community Access</u>

認知項目

コミュニケーション
17. 理解　Comprehension-Audio/Visual
18. 表出　Expression-Verbal, Nonverbal
19. <u>読解　Reading</u>
20. <u>書字　Writing</u>
21. <u>会話明瞭度　Speech intelligibility</u>

心理社会的適応
22. 社会的交流　Social interaction
23. <u>感情　Emotional status</u>
24. <u>障害適応　Adjustment to limitations</u>
25. <u>就労能力　Employability</u>

認知機能
26. 問題解決　Problem solving
27. 記憶　Memory
28. <u>見当識　Orientation</u>
29. <u>注意　Attention</u>
30. <u>安全確認　Safety judgement</u>

※下線は FAM 固有項目を示す．

(Ditunno, 1992, 文献 4 より)

● FAM 採点方法

スコア	基準
7	完全自立（時間通り，安全に行える）
6	部分自立（時間超過，道具使用）
5	監視下（指示や促しが必要）
4	最小限介助（75% 以上自立）
3	中等度介助（50〜74% 自立）
2	最大限介助（25〜49% 自立）
1	全介助（25% 未満自立）

(Ditunno, 1992, 文献 4 より)

結果の解釈

- 社会生活復帰の指標としてよく用いられる．
- 認知機能障害が ADL に影響を与えている症例に有用である．
- 評価法に対するある程度の知識が要求され，評価者教育が必要である．

文献

1) Teasdale G, Jennett B : Assessment and prognosis of coma after head injury. *Acta Neurochir* **34**(1-4) : 45-55, 1976.
2) Levin HS et al : The Galveston Orientation and Amnesia Test. A practical scale to assess cognition after head injury. *J Nerv Ment Dis* **167**(11) : 675-84, 1979.
3) Hall K et al : Glasgow Outcome Scale and Disability Rating Scale : comparative usefulness in following recovery in traumatic head injury. Arch *Phys Med Rehabil* **66**(1) : 35-7, 1985.
4) Ditunno JF Jr : Functional assessment measures in CNS trauma. *J Neurotrauma* (Suppl 1) : S301-5, 1992.

（菊地尚久）

脊髄損傷

評価ポイント

①脊髄損傷では損傷高位と麻痺の程度の把握が重要である．
②脊髄損傷の神経症状を評価するには ASIA や Frankel 分類が用いられ，この評価により脊髄損傷による運動麻痺，知覚麻痺の程度を総合的に評価することができる．
③麻痺上肢を評価するには Zancolli 分類が用いられ，この評価により作業療法による訓練内容，機能再建手術の方法がわかる．

ASIA
(American Spinal Cord Injury Association; Standard Neurological Classification of Spinal Cord Injury)

どんな評価法か

- 脊髄損傷による運動麻痺，知覚麻痺の程度を総合的に評価する．

どう評価するか

- 各髄節の運動を起こす代表的な筋肉を Key Muscle と定め，5段階の徒手筋力テストにより Motor Score を計算する．
- 知覚機能では各皮膚髄節筋群の触覚，痛覚を，脱出 0，減弱 1，正常 2 として Sensory Score を計算し，Motor Score を総計して点数化する．
- 完全麻痺と不全麻痺は肛門括約筋の収縮および肛門部知覚により判断する．

● ASIA

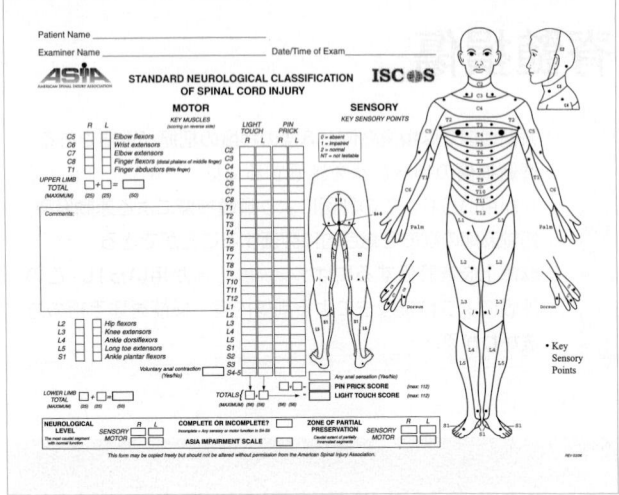

(Fawcett et al, 2007, 文献1より)

【評価の進め方】
①左右それぞれの知覚レベルを決定する．
②左右それぞれの運動レベルを決定する．
③神経学的レベル（残存高位）を決定する．
④完全麻痺か不全麻痺かを決定する．肛門括約筋の自動収縮が不能かつ肛門部知覚が脱失していれば完全麻痺，それ以外は不全麻痺と判断する．
⑤ASIA Impairment Scale（AIS）によりグレードを決定する．

【臨床症候群】
- 部分損傷の特異的な症候群を臨床症候群とよび，分類している．

● ASIA Impairment Scale

スケール	内容
A	S4〜5領域までの運動・知覚機能の完全喪失
B	神経学的レベルより下位の運動は完全麻痺,知覚はS4〜5領域を含めて残存
C	神経学的レベルより下位の運動機能が残存しており,麻痺域のKey Muscleの半数以上が筋力3/5未満
D	神経学的レベルより下位の運動機能が残存しており,麻痺域のKey Muscleの半数以上が筋力3/5以上
E	運動・知覚機能ともに正常

(Fawcett et al, 2007, 文献1より)

●臨床症候群と症状

症候群	症状
中心性頚髄損傷 (Central Cord Syndrome)	頚部の過伸展外傷などにより前脊髄動脈支配の中心灰白質で出血を生じ,空砲形成により血管透過性が亢進して浮腫を起こす.皮質脊髄路中心よりの上肢支配の線維が強く障害され,下肢よりも上肢の麻痺が強く,特に手指の巧緻運動障害が残る.
ブラウンセカール症候群 (Brown-Sequard Syndrome)	脊髄半側の損傷により起こり,損傷部以下の同側の運動障害および深部覚障害と反対側の温痛覚障害を生じる.
前脊髄症候群 (Anterior Cord Syndrome)	脊髄前方のみの損傷により起こる.運動障害と温痛覚障害を呈するが,後索は傷害されないため深部覚は保たれる解離性感覚障害を特徴とする.
脊髄円錐症候群 (Conus Medullaris)	脊髄円錐部の損傷により起こる.会陰部に限局した感覚障害と外括約筋の運動障害,膀胱,直腸,生殖器の障害があり,下肢症状は伴わないのが特徴である.
馬尾症候群 (Cauda Equina)	馬尾部の損傷により起こる.腰髄下部以下の神経支配領域の知覚異常,運動障害,膀胱直腸障害を特徴とする.

(Hayes et al, 2000, 文献2より)

結果の解釈

- 急性期で麻痺が回復途上にある段階では，ASIA Impairment Scale による改善度評価が有効な予後予測因子になる．
- 上肢の回復に関しては受傷後1週間で90%以上が予測可能で，下肢に関しても受傷後1週の ASIA Impairment Scale で6カ月後に自立歩行可能かを予測可能である．
- 不全麻痺のうち ASIA Impairment Scale の B と C では麻痺の改善が期待できるとの報告が多い．

MEMO

Frankel 分類

どんな評価法か

- A：完全麻痺～E：回復の 5 段階で評価する．
- ASIA Impairment Scale と類似しているが，ASIA Impairment Scale における C と D の区別が Frankel 分類では曖昧である．

Frankel 分類

分類	定　義	内　容
A	完全麻痺 Complete	損傷高位以下の運動・知覚完全麻痺．
B	知覚残存 Sensory Only	運動完全麻痺で，知覚のみある程度保存．
C	運動不全 Motor Useless	損傷高位以下の筋力は少しあるが，実用性がない．
D	運動有効 Motor Useful	損傷高位以下の筋力の実用性がある．補助具の要否にかかわらず歩行可能．
E	回復 Recoverry	筋力正常で，知覚障害がなく，肛門括約筋の障害がない．深部腱反射の異常はあってもよい．

(Ditunno, 1997, 文献 3 より)

脊髄損傷

どう評価するか

- 損傷の程度を神経症状により完全麻痺と不全麻痺に分類し，さらに不全麻痺を 4 段階に分類して計 5 段階で表示する．

結果の解釈

- 損傷高位と合わせて判断すれば，簡便に脊髄損傷の程度を把握することができる．
- 定量評価を行うには ASIA のほうが有用である．

Zancolli 分類

どんな評価法か

- 麻痺上肢の機能分類に用いる．
- 肘，手，指の各関節の機能を髄節別に分類したものである．

Zancolli 分類

型	最低機能節	残存筋	亜型
1. 肘屈曲可能型	C5-6	上腕二頭筋（+） 上腕筋（+） 上腕二頭筋（+） 上腕筋（+）	腕橈骨筋（−）　　　　　（1-A） 腕橈骨筋（+）　　　　　（1-B）
2. 手関節伸展可能型	C6-7	長橈側手根伸筋（+）弱い 短橈側手根伸筋（+） 長橈側手根伸筋（+）強力 短橈側手根伸筋（+） 長橈側手根伸筋（+）強力 短橈側手根伸筋（+） 長橈側手根伸筋（+）強力 短橈側手根伸筋（+）	（2-A） 円回内筋（−） 橈側手根屈筋（−）（2-B:Ⅰ） 上腕三頭筋（−） 円回内筋（−） 橈側手根屈筋（−）（2-B:Ⅱ） 上腕三頭筋（+） 円回内筋（+） 橈側手根屈筋（+）（2-B:Ⅲ） 上腕三頭筋（+）
3. 指伸展可能型	C7-8	総指伸筋（+） 小指固有伸筋（+） 尺側手根伸筋（+） 総指伸筋（+） 小指固有伸筋（+） 尺側手根伸筋（+）	示指固有伸筋（−） 長母指伸筋（−）　　　　（3-A） 示指固有伸筋（+） 長母指伸筋（−）　　　　（3-B）
4. 指屈伸可能型	C8-Th1	深指屈筋（+） 示指固有伸筋（+） 長母指伸筋（+） 尺側手根伸筋（+） 深指屈筋（+） 示指固有伸筋（+） 長母指伸筋（+） 尺側手根伸筋（+）	浅指屈筋（±） 長母指屈筋（−）　　　　（4-A） 浅指屈筋（+） 長母指屈筋（+）　　　　（4-B） 骨間筋（−）

（Toh et al, 1998，文献 4 より）

どう評価するか

- 表の手順に基づき分類する．

結果の解釈

- 分類により機能再建術の適応が決定できる．
- リハのゴール設定に有用である．

文献

1) Fawcett JW et al : Guidelines for the conduct of clinical trials for spinal cord injury as developed by the ICCP panel : spontaneous recovery after spinal cord injury and statistical power needed for therapeutic clinical trials. *Spinal Cord* **45** : 190-205, 2007.
2) Hayes KC et al : Classifying incomplete spinal cord injury syndromes : algorithms based on the International Standards for Neurological and Functional Classification of Spinal Cord Injury Patients. *Arch Phys Med Rehabil* **81** : 644-652, 2000.
3) Ditunno JF Jr : Functional outcomes in spinal cord injury (SCI) : quality care versus cost containment. *J Spinal Cord Med* **20** : 1-7, 1997.
4) Toh E et al : Functional evaluation using motor scores after cervical spinal cord injuries. *Spinal Cord* **36** : 491-496, 1998.

（菊地尚久）

骨関節疾患　頚椎疾患

評価ポイント

① 頚椎疾患とは，頚椎の加齢性変形や外傷などに起因し，疼痛や頚部の運動障害のみならず，神経根症状や頚髄症といった神経症状を呈するものまで多様である．
② 頚髄症の評価には日本整形外科学会で作成された頚髄症治療成績判定基準がある．
③ その評価によって運動，感覚機能および膀胱機能の総合的な判定ができ，整形外科手術やリハ治療による治療効果を判定できる．

頚髄症治療成績判定基準〔改訂 17 (-2) 点法〕

どんな評価法か

- 頚髄症の臨床症状を大きく運動機能，知覚機能，膀胱機能に分類している．
- 運動機能は上肢と下肢に分け，さらに上肢に肩・肘機能が加えられている．
- 知覚機能は上肢と体幹，下肢ごとに評価する．

どう評価するか

- 17 点満点で点数化する．改訂前の旧基準との整合性を保つために肩・肘機能評価は減点法となっている．

結果の解釈

- 点数が低いほど重篤であることを表す．

●頸髄症治療成績判定基準〔改訂 17（-2）点法〕

運動機能	上肢	手指	
		0 不能	自力では不能（箸，スプーン・フォーク，ボタンかけすべて不能）
		1 高度障害	箸，書字，不能，スプーン・フォークでかろうじて可能
		2 中等度障害	箸で大きなものはつまめる，書字，かろうじて可能，大きなボタンかけ可能
		3 軽度障害	箸，書字ぎこちない，ワイシャツの袖のボタンかけ可能
		4 正常	正常
		肩・肘機能	
		-2 高度障害	三角筋または上腕二頭筋 ≦ 2
		-1 中等度障害	〃　　　　　　　　　= 3
		(-0.5 軽度障害	〃　　　　　　　　　= 4)
		-0 正常	〃　　　　　　　　　= 5
	下肢	0 不能	独立，独歩不能
		(0.5	立位は可能)
		1 高度障害	平地でも支持が必要
		(1.5	平地では支持なしで歩けるが，不安定)
		2 中等度障害	平地では支持不要，階段の昇降に手すり必要
		(2.5	平地では支持不要，階段の降りのみ手すり必要)
		3 軽度障害	ぎこちないが，速歩可能
		4 正常	正常
知覚機能	上肢	0 高度障害	知覚脱失（触覚，痛覚）
		(0.5	5/10 以下の鈍麻（触覚，痛覚），耐えがたいほどの痛み，しびれ)
		1 中等度障害	6/10 以上の鈍麻（触覚，痛覚），しびれ，過敏
		(1.5 軽度障害	軽いしびれのみ（知覚正常）)
		2 正常	正常
	体幹	0 高度障害	知覚脱失（触覚，痛覚）
		(0.5	5/10 以下の鈍麻（触覚，痛覚），耐えがたいほどの痛み，しびれ)
		1 中等度障害	6/10 以上の鈍麻（触覚，痛覚），絞扼感，しびれ，過敏
		(1.5 軽度障害	軽いしびれのみ（知覚正常）)
		2 正常	正常

（次頁つづく）

知覚機能	下肢	0 高度障害	知覚脱失（触覚，痛覚）
		(0.5	5/10以下の鈍麻（触覚，痛覚），耐えがたいほどの痛み，しびれ）
		1 中等度障害	6/10以上の鈍麻（触覚，痛覚），しびれ，過敏
		(1.5 軽度障害	軽いしびれのみ（知覚正常）)
		2 正常	正常
膀胱機能		0 高度障害	尿閉，失禁
		1 中等度障害	残尿感，怒責，尿切れ不良，排尿時間延長，尿もれ，
		2 軽度障害	開始遅延，頻尿
		3 正常	正常
合計		17	計

（平林・他，1994，文献1より）

文献
1) 平林 洌・他：日本整形外科学会脊髄症治療成績判定基準．日整会誌 **68**：490-503，1994．

（児玉三彦）

骨関節疾患　肩関節疾患

評価ポイント

① 肩関節疾患とは，炎症，退行変性および外傷などに起因し，肩関節痛や運動障害を呈する．肩関節周囲炎や腱板断裂は臨床場面で経験する機会が多い．
② 評価には日本整形外科学会肩関節疾患治療成績判定基準が用いられる．また，日本手外科学会機能評価委員会によって作成された日本語版 DASH が開発されている．
③ 日本整形外科学会肩関節疾患治療成績判定基準により疼痛や肩関節機能のみならず，能力評価，X 線所見に至るまで総合的な評価ができる．日本語版 DASH により肩を含めた上肢機能，能力全般の評価ができる．

日本整形外科学会肩関節疾患治療成績判定基準

どんな評価法か

- 疼痛と肩関節機能に加え，結髪，結帯，用便の始末といった ADL 評価を含め総合的に評価する．

どう評価するか

- 100 点満点で点数化する．

結果の解釈

- 肩関節疾患の重症度を反映し，点数が低いほど重篤であることを表す．

●日本整形外科学会肩関節疾患治療成績判定基準

〔100点満点〕

Ⅰ 疼痛(30点)

なし	30
圧痛またはスポーツ,重労働時に僅かな痛み	25
日常生活時に軽い痛み	20
	15
中等程度の耐えられる痛み(鎮痛剤使用,時々夜間痛)	10
高度な痛み(活動に強い制限あり,夜間痛頻回)	5
痛みのためにまったく活動できない	0

Ⅱ 機能(20点)

総合機能(10点)

外転筋力の強さ(5点)			耐久力(5点)	
※90度外転位にて測	正常	5	10秒以上	5
定同肢位のとれな	優	4	※1kgの鉄アレ 3秒以上	3
いときは可能な外	良	3	イを水平保持 2秒以上	1
転位にて測定	可	2	できる時間 不可	0
(可能外転位角度)	不可	1	肘伸展位・回	
	ゼロ	0	内位にて測定	

日常生活動作群(10点)

結髪動作	1	反対側の眼窩に手がとどく	1
結帯動作	1	引戸の開閉ができる	1
口に手がとどく	1	頭上の棚の物に手がとどく	1
患側を下に寝る	1	用便の始末ができる	1
上着のサイドポケットのものを取る	1	上着を着る	1

他に不能の動作があれば各1点減点する
1.　　　　2.　　　　3.

Ⅲ 可動域(自動運動)(30点) 座位にて施行

a. 挙上(15点)		b. 外旋(9点)		c. 内旋(6点)	
150度以上	15	60度以上	9	Th_{12}以上	6
120度以上	12	30度以上	6	L_5以上	4
90度以上	9	0度以上	3	臀部	2
60度以上	6	-20度以上	1	それ以下	0
30度以上	3	-20度以下	0		
0度	0				

Ⅳ X線所見評価(5点)

正常	5
中等度の変化または亜脱臼	3
高度の変化または脱臼	1

Ⅴ 関節安定性(15点)

正常	15
軽度のinstabilityまたは脱臼不安感	10
重度のinstabilityまたは亜脱臼の既往,状態	5
脱臼の既往または状態	0

備考:肘関節,手に障害がある場合は,可動域,痛みについて記載する.

(肩関節疾患治療成績判定基準委員会,1987,文献1より)

日本語版 DASH
(Disabilities of the Arm, Shoulder and Hand)

どんな評価法か

- 患者が自記式で回答する患者立脚型疾患特異的 QOL 評価尺度である[2]．30 項目に細分化された ADL，IADL 各動作の評価に加え，スポーツや芸術活動，仕事といった4つの選択項目評価が加えられている．SF-36（商標）のサブスケールとの間に強い相関を認める．項目を 11 項目（選択 2 項目）に絞り込んだ QuickDASH 日本手の外科学会版もある．
- Web Site から無償ダウンロードが可能である．
  日本手外科学会：http://www.jssh.gr.jp/

どう評価するか

- 機能障害/症状スコア：30 項目を 5 段階評価．100 点満点に換算．
- スポーツ/芸術活動，仕事（選択項目）：4 項目を 5 段階評価．プロスポーツ選手，演奏家など，仕事をする患者向けに評価する．

結果の解釈

- 患者立脚での肩（および上肢）関節疾患の重症度を反映する．
- 点数が高いほど重篤である．

文献
1) 肩関節疾患治療成績判定基準委員会：肩関節疾患治療成績判定基準．日整会誌 **61**：623-629，1987．
2) 日本手外科学会：機能評価（DASH）について：
   http://www.jssh.gr.jp/jp/information/dash.html

（児玉三彦）

骨関節疾患　腰椎疾患

評価ポイント

①腰椎疾患とは，その多くが腰痛の原因となり，退行変性，外傷および腫瘍など原因はさまざまである．腰椎椎間板ヘルニア，腰部脊柱管狭窄症などは神経症状を呈する．
②その評価には日本整形外科学会腰痛疾患治療成績判定基準が用いられることが多い．患者立脚評価として RDQ 日本語版が作成されている．
③日本整形外科学会腰痛疾患治療成績判定基準によって機能，能力および膀胱機能が評価できる．RDQ 日本語版は質問紙により腰痛に起因する動作障害の評価ができる．

日本整形外科学会腰痛疾患治療成績判定基準

どんな評価法か

- 腰痛疾患の臨床所見が自覚症状，他覚所見，日常生活動作，膀胱機能の 4 項目に分類され，なかでも自覚症状と日常生活動作の配点割合が高い．

どう評価するか

- 各項目の点数を合算し 29 点満点で評価する．膀胱機能についてのみ減点法で採点する．

結果の解釈

- 点数が低いほど重篤であることを表す．

●腰痛疾患治療成績判定基準

〔29点満点〕

Ⅰ. 自覚症状（9点）

A. 腰痛に関して
a. まったく腰痛はない　　　　　　3
b. 時に軽い腰痛がある　　　　　　2
c. 常に腰痛があるか，あるいは時にかなりの腰痛がある　　1
d. 常に激しい腰痛がある　　　　　0

B. 下肢痛およびシビレに関して
a. まったく下肢痛，シビレがない　　　　　　　　　　　　3
b. 時に軽い下肢痛，シビレがある　　　　　　　　　　　　2
c. 常に下肢痛，シビレがあるか，あるいは時にかなりの下肢痛，シビレがある　　1
d. 常に激しい下肢痛，シビレがある　　　　　　　　　　　0

C. 歩行能力について
a. まったく正常に歩行が可能　　　3
b. 500 m以上歩行可能であるが疼痛，シビレ，脱力を生じる　　　　　　　　　　　　2
c. 500 m以下の歩行で疼痛，シビレ，脱力を生じ，歩けない　　　　　　　　　　　1
d. 100 m以下の歩行で疼痛，シビレ，脱力を生じ，歩けない　　　　　　　　　　　0

Ⅱ. 他覚所見（6点）

A. SLR（hamstring tightnessを含む）
a. 正常　　　　　　　　　　　　　2
b. 30°〜71°　　　　　　　　　　 1
c. 30°未満　　　　　　　　　　　0

B. 知覚
a. 正常　　　　　　　　　　　　　2
b. 軽度の知覚障害を有する　　　　1
c. 明白な知覚障害を認める　　　　0
注1：軽度の知覚障害とは患者自身が認識しない程度のもの
注2：明白な知覚障害とは知覚のいずれかの完全脱出，あるいはこれに近いもので患者自身も明らかに認識しているものをいう

C. 筋力
a. 正常　　　　　　　　　　　　　2
b. 軽度の筋力低下　　　　　　　　1
c. 明らかな筋力低下　　　　　　　0
注1：被検筋を問わない
注2：軽度の筋力低下とは筋力4程度を指す
注3：明らかな筋力低下とは筋力3以下を指す
注4：他覚所見が両側に認められる時はより障害度の強い側で判定する

Ⅲ. 日常生活動作（14点）

	非常に困難	やや困難	容易
a. 寝がえり動作	0	1	2
b. 立ち上がり動作	0	1	2
c. 洗顔動作	0	1	2
d. 中腰姿勢または立位の持続	0	1	2
e. 長時間座位（1時間位）	0	1	2
f. 重量物の挙上または保持	0	1	2
g. 歩行	0	1	2

Ⅳ. 膀胱機能（-6点）

a. 正常　　　　　　　　　　　　　　　　　　　　　　　　　0
b. 軽度の排尿困難（頻尿，排尿遅延，残尿感）　　　　　　　-3
c. 高度の排尿困難（失禁，尿閉）　　　　　　　　　　　　 -6
注：尿路疾患による排尿障害を除外する

(井上，1986，文献1より)

RDQ（Roland-Morris Disability Questionnaire）日本語版

どんな評価法か

- 質問紙を用い，患者自ら評価する尺度である．
- 評価当日の腰痛による日常生活の障害が評価される．
- 例えば，「腰痛のため，手すりを使って階段を上る」「腰痛のため，服を着るのを誰かに手伝ってもらう」といった日常生活動作に関する質問事項24項目に対し，「はい」「いいえ」で答える．
- 短時間で施行が可能．

どう評価するか

- 各項目で「はい」と回答した数を合計し得点とする．

結果の解釈

- 点数が高いほど重篤であることを表す．
- 7点以上では日常生活上，非常に支障がある症例である可能性が高い．
- 性別，年代別の有訴者平均値が示されており，症例の重症度を判断しやすい．

文献
1) 井上駿一・他：腰痛治療成績判定基準．日整会誌 **60**：390-394，1986．
2) 紺野慎一・他：Roland-Morris Disability Questionnaire（RDQ）日本語版の作成と文化的適合．整形外科 **54**：958-963，2003．

（児玉三彦）

骨関節疾患　股関節疾患

評価ポイント

①股関節疾患とは，股関節の変形や外傷などに起因し，荷重関節であることから歩行障害を呈し日常生活が大きく制限される．
②評価として日本整形外科学会股関節機能判定基準が広く用いられている．世界的には変形性股関節症の術前後機能判定としてHarris Hip Scoreが最も広く用いられる．
③日本整形外科学会股関節機能判定基準によって疼痛，股関節機能，歩行能力が総合的に評価できる．

日本整形外科学会股関節機能判定基準（JOA Hip Score）

どんな評価法か

- 疼痛，ROM，歩行能力，ADLから総合的に評価する．
- 医療者によって行われる評価法である．

どう評価するか

- 100点満点で点数化．

結果の解釈

- 股関節疾患の重症度を反映し，点数が低いほど重篤であることを表す．
- 合計点はHarris Hip Scoreと高い相関関係を示す[2]．

●股関節機能判定基準

疼痛	右	左	可動域		右	左
股関節に関する愁訴が全くない．	40	40	屈　曲			
			伸　展			
不定愁訴（違和感，疲労感）があるが，痛みはない．	35	35	外　転			
			内　転			
歩行時痛みはない．ただし歩行開始時あるいは長距離歩行後疼痛を伴うことがある．	30	30	点数注）	屈曲		
自発痛はない．歩行時疼痛はあるが短時間の休息で消退する．	20	20		外転		
自発痛はときどきある．歩行時疼痛があるが，休息により軽快する．	10	10	注）関節角度を10°刻みとし，屈曲には1点，外転には2点与える．ただし屈曲120°以上はすべて12点，外転30°以上はすべて8点とする．屈曲拘縮のある場合にはこれを引き，可動域で評価する．			
持続的に自発痛または夜間痛がある．	0	0				
具体的表現						

病名：　　　　治療法：　　　　　　　　手術日：　　年　　月　　日

カテゴリー：　A：片側　B：両側　C：多関節罹患

ID：　　　　　氏名　　　　　　　　　　年　　月　　日（評価日）

歩行能力		日常生活動作	容易	困難	不能
長距離歩行，速歩が可能，歩容は正常．	20	腰かけ	4	2	0
長距離歩行，速歩は可能であるが，軽度の跛行を伴うことがある．	18	立ち仕事（家事を含む）注1）	4	2	0
杖なしで，約30分または2km歩行可能である．跛行がある．日常の屋外活動にはほとんど支障がない．	15	しゃがみこみ・立ち上がり　注2）	4	2	0
杖なしで，10～15分程度，あるいは約500m歩行可能であるが，それ以上の場合1本杖が必要である．跛行がある．	10	階段の昇り降り注3）	4	2	0
屋内活動はできるが，屋外活動は困難である．屋外では2本杖を必要とする．	5	車，バスなどの乗り降り	4	2	0
ほとんど歩行不能．	0	注1）持続時間約30分．休息を要する場合，困難とする．5分くらいしかできない場合，不能とする．			
具体的表現		注2）支持が必要な場合，困難とする．注3）手すりを要する場合は困難とする．			

表記方法

　右　左　…　疼痛＋可動域
両側の機能　　歩行能力＋日常生活動作

総合評価

右	左

（井村・他，1995，文献1より）

骨関節疾患―股関節疾患

文献

1) 井村慎一・他：日本整形外科学会股関節機能判定基準．日整会誌 **69**：860-867，1995．
2) 藤沢基之・他：股関節機能判定基準の相違，JOA hip score と Harris hip score の比較．整形外科 **52**：628-633，2001．

（児玉三彦）

骨関節疾患 変形性膝関節症

評価ポイント

① 変形性膝関節症（OA 膝）とは，膝の酷使，加齢および外傷などに起因する半月板や軟骨の損傷から骨変形をきたし，疼痛，可動域制限によって歩行障害を呈する発生頻度の高い疾病である．

② その評価に日本整形外科学会 OA 膝治療成績判定基準が広く用いられている．患者立脚型の疾患特異的 QOL 評価法として WOMAC があり，人工膝関節形成術患者についての日本語版スケールが作成されている．わが国における患者立脚型評価尺度として JKOM があり，普及が待たれる．

③ それらの評価により整形外科的およびリハ治療の定量的効果判定が可能となる．

日本整形外科学会 OA 膝治療成績判定基準

どんな評価法か

- 膝機能と移動に関する活動の評価項目を集め，総合的に評価する．

どう評価するか

- 100 点満点で点数化する．

結果の解釈

- OA 膝の重症度を反映し，点数が低いほど重篤であることを表す．

●日本整形外科学会 OA 膝治療成績判定基準

〔100点満点〕

		右	左
疼痛・歩行能	1 km 以上歩行可，通常疼痛ないが，動作時たまに疼痛あってもよい	30	30
	1 km 以上歩行可，疼痛あり	25	25
	500 m 以上，1 km 未満の歩行可，疼痛あり	20	20
	100 m 以上，500 m 未満の歩行可，疼痛あり	15	15
	室内歩行または 100 m 未満の歩行可，疼痛あり	10	10
	歩行不能	5	5
	起立不能	0	0
疼痛・階段昇降能	昇降自由・疼痛なし	25	25
	昇降自由・疼痛あり，手すりを使い・疼痛なし	20	20
	手すりを使い・疼痛あり，一歩一歩・疼痛なし	15	15
	一歩一歩・疼痛あり，手すりを使い一歩一歩・疼痛なし	10	10
	手すりを使い一歩一歩・疼痛あり	5	5
	出来ない	0	0
屈曲角度および強直・高度拘縮	正座可能な可動域	35	35
	横座り・胡座可能な可動域	30	30
	110° 以上屈曲可能	25	25
	75°　　〃	20	20
	35°　　〃	10	10
	35° 未満の屈曲，または強直，高度拘縮	0	0
腫脹	水腫・腫脹なし	10	10
	時に穿刺必要	5	5
	頻回に穿刺必要	0	0
	総計　　　相関係数 0.813		

（腰野，1988，文献 1 より）

骨関節疾患―変形性膝関節症

WOMAC
(Western Ontario and McMaster Universities)

どんな評価法か

- WOMAC を日本固有の文化,生活様式に合わせて作成された.
- 過去 2 週間の疼痛と機能について,質問紙に患者が自記式で回答する患者立脚型評価尺度である.

どう評価するか

- 疼痛項目 5 項目,機能項目 17 項目をそれぞれ 5 段階評価し,スコアリングにより 100 点満点に換算する(表 p253).

結果の解釈

- 点数が低いほど重篤である.

MEMO

● WOMAC と機能的に等価な TKA 患者の QOL 評価尺度（疼痛項目：日本語スケール）

　以下の質問では，あなたのひざの痛みについて伺います．過去 2 週間を振り返って，以下の行為を行ったときにどの程度ひざの痛みを覚えたか，あてはまる番号に○をつけてください．左右それぞれのひざについてお答えください．

1. 平地を歩くときにどの程度の痛みを覚えましたか？

	全然ない	軽い痛み	中くらいの痛み	強い痛み	非常に激しい痛み
右のひざ	1	2	3	4	5
左のひざ	1	2	3	4	5

2. 階段を昇り降りするときにどの程度の痛みを覚えましたか？

	全然ない	軽い痛み	中くらいの痛み	強い痛み	非常に激しい痛み
右のひざ	1	2	3	4	5
左のひざ	1	2	3	4	5

3. 夜，床についているときにどの程度の痛みを覚えましたか？

	全然ない	軽い痛み	中くらいの痛み	強い痛み	非常に激しい痛み
右のひざ	1	2	3	4	5
左のひざ	1	2	3	4	5

4. いすに座ったり床に横になっているときにどの程度の痛みを覚えましたか？

	全然ない	軽い痛み	中くらいの痛み	強い痛み	非常に激しい痛み
右のひざ	1	2	3	4	5
左のひざ	1	2	3	4	5

5. まっすぐ立っているときにどの程度の痛みを覚えましたか？

	全然ない	軽い痛み	中くらいの痛み	強い痛み	非常に激しい痛み
右のひざ	1	2	3	4	5
左のひざ	1	2	3	4	5

（羽生，2005，文献 2 より）

骨関節疾患—変形性膝関節症

● WOMAC と機能的に等価な TKA 患者の QOL 評価尺度（機能項目：日本語スケール）

以下の質問では，あなたがどれくらい自分で動いたり身の回りのことができるかについて伺います．過去2週間を振り返って下さい．以下にあげた日常的な活動をするのが，ひざの症状のために，どの程度難しかったか答えてください．（それぞれ一番あてはまる番号に○をつけてください．）

なお，過去2週間にあなたがやってないことについて尋ねている質問については，もしやったとしたら，どれくらい難しかったかを答えてください．

過去2週間	全然難しくない	少し難しい	ある程度難しい	難しい	かなり難しい
1. 階段を降りる．	1	2	3	4	5
2. 階段を昇る．	1	2	3	4	5
3. 椅子から立ち上がる．	1	2	3	4	5
4. 立っている．	1	2	3	4	5
5. 床にむかって体をかがめる．	1	2	3	4	5
6. 平地を歩く．	1	2	3	4	5
7. 乗用車に乗り降りする．	1	2	3	4	5
8. 買い物に出かける．	1	2	3	4	5
9. 靴下をはく．	1	2	3	4	5
10. 寝床から起き上がる．	1	2	3	4	5
11. 靴下を脱ぐ．	1	2	3	4	5
12. 寝床に横になる．	1	2	3	4	5
13. 浴槽に出入りする．	1	2	3	4	5
14. 椅子に座っている．	1	2	3	4	5
15. 洋式のトイレで用をたす．	1	2	3	4	5
16. 重いものを片付ける．	1	2	3	4	5
17. 炊事洗濯など家事をする．	1	2	3	4	5

（羽生，2005，文献2より）

●疼痛と機能項目のスコアリング

疼痛点数	回答が 3 項目あるいはそれ以下の場合は使用することはできない
	5 項目すべてに回答があれば 　　{1−(右または左の加算点数−5)/20}×100
	4 項目回答の場合は 　　{1−(右または左の加算点数−4)/16}×100
機能点数	回答が 13 項目あるいはそれ以下の場合は使用することはできない
	17 項目すべてに回答があれば 　　{1−(加算点数−17)/68}×100
	16 項目回答の場合は 　　{1−(加算点数−16)/64}×100
	15 項目すべてに回答があれば 　　{1−(加算点数−15)/60}×100
	14 項目回答の場合は 　　{1−(加算点数−14)/56}×100
疼痛(5項目)と機能(17項目)と別々に加算する.この値から上記の計算式で 0 ～ 100 点に変換する.0 点が最低,100 点が最も良好な状態	

JKOM（日本版膝関節症機能評価尺度；Japanese Knee Osteoarthritis Measure）[3]

どんな評価法か

- わが国の文化を反映し,かつ国際的比較を行うことができる患者立脚型機能評価尺度として開発された.
- 疼痛を VAS で尋ね,加えて日常生活,運動機能および健康状態についての設問 25 項目の自記式質問紙により評価を行う.
- 膝疾患関連学会での報告も散見され,普及が待たれる.

文献
1) 腰野富久・他：OA 膝治療成績判定基準. 日整会誌 **62**：901-902, 1988.
2) 羽生忠正：WOMAC, Harris hip score. 臨床リハ **14**：856-860, 2005.
3) 赤居正美：JKOM, JLEQ. リハビリテーションにおける評価法ハンドブック―障害や健康の測り方（赤居正美編），医歯薬出版，2009, pp302-308.

（児玉三彦）

関節リウマチ

> **評価ポイント**
> ①関節リウマチは自己免疫性の機序による進行性の多発性関節炎であり，原因は不明である．有病率は0.3〜1.5％で，わが国での患者数は70万人とも100万人ともいわれている．男女比は1：3〜5で女性に多く，30〜50歳代の発病が多い．
> ②その評価には，クラス分類，ステージ分類，ACRコアセット，DASなどが用いられる．
> ③これらの評価により，おおまかな活動制限，参加制約（クラス分類），骨，関節の構造障害（ステージ分類），疾患活動性（ACRコアセット，DAS）がわかる．

クラス分類（関節リウマチの機能分類基準）

どんな評価法か

- セルフケア（日常生活活動）と就労，就学，家事など年齢，性別にマッチした社会的活動，余暇活動を含めた活動制限を評価する．

●関節リウマチの機能分類基準（米国リウマチ学会）

Class Ⅰ	通常の日常生活活動が完全に行える（セルフケア，社会的活動，余暇活動を含む）．
Class Ⅱ	通常のセルフケア，社会的活動は可能だが，余暇活動は制限されている．
Class Ⅲ	通常のセルフケアは可能だが，社会的活動，余暇活動は制限されている．
Class Ⅳ	通常のセルフケア，社会的活動，および余暇活動がすべて制限されている．

（Hochberg et al, 1992，文献1より）

どう評価するか

- 患者の日常生活，家庭生活，就労・就学状況，余暇活動などについて聞き取り，活動制限の程度により4段階に評価する．
- 通常のセルフケア活動には更衣，食事，入浴，整容，トイレ動作が含まれる．
- 余暇（レクリエーション，レジャー）活動，および社会的活動（就労，就学，家事）は患者が望み，年齢的にも性別的にも相応しい内容であることを考慮する．

結果の解釈

- 病態の進行により，活動制限はClass IからⅣへと変化する．
- Classに応じて，活動の拡大を図るリハ治療の介入が異なる．

ステージ分類（関節リウマチの病期分類）

どんな評価法か

- X線画像上の骨，軟骨の変化，および関節周囲組織の異常，変形の有無により構造障害を分類する．

どう評価するか

- 関節リウマチの進行を単純X線画像および周囲組織所見から，Stage Ⅰ：初期（Early），Stage Ⅱ：中期（Moderate），Stage Ⅲ：高度進行期（Severe），Stage Ⅳ：末期（Terminal），の4つの病期に分類する．
- 最も進行した関節でStageを評価する．

結果の解釈

- 関節リウマチの関節破壊の進行，構造障害の程度を簡便に表現する．
- 手術療法の適応，リハアプローチ選択の際に参考となる．

●関節リウマチの病期分類

Stage Ⅰ 初期	1. X線写真上に骨破壊像はない.* 2. X線写真上の所見として骨粗鬆症はあってもよい.
Stage Ⅱ 中期	1. X線学的に軽度の軟骨下骨の破壊を伴う, あるいは伴わない骨粗鬆症がある. 軽度の軟骨破壊はあってもよい.* 2. 関節運動は制限されていてもよいが, 関節変形はない.* 3. 関節周囲の筋萎縮がある. 4. 結節および腱鞘炎のような関節外軟部組織の病変はあってもよい.
Stage Ⅲ 高度進行期	1. 骨粗鬆症に加え, X線写真上の所見として軟骨および骨の破壊がある.* 2. 亜脱臼, 尺側変位, あるいは過伸展のような関節変形がある. 線維性または骨性強直を伴わない.* 3. 強度の筋萎縮がある. 4. 結節および腱鞘炎のような関節外軟部組織の病変はあってもよい.
Stage Ⅳ 末期	1. 線維性あるいは骨性強直がある.* 2. それ以外は Stage Ⅲ の基準を満たす.

*その病期, あるいは進行度に患者を分類するために必ずなければならない項目.

(Steinbrocker et al, 1949, 文献2より)

ACR コアセット（ACR Core set）

どんな評価法か

- 米国リウマチ学会（ACR）が 1993 年に提唱した関節リウマチの活動性評価である．
- 圧痛関節数，腫脹関節痛，患者による疼痛評価，患者による疾患活動性の全般評価，医師による全般評価，日常生活動作の障害度評価，血液検査所見の炎症反応（赤沈値，血清 CRP 値）の 7 項目から成る．
- 日常生活動作の障害度評価には信頼性，妥当性が確立し，関節リウマチの薬効評価に感受性が高いと証明された自己記述式の評価表（AIMS, HAQ, Quality of Well Being, MHIQ, MACTAR など）を用いる．
- ACR コアセットで推奨されている活動制限の評価法として HAQ（Health Assessment Questionnaire）を表に示す．
- HAQ を簡略化した MHAQ（Modified HAQ）は自己評価に時間がかからず，日常診療で使いやすい．

どう評価するか

- 圧痛関節数は，それぞれの関節を検査者の指で押さえ，圧痛の有無を確認し，圧痛ありの関節数を記録する．腫脹関節は，視診，触診により腫脹あり・なしで評価し，腫脹ありの関節数を記録する．
- 自覚的疼痛強度，医師による全般的健康度，患者による自覚的健康度は 10 cm の VAS で評価，活動制限は HAQ その他の自己記述式活動性評価表を用いる．
- 炎症反応の検査は赤沈値あるいは CRP 値（ACR は mg/dl, DAS は mg/l）を使用する．

結果の解釈

- ACR 20 は疾患活動性が 20% 改善したことを示し，薬物療法の効果判定に用いられる．
- ACR 20 の基準は表（p260）のとおりである．

● ACR コアセット（米国リウマチ学会）

疾患活動性の指標
1　圧痛関節数 2　腫脹関節数 3　患者による疼痛評価 4　患者による疾患活動性の全般的評価 5　医師による疾患活動性の全般的評価 6　患者による身体機能評価 7　急性期炎症反応（赤沈値，血清 CRP 値）

圧痛関節数	28 関節以上の評価に基づく圧痛関節数．関節診察における圧迫，他動運動による多面的評価に基づく圧痛関節の数．さまざまな圧痛様態を，圧痛あり・なしの二者択一に集約させる．
腫脹関節数	28 関節以上の評価に基づく腫脹関節の数．関節は腫脹ありかなしかに評価される．
患者による疼痛評価	通常 10 cm の VAS，あるいは Likert scale を用いた，現在の痛みの強さの評価．
患者による疾患活動性の全般的評価	現在の関節炎の状態に関する患者自身の全般的評価．『関節炎があなたの生活全般に影響していることを考慮したうえで，どの程度調子よく過ごしているか，当てはまるところに×印を付けてください』のような質問を用いる．10 cm の VAS で評価する．Likert scale を用いてもよい．
医師による全般的評価	現在の関節炎の活動性に関する医師の評価を 10 cm の VAS，または Likert scale を用いて評価する．
患者による障害度評価	信頼性，妥当性が確立し，関節リウマチの薬効評価に感受性が高いと証明された自己記述式の評価表を用いる．AIMS，HAQ，Quality of Well Being，MHIQ，MACTAR などがある．
赤沈値	Westergren 法による 1 時間値（単位は mm）
血清 CRP 値	定量法による（単位は mg/dl）

（Felson et al，1995，文献 3 より）

● **HAQ**

各項目の日常生活動作について，この1週間のあなたの状態を平均して右の4つから1つを選んでレ印をつけて下さい．	何の困難もない (0点)	いくらか困難である (1点)	かなり困難である (2点)	できない (3点)
1. 更衣，および身支度				
a. 靴ひもを結び，ボタンかけも含め自分で着がえができますか？	☐	☐	☐	☐
b. 自分で洗髪できますか？	☐	☐	☐	☐
2. 起き上がり				
c. ひじ掛けのない椅子からまっすぐに立ち上がれますか？	☐	☐	☐	☐
d. ベッドに寝る，起き上がるができますか？	☐	☐	☐	☐
3. 食事				
e. 調理した肉を切ることができますか？	☐	☐	☐	☐
f. 中身の入ったコーヒーカップ，グラスを口元に運べますか？	☐	☐	☐	☐
g. 新しい牛乳パックの口を開けられますか？	☐	☐	☐	☐
4. 歩行				
h. 戸外で平らな路面を歩けますか？	☐	☐	☐	☐
i. 階段を5段登れますか？	☐	☐	☐	☐
5. 衛生				
j. 身体全体を洗い，タオルで拭けますか？	☐	☐	☐	☐
k. 浴槽につかることができますか？	☐	☐	☐	☐
l. トイレの便座に座り，立ち上がることができますか？	☐	☐	☐	☐
6. リーチ動作				
m. 頭の高さにある2〜3kgの物に手を伸ばし下ろすことができますか？	☐	☐	☐	☐
n. 腰を曲げ床にある衣服を拾い上げることができますか？	☐	☐	☐	☐
7. 握り動作				
o. 車のドアを開けられますか？	☐	☐	☐	☐
p. 既に使用している広口ビンの蓋を開けられますか？	☐	☐	☐	☐
q. 蛇口の開け閉めができますか？	☐	☐	☐	☐
8. その他の活動				
r. 用事や買い物で出かけることができますか？	☐	☐	☐	☐
s. 車の乗り降りができますか？	☐	☐	☐	☐
t. 掃除機をかけたり，庭の手入れをしたりの家事ができますか？	☐	☐	☐	☐

* 1〜8の各カテゴリーの中の最高点をその点数とし，最高点総和 / 回答したカテゴリー数を求める．
* MHAQ は a, d, f, h, j, n, q, s の8項目

(Fries, 1980, 文献7, Pincus, 1983, 文献8より)

● **ACR20**

- 圧痛関節数の 20% 以上の改善
- 腫脹関節数の 20% 以上の改善
  (この 2 項目は必須)
  上記 2 点に加えて,以下の 5 項目のうち 3 項目で 20% 以上の改善を認める場合を ACR20 とする.
- 患者の自覚的疼痛評価
- 患者による自覚的全般評価
- 医師による全般的評価
- 患者による障害度評価
- 急性炎症反応 (ESR または CRP)

DAS (Disease Activity Score)

どんな評価法か

- 1990 年に発表され,ヨーロッパリウマチ連盟 (EULAR) が疾患活動性の評価に用いることを推奨している.
- 評価関節数を 28 に簡略化した DAS 28 が用いられることが多く,ACR でも高い信頼性が認められている.
- 28 の評価関節(左右の肩,肘,手関節,MCP 関節,PIP 関節,膝関節)の圧痛関節数(TJC),および腫脹関節数(SJC),赤沈値(ESR, mm/1 時間),または CRP 値(mg/l),患者による自覚的全般的健康状態(GH, 10 cm の VAS)から,図の算式のいずれかを用いて算出される.

どう評価するか

- DAS の評価法および計算値は,オランダ Nijmegen 大学医療センターリウマチ科の Web Site (http://www.das-score.nl) から利用できる.DAS 用の簡易計算尺も利用できる.

● DAS28 の計算式

> DAS28＝0.56×$\sqrt{\text{TJC}}$＋0.28×$\sqrt{\text{SJC}}$＋0.70×lnESR＋0.014×GH
>
> DAS28-CRP＝0.56×$\sqrt{\text{TJC}}$＋0.28×$\sqrt{\text{SJC}}$＋0.36×ln(CRP＋1)＋0.014×GH＋0.96
>
> TJC： 圧痛関節数
> SJC： 腫脹関節数
> 　　　評価関節は（肩・肘・手・MCP×5・PIP×5・膝）×2（左右）の 28 関節
> ESR： 赤沈値　単位は mm/時　ln は自然対数
> CRP： 血清 CRP 値　単位は mg/l
> GH ： 自覚的全般的健康状態　100 mm の VAS

（var der Heidje, 1990, 文献 5, Prevoo, 1995, 文献 6 より）

結果の解釈

- DAS 28 の値によって疾患活動性を，低疾患活動性（DAS＜3.2），中等度疾患活動性（3.2 ≦ DAS 28 ≦ 5.1），高疾患活動性（DAS＞5.1）と定義し，それぞれの疾患活動性で DAS の改善度から治療介入の効果を，反応良好，中等度反応，反応なしに評価する改善基準が定められている（**表**）．

● DAS 28 を用いた EULAR 改善基準

現在の DAS	DAS 改善（治療前の DAS 28－現在の DAS 28）		
	改善＞1.2	0.6＜改善≦1.2	改善≦0.6
＜ 3.2 低疾患活動性	反応良好		
3.2 ～ 5.1 中等度疾患活動性	中等度反応		
＞ 5.1 高疾患活動性			反応なし

（van Gestel et al, 1996, 文献 9 より）

文献

1) Hochberg MC et al : The American College of rheumatology 1991 revised criteria for the classification of global functional status in rheumatoid arthritis. *Arthritis Reum* **35** : 498-502, 1992.
2) Steinbrocker O et al : Therapeuitic criteria in rheumatoid arthritis. *JAMA* **140** : 659-662, 1949.
3) Felson DT et al : American College of Rheumatology preliminary definition of improvement in rheumatoid arthritis. *Arthritis Rheum* **38** : 727-735, 1995.
4) AIMS : Arthritis Impact Measurement Scales HAQ : Health Assessment Questionnair MACTAR : McMaster Toronto Arthritis Patient Preferene Disability Questionnaire MHIQ : McMaster Health Index Questionnair.
5) van der Heidje DM et al : Judging disease activity in clinical practice in rheumatoid arthritis : First step in the development of a disease activity score. *Ann Rheum Dis* **49** : 916-920, 1990.
6) Prevoo MLL et al : Modified disease activity scores that include twenty-eight-joint counts. Development and validation in a prospective longitudinal study of patients with rheumatoid arthritis. *Arthritis Rheum* **38** : 44-48, 1995.
7) Fries JF et al : Measurement of patient outcome in arthritis. *Arthritis Rheum* **23** : 137-145, 1980.
8) Pincus T et al : Assessment of patient satisfaction in activities of daily living using a modified Stanford health assessment questionnaire. *Arthritis Rheum* **26** : 1346-1353, 1983.
9) van Gestel AM et al : Development and validation of the European League Against Rheumatism response criteria for rheumatoid arthritis. Comparison with the preliminary American College of Rheumatology and the World Health Organization/International League Against Rheumatism Criteria. *Arthritis Rheum* **39** : 34-40, 1996.

〔水落和也〕

脳性麻痺

評価ポイント

① 脳性麻痺とは，受胎から新生児期までの間に生じた脳の非進行性病変に基づく，永続的な，しかし変化し得る運動および姿勢の異常である（1968年，厚生省脳性麻痺研究班会議）．

② 脳性麻痺児の粗大運動機能の評価には，Rosenbaum らのグループによって開発された GMFM と GMFCS が用いられる．

③ GMFM の評価によって，粗大運動能力の経時的な変化と治療アウトカムを測定することができる．また，GMFCS の評価によって，粗大運動能力に基づいた重症度分類が可能となり，実用性を考慮した機能予後を推定することができる．

GMFM（粗大運動能力尺度；Gross Motor Function Measure）

どんな評価法か

- 粗大運動能力の経時的な変化を測定する尺度である．1989年に Russell と Rosenbaum らによって発表され，1993年にマニュアル第2版（日本語版[1]の原書）が完成した．
- 治療およびリハプログラムのアウトカム測定尺度として，臨床ならびに研究の場で汎用されている．
- 粗大運動機能を詳細に測定することにより，現実的なゴール設定に役立つ情報が得られる．
- 高い信頼性と妥当性，反応性を有する．
- 2002年に，Rasch 分析を用いて項目を厳選した GMFM-66[2] が考案された．GMFM-66 では，Gross Motor Ability Estimator というソフトウェアを用いて，間隔尺度に変換したスコアが求められる．

● GMFM-88（抜粋）

項目 D：立位	点数
52. **床から**：大きなベンチにつかまって立ちあがる	0☐ 1☐ 2☐ 3☐
53. **立位**：上肢の支えなしに 3 秒間保持する	0☐ 1☐ 2☐ 3☐
54. **立位**：大きなベンチに片手でつかまって右足を持ち上げる，3 秒間	0☐ 1☐ 2☐ 3☐
55. **立位**：大きなベンチに片手でつかまって左足を持ち上げる，3 秒間	0☐ 1☐ 2☐ 3☐
56. **立位**：上肢の支えなしで，20 秒間保持する	0☐ 1☐ 2☐ 3☐
57. **立位**：左足を持ち上げ，上肢の支えなしで，10 秒間	0☐ 1☐ 2☐ 3☐
58. **立位**：右足を持ち上げ，上肢の支えなしで，10 秒間	0☐ 1☐ 2☐ 3☐
59. **小さなベンチに座って**：上肢を使わないで立ち上がる	0☐ 1☐ 2☐ 3☐
60. **膝立ち**：右片膝立ちになってから立ち上がる，上肢を使わないで	0☐ 1☐ 2☐ 3☐
61. **膝立ち**：左片膝立ちになってから立ち上がる，上肢を使わないで	0☐ 1☐ 2☐ 3☐
62. **立位**：コントロールして，しゃがんで床に座る，上肢を使わずに	0☐ 1☐ 2☐ 3☐
63. **立位**：しゃがみこむ，上肢で支えずに	0☐ 1☐ 2☐ 3☐
64. **立位**：上肢で支えずに，床から物をつまみ上げ，立位に戻る	0☐ 1☐ 2☐ 3☐
D 領域の合計点	

項目 E：歩行，走行とジャンプ	点数
65. **立位，大きなベンチに両手をついて**：右側に 5 歩，横に歩く	0☐ 1☐ 2☐ 3☐
66. **立位，大きなベンチに両手をついて**：左側に 5 歩，横に歩く	0☐ 1☐ 2☐ 3☐
67. **立位，両手でつかまって**：前方へ 10 歩歩く	0☐ 1☐ 2☐ 3☐
68. **立位，片手でつかまって**：前方へ 10 歩歩く	0☐ 1☐ 2☐ 3☐
69. **立位**：前方へ 10 歩歩く	0☐ 1☐ 2☐ 3☐
70. **立位**：前方へ 10 歩歩いて止まり，180 度回転し戻ってくる	0☐ 1☐ 2☐ 3☐
71. **立位**：後方へ 10 歩歩く	0☐ 1☐ 2☐ 3☐
72. **立位**：前方へ 10 歩歩く，大きな物を両手で持って	0☐ 1☐ 2☐ 3☐
73. **立位**：20 cm の間隔の平行線の間を，前方へ 10 歩連続して歩く	0☐ 1☐ 2☐ 3☐

（次頁つづく）

74. 立位：2 cm の幅の直線上を，前方へ 10 歩連続して歩く	0☐	1☐	2☐	3☐
75. 立位：膝の高さの棒をまたぎ越える，右足を先に	0☐	1☐	2☐	3☐
76. 立位：膝の高さの棒をまたぎ越える，左足を先に	0☐	1☐	2☐	3☐
77. 立位：4.6 m 走り，停止し，戻ってくる	0☐	1☐	2☐	3☐
78. 立位：右足でボールを蹴る	0☐	1☐	2☐	3☐
79. 立位：左足でボールを蹴る	0☐	1☐	2☐	3☐
80. 立位：両足同時に 30 cm 上方にジャンプする	0☐	1☐	2☐	3☐
81. 立位：両足同時に 30 cm 前方にジャンプする	0☐	1☐	2☐	3☐
82. 右片足立ち：60 cm の円の中で，右足で 10 回片足跳びをする	0☐	1☐	2☐	3☐
83. 左片足立ち：60 cm の円の中で，左足で 10 回片足跳びをする	0☐	1☐	2☐	3☐
84. 立位，一方の手すりにつかまって：4 段登る，一方の手すりにつかまって，交互に足を出して	0☐	1☐	2☐	3☐
85. 立位，一方の手すりにつかまって：4 段降りる，一方の手すりにつかまって，交互に足を出して	0☐	1☐	2☐	3☐
86. 立位：4 段登る，足を交互に出して	0☐	1☐	2☐	3☐
87. 立位：4 段降りる，足を交互に出して	0☐	1☐	2☐	3☐
88. 15 cm の高さの段上に立つ：飛び降りる，両足同時に	0☐	1☐	2☐	3☐
E 領域の合計点				

採点基準

0＝全くできない
1＝少しだけできる（10% 未満の達成度）
2＝部分的にできる（10% 以上，100% 未満の達成度）
3＝完全にできる

マニュアルには，すべての項目について具体的な採点基準が記載されている．

（近藤・他，2000，文献 1 より）

脳性麻痺

どう評価するか

- A. 臥位と寝返り，B. 座位，C. 四つ這いと膝立ち，D. 立位，E. 歩行，走行とジャンプ，の 5 領域（計 88 項目）を評価する．
- 各項目の課題をどのくらい子どもが達成できるかによって，4 段階で採点する（0～3 点）．
- 原則として補装具を付けない状態で検査する．日常的に補装具を使用している場合には，使った状態で検査してもよい．

- 所要時間：およそ60分.
- 結果は，①各領域の％得点＝各領域の合計点/満点×100(％)，②総合点＝各領域の％得点の合計/5(％)，③ゴール総合点＝ゴールと考える領域の％得点の合計/ゴール領域の数(％)，で表される.

結果の解釈

- 各領域の粗点および％得点，総合点，ゴール総合点の増加は粗大運動能力の向上を示している.
- GMFM-66スコアは，子どもの粗大運動能力を0〜100の間の1つの数値で表したものであり，スコアが高いほど難易度の高い課題が遂行できることを表している.
- 制限として，課題遂行の質は考慮されない点があげられる.

GMFCS（粗大運動能力分類システム；Gross Motor Function Classification System）

どんな評価法か

- 現在の粗大運動能力（特に座位，移乗，移動能力）に基づいて脳性麻痺児を分類するシステムである．1997年にPalisanoとRosenbaumらによって開発された.
- 最高の状態で「できる」とわかっていることより，家庭や学校，社会環境で普段「している」こと（パフォーマンス）が重視される.
- 6歳以降の年齢で最終的に到達する粗大運動能力によって，5つの機能レベルが設定されている．各レベルの説明は，「2歳まで」「2〜4歳」「4〜6歳」「6〜12歳」の年齢帯に分けられている.
- 低年齢で分類を行うことにより，学童期以降の実用性および移動器具の必要性を考慮した粗大運動能力が予測できる.
- GMFCSによる分類は，麻痺の分布（片麻痺，両麻痺など）による分類に比べて予測的価値が高い.
- 2007年にGMFCS-Expanded and Revised（GMFCS-E & R）[3]が考案され，新たに12〜18歳までの年齢帯が付け加えられた.

● GMFCS-E & R の要点

それぞれのレベルの一般的見出し

レベルⅠ：制限なしに歩く
レベルⅡ：制限を伴って歩く
レベルⅢ：手に持つ移動器具を使用して歩く
レベルⅣ：制限を伴って自力移動；電動の移動手段を使用してもよい
レベルⅤ：手動車椅子で移送される

各レベル間の区別

● レベルⅠおよびⅡの区別

レベルⅠの子ども達と青年に比べて，レベルⅡの子ども達と青年は，長距離を歩くことやバランスを保つことに制限があり，歩行を習得する最初の頃に手に持つ移動器具を必要とすることがあり，屋外や近隣で長い距離を移動するときに車輪のついた移動手段を使用することがあり，階段を上がったり，下りたりするときに手すりの使用を必要とし，走ったり跳躍したりする能力が劣っている．

● レベルⅡおよびⅢの区別

レベルⅡの子ども達と青年は，4歳以降は手に持つ移動器具を使用せずに歩く能力がある（時には使用することを選択するかもしれないが）．レベルⅢの子ども達と青年は，屋内を歩くために手に持つ移動器具を必要とし，屋外や近隣で車輪のついた移動手段を使用する．

● レベルⅢおよびⅣの区別

レベルⅢの子ども達と青年は，一人で座るか，座るために最低限の限定的な外的支持を必要としている．立位での移乗においてより自立しており，手に持つ移動器具で歩く．レベルⅣの子ども達と青年は，（普通支えられての）座位で活動できるが，自力移動は制限される．レベルⅣの子ども達と青年は，手動車椅子で移送されるか，電動の移動手段を使用することがおそらくより多い．

● レベルⅣおよびⅤの区別

レベルⅤの子ども達と青年は，頭と体幹のコントロールが非常に制限されており，広範な補完的な技術と身体的介助を必要とする．自力移動は，もし子ども達や青年がどのように電動車椅子を操作するか習得したときだけに，達成される．

（近藤・他，文献3より）

脳性麻痺

●6〜12歳の誕生日の前日までの子どものGMFCS-E & Rの説明とイラスト

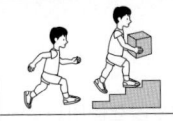

	GMFCS Level I 家や学校や屋外や近隣を歩く．手すりを使わずに階段を昇り降りすることができる．走行，跳躍などの粗大運動スキルを遂行するが，速度，バランス，および運動協調性は制限されている．
	GMFCS Level II ほとんどの生活環境で歩き，手すりを持って階段を昇り降りする．長い距離を歩いたり，平坦でない傾斜のある地形や人混みの中や狭い場所でバランスを取ることの困難さを経験することがある．長い距離では，身体的介助を受けたり，手に持つ移動器具を使ったりして歩くか，車輪のついた移動手段を使うことがある．走行や跳躍のような粗大運動スキルを遂行する能力は最小限に限定されている．
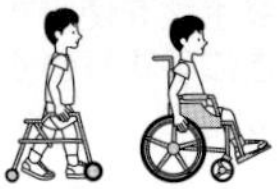	**GMFCS Level III** 屋内のほとんどの生活環境で，手に持つ移動器具を使って歩く．見守りまたは身体的介助を受けて，手すりを持って階段を昇り降りすることがある．長い距離を移動するときは，車輪のついた移動手段を使用し，短距離を自力で駆動することがある．
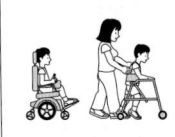	**GMFCS Level IV** ほとんどの生活環境で，身体的介助または電動の移動手段を必要とする移動方法を使用する．家では，身体的介助を受けて短距離を歩行するか，電動の移動手段，またはその中に置かれれば，体を支える装置のついた歩行器を使うことがある．学校や屋外や近隣では，手動車椅子で移送されるか，電動の移動手段を使用する．
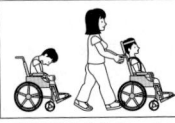	**GMFCS Level V** すべての生活環境において，手動車椅子で移送される．重力に抗して頭と体幹の姿勢を維持することおよび上下肢の運動をコントロールする彼らの能力に制限がある．

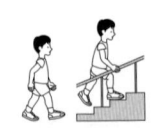

GMFCS E & R Descriptors and Illustrations: motorgrowth.canchild.ca
身体的介助：他人が徒手的に子どもが動くことを手助けすること．**手に持つ移動器具**：杖，クラッチ，歩行中体幹を支えない前方型または後方型の歩行器．**車輪のついた移動手段**：バギー，手動車椅子，電動車椅子など車輪のついたいかなるタイプの装置も含まれる．**電動の移動手段**：ジョイスティックまたは電気スイッチを能動的にコントロールする電動車椅子，スクーターなど．**体を支える装置のついた歩行器**：骨盤と体幹を支える移動器具．

　上記の記述は簡易的なものであり，詳細な定義はGMFCS-E & R日本語版を参照すること．

どう評価するか

- 各年齢帯で，どのレベルの記述が，子どもの粗大運動機能に関する現在の能力と制限を最もよく表しているかを決定することにより，レベルⅠ〜Ⅴに分類する．
- 各レベルの一般的見出しは，6歳以降のパフォーマンスの特徴を最もよく表す移動方法である．

結果の解釈

- 低年齢でレベルⅢと判断された子どもは，自然経過において6歳以降もレベルⅢであろうと予測される．
- 制限としてレベルⅠとレベルⅡの区別は，他のレベル間の区別ほどはっきりしたものではない点があげられる（特に2歳未満のとき）．

文献
1) 近藤和泉，福田道隆監訳：GMFM—粗大運動能力尺度．医学書院，2000．
2) Russell DJ et al：Gross Motor Function Measure (GMFM-66 & GMFM-88). User's Manual (incl. the GMAE CD-ROM), Mac Keith Press, 2002.
3) 近藤和泉・他訳：粗大運動能力分類システム—拡張・改訂されたもの（GMFCS-E & R 日本語版）．CanChild Centre for Childhood Disability Research, McMaster University（http://www.canchild.ca よりダウンロード可能）

（問川博之）

二分脊椎

評価ポイント

①二分脊椎は椎弓の癒合障害によって生じた,先天性の脊柱管形態障害である.開放性と潜在性に二分され,前者では脊髄髄膜瘤を伴い,先天性脊髄障害を呈することが多い.また,水頭症やキアリ奇形の合併による知的発達障害を合併することがある.わが国の発生頻度は出生1万人当たり3人と,欧米に比べ少ない.
②その評価にはHofferの分類が用いられる.
③この評価によって脊髄障害のレベルに応じた機能獲得の予測が可能であり,リハ治療計画や補助具の処方に利用することができる.

Hofferの分類

どんな評価法か

- 二分脊椎,脊髄髄膜瘤患者の歩行能力を歩行が可能か否か,および活動範囲により分類したものである.

どう評価するか

- 歩行能力について,歩行が屋外で実用的か,屋内に限られているか,訓練に限られているか,歩行不能かの4段階で評価する.
- 原法は活動範囲のみを判断材料とし,補装具の有無は問わないが,わが国の社会環境に合わせて,屋外歩行自立を杖なしで可能なものと,杖を使用して可能なものの2つに細分する方法もある.

● Hoffer の分類

生活地域での歩行自立：Community ambulators
室内も屋外もほとんどの活動を歩行で行う．杖・装具の有無を問わない．長距離の旅行などにだけ車椅子を使用する．
屋内での歩行自立：Houshold ambulators
室内を補装具を用いて歩行する．ベッドや椅子からの移乗にはほとんど介助を必要としない．自宅や学校の室内でのいくつかの活動と地域社会でのすべての活動に車椅子を使用する．
訓練歩行能力のみ：Non-functional ambulators
自宅や学校，病院での訓練として歩行できるが，それ以外の移動には車椅子を用いる．
歩行不能：Non-ambulators
常時車椅子を使用するが，車椅子とベッドの移乗は可能である．

(Hoffer et al, 1973, 文献1より)

●沖によるわが国の社会環境に合わせた変法

Community ambulator
a 独歩群：戸外，室内とも歩行可能で杖不要 b 杖歩行群：戸外，室内とも歩行可能なるも杖必要
Houshold ambulator
社会的活動に杖歩行と車椅子移動を併用
Non-functional ambulator
訓練時のみ杖歩行可能で，その他は車椅子使用
Non-ambulator
移動にはすべて車椅子を要す

(沖, 2008, 文献2, 沖, 1999, 文献3より)

二分脊椎

結果の解釈

- 脊髄髄膜瘤による脊髄損傷高位により最大到達可能な歩行能力が概ね定まる．機能残存の脊髄節が，第5腰髄節以下：杖なしで屋外歩行自立（Community ambulators a），第3・4腰髄節：杖を使って歩行自立（Community ambulators b），第1・2腰髄節：Houshold ambulators，胸髄節：Non-functional ambulatorsまたはNon ambulators，であることが多い．
- 脊髄髄膜瘤児のリハにおいて，移動能力の目標設定になるだけでなく，下肢装具，歩行補助具の選択の際に参考となる．

文献
1) Hoffer MM et al：Functional ambulation in patients with myelomeningocele．*JBJS* **55**-A：137-148，1973．
2) 沖 高司：二分脊椎 A. 診断・評価・医療的ケア．こどものリハビリテーション医学（伊藤利之・他編），第2版，医学書院，2008，pp172-180．
3) 沖 高司：二分脊椎・水頭症 1. 二分脊椎の療育とリハビリテーション．こどものリハビリテーション医学（陣内一保・他編），医学書院，1999，pp240-250．

〔水落和也〕

パーキンソン病

評価ポイント

① パーキンソン病は，脳内のドーパミン不足とアセチルコリンの相対的増加を病態とし，錐体外路系徴候を示す神経変性疾患のひとつである．症状は大別して運動症状と非運動症状がある．運動症状は振戦，無動，固縮が特に三主徴として知られている．非運動症状のなかには，精神症状，自律神経症状などが含まれる．

② 重症度の評価をすることは，薬物やリハなどの効果判定に重要である．それには，Hoehn and Yahr 重症度分類とUPDRS が国際的にも広く利用されている．Hoehn and Yahr 重症度分類は 1967 年に発表され，現在でも広く用いられている．UPDRS は 1987 年に初版が出て，現在は第 3 版が用いられている．

③ パーキンソン病の重症度を知ることは，薬物療法，運動療法など治療を進めるにあたって大変重要である．

Hoehn and Yahr 重症度分類

どんな評価法か

- 分類は簡便であるが，粗い．
- バランスや日常生活の障害の有無の 2 つの指標のみで評価されており，微細な治療効果の判定には適さない．
- 病気の重症度，進行度の指標として用いられている．

どう評価するか

- 患者の訴え，歩行，立位姿勢，固縮などを両側性に評価し，および ADL の状態からパーキンソン病の重症度を評価する．

● Hoehn and Yahr 重症度分類

ステージ 0	症状なし
ステージ 1	症状は一側性で体幹障害なし 機能障害はないか,あってもごく軽度にとどまる
ステージ 1.5	症状は一側性で体幹障害を認める
ステージ 2	症状は両側性だが姿勢反射障害なし
ステージ 2.5	引き倒し検査で突進現象はごく軽度で立ち直れる
ステージ 3	姿勢反射障害を伴う軽度から中等度の両側の障害 身体的には自立している
ステージ 4	かなりすすんだ障害. 日常生活に著しい障害がある 介助なしに何とか起立歩行が可能
ステージ 5	補助なしでは車いすあるいはベッド生活

(Hoehn et al, 1967, 文献 1)(川井 充:ケアスタッフと患者・家族のためのパーキンソン病, 眞野行生編, 医歯薬出版, 2002)

結果の解釈

- どの段階かを知ることが重要である. それによって治療に役立てる. リハの方法も異なる.
- 治療方針を立てるとき, 公費負担の申請をするときに必要. ステージ 3 以上で, 医療費が補助される.

UPDRS (Unified Parkinson's Disease Rating Scale)

どんな評価法か

- パーキンソン病を総合的に評価する基準として, 世界中の医療関係者に広く利用されており, Hoehn and Yahr 重症度分類に比し, 細かく評価することができる.
- Part Ⅰ～Ⅳの 42 種類 55 項目に及ぶ.
- 信頼性, 妥当性に優れる.

● UPDRS

Part I 精神機能，行動および気分

1. 知的機能障害:	0＝なし 1＝軽度障害，健忘が一貫してみられるが，部分的に思い出すことが可能で他の障害なし 2＝中等度の記憶障害，見当識障害もあり，複雑な問題への対処に中等度の障害．家庭内でも時に介助を要する 3＝重篤な記憶障害，時間と場所に対する見当識障害，問題への対処に重篤な障害 4＝重篤な記憶障害，見当識は人に対してのみ残存，身の回りのこともかなりの介助が必要，自力での家庭生活は困難	0 1 2 3 4
2. 思考障害: (痴呆*または薬物の副作用による)	0＝なし 1＝鮮明な夢を見る程度 2＝良性の幻覚，病識は保たれている 3＝時々ないししばしば幻覚妄想があり，病識がなく日常生活に支障を来すことがある 4＝持続的な幻覚・妄想状態，または増悪期精神症，自力での社会生活は不可能	0 1 2 3 4
3. 抑うつ状態:	0＝なし 1＝時に悲壮感や罪悪感に悩まされるが，数週間以上続くことはない 2＝1週間以上継続する抑うつ状態 3＝不眠，食欲低下，体重減少，興味の消失などを伴う持続的な抑うつ状態 4＝上記の状態にさらに自殺念慮または自殺企図が加わる	0 1 2 3 4
4. 意欲，自発性:	0＝正常 1＝通常より消極的，受動的 2＝急を要しない活動に関する意欲，興味の低下 3＝日常生活動作に関しても意欲，興味の低下 4＝意欲，自発的の完全な消失，逃避的	0 1 2 3 4

Part II 日常生活動作

5. 会話:	0＝正常 1＝軽度の障害だが完全に理解できる 2＝中等度の障害，時々聞き返す必要がある 3＝高度の障害，頻繁に聞き返す必要がある 4＝ほとんど聞き取り不可能	0 1 2 3 4

＊現，認知症（筆者注）．

（次頁つづく）

6. 流涎：	0＝正常 1＝口中の唾液軽度増加，睡眠中流涎をみることあり 2＝中等度の口中唾液増加，しかし，流涎はごくわずか 3＝高度の口中唾液増加，時に流涎 4＝高度の口中唾液増加，流涎のためティッシュまたはハンカチが常に必要	0 1 2 3 4
7. 嚥下：	0＝正常 1＝まれにむせることあり 2＝時々むせる 3＝軟らかい食事をしないとむせる 4＝チューブ栄養が必要	0 1 2 3 4
8. 書字：	0＝正常 1＝多少のろいか多少字が小さい 2＝中等度のろいか中等度に字が小さい 3＝高度の障害，読めない字がある 4＝ほとんど読めない	0 1 2 3 4
9. 食事と食器の扱い：	0＝正常 1＝少しのろくぎこちないが全て一人でできる 2＝大部分の食事は，箸またはナイフとフォークで食べられる，時に介助を要する程度 3＝硬いもの，大きいものは切ってもらう必要があるがその他はのろいが自分で食べられる 4＝介助で食べさせてもらう必要ある	0 1 2 3 4
10. 着衣：	0＝正常 1＝やや遅いが全て自分でできる 2＝ボタンを止める，袖のところに手を持っていくなどで時に助けが必要 3＝自分でできる部分もあるが，かなり介助が必要 4＝自分では，なにもできない	0 1 2 3 4
11. 入浴・トイレ：	0＝正常 1＝やや遅いが全て自分でできる 2＝入浴には一部介助が必要，あるいは洗顔・トイレはきわめてのろい 3＝洗顔，歯磨き，整髪，トイレに介助が必要 4＝膀胱カテーテルが必要な状態	0 1 2 3 4
12. 寝返り及び布団直し：	0＝正常 1＝少しのろいが自分でできる 2＝寝返りや布団を直すのは一人でどうにか可能だが努力を要する 3＝寝返りや布団直しをしようとするが一人ではできない 4＝自分では全くできない	0 1 2 3 4

（次頁つづく）

13. 転倒(すくみによらない):	0＝なし 1＝まれにある 2＝時々あるが1日1回程度 3＝平均して1日に1回は転ぶ 4＝1日に1回以上転ぶ	0 1 2 3 4
14. 歩行中のすくみ:	0＝なし 1＝まれにあり，start hesitation を起こすことあり 2＝歩行中時々すくむ 3＝しばしば，すくみ足を生じ，そのために時々転倒する 4＝すくみ足のためしばしば転倒する	0 1 2 3 4
15. 歩行:	0＝正常 1＝軽度の障害，手をふらないか足を引きずることがある 2＝中等度の障害があるが，介助は不要 3＝高度の障害があり，介助が必要 4＝介助があっても歩行は不能	0 1 2 3 4
16. ふるえ:	0＝なし 1＝軽度：ときにみられる程度 2＝中等度：気になる程度のふるえ 3＝高度：かなりの日常生活動作の障害となる 4＝きわめて高度：大部分の日常生活動作を妨げる	0 1 2 3 4
17. パーキンソニズムに関連した感覚症状:	0＝なし 1＝ときにしびれ感,ピリピリ感,軽い鈍痛を感じる 2＝しばしば，しびれ感，ピリピリ感，鈍痛を感じるが，気に障るほどではない 3＝しばしば痛みを感じる 4＝耐え難い痛みを感じる	0 1 2 3 4

Part Ⅲ　運動能力検査

18. 言語:	0＝正常 1＝表現，用語，声量の軽度の減少がある 2＝単調で不明瞭な発音．しかし，理解可能 3＝高度の構音障害．理解するのはかなり困難 4＝理解不能	0 1 2 3 4
19. 顔の表情:	0＝正常 1＝わずかの表情の乏しさ，ポーカーフェイス 2＝軽度ではあるがはっきりとした表情の乏しさ 3＝中等度の表情の乏しさ，口を閉じていないときがある 4＝著明な表情の乏しさ，ほとんど表情がなく，口は 1/4 inch（0.6 cm）以上開いている	0 1 2 3 4

（次頁つづく）

パーキンソン病

		顔面	左手	右手	左足	右足
20. 安静時振戦:（顔面，左手，右手，左足，右足）	0＝なし	0	0	0	0	0
	1＝ごくわずかでたまに出現する程度	1	1	1	1	1
	2＝軽度の振幅の振戦で持続的に出現しているか中等度の振幅で間欠的に出現する	2	2	2	2	2
	3＝中等度の振幅で，大部分の時間出現している	3	3	3	3	3
	4＝大きな振幅の振戦が，大部分の時間出現している	4	4	4	4	4

		左	右
21. 手の動作時振戦または姿勢振戦:（左，右）	0＝なし	0	0
	1＝動作時に出現する軽度の振戦	1	1
	2＝動作時に出現する中等度振幅の振戦	2	2
	3＝動作時及び姿勢保持で出現する中等度振幅の振戦	3	3
	4＝高度の振幅で，食事動作が障害される振戦	4	4

		頚部	左上肢	右上肢	左下肢	右下肢
22. 固縮:（頚部，左上肢，右上肢，左下肢，右下肢）（安静座位で検査，歯車減少の有無は無視）	0＝なし	0	0	0	0	0
	1＝軽微な固縮，または他の部位の随意運動で誘発される固縮	1	1	1	1	1
	2＝軽〜中等度の固縮	2	2	2	2	2
	3＝高度の固縮だが関節可動域は正常	3	3	3	3	3
	4＝著明な固縮があり，正常可動域を動かすには，困難を伴う	4	4	4	4	4

		左	右
23. 指タップ:（左，右）（母指と示指をできるだけ大きな振幅で素早くタッピングを行う．左右別々に検査する）	0＝正常	0	0
	1＝やや遅いか，振幅がやや小さい	1	1
	2＝中等度の障害で明らかにまた早期に疲労を示し，動きが止まってしまうこともある	2	2
	3＝高度の障害で運動開始時に，hesitation をしばしば起こすか，動きが止まることもある	3	3
	4＝ほとんどタッピングの動作にならない	4	4

（次頁つづく）

		左	右
24. 手の運動： (左，右) (できるだけ大きくかつ素早く手の開閉運動を繰り返す．片手ずつ行う)	0＝正常 1＝少し遅くなるか，振幅がやや小さい 2＝中等度の障害ですぐ疲れてしまい，運動が止まってしまうことが時にある 3＝高度の障害で運動開始時，しばしば hesitation を起こすか，運動が途中で止まってしまうことがしばしばある 4＝ほとんど指の開閉運動ができない	0 1 2 3 4	0 1 2 3 4
25. 手の回内回外運動： (空中にてできるだけ早く両側同時に行う)	0＝正常 1＝軽度に緩慢か振幅がやや小さい 2＝中等度の障害ですぐ疲れてしまい，時に運動が中断することもある 3＝高度の障害でしばしば運動の開始に hesitaiton があるか運動の停止がある 4＝ほとんど所定の運動ができない	0 1 2 3 4	0 1 2 3 4
26. 下肢の敏捷性： (下肢全体を上げて踵で床をタップする．踵は 7.5 cm 以上上げる)	0＝正常 1＝軽度に緩慢か振幅がやや小さい 2＝中等度の障害で早期に疲労し，時に運動が中断することもある 3＝高度の障害でしばしば運動の開始に hesitation があるか運動の停止がある 4＝ほとんど所定の運動ができない	0 1 2 3 4	0 1 2 3 4
27. 椅子からの立ち上がり：(診察用の椅子から腕を組んだまま立ち上がる)	0＝正常 1＝可能だが遅く，一度でうまくいかないこともある 2＝肘掛けに腕をついて立ち上がる必要がある 3＝立ち上がろうとしても椅子に倒れ込むことがあるが，最後には一人で立ち上がれる 4＝立ち上がるには介助が必要		0 1 2 3 4
28. 姿勢：	0＝正常 1＝軽度の前屈姿勢 (高齢者では正常としてもおかしくない程度の前屈) 2＝中等度の前屈姿勢で，一側にやや傾くこともある 3＝高度の前屈姿勢，脊椎後彎を伴い，一側へ中等度に傾くこともある 4＝高度の前屈，究極の異常前屈姿勢		0 1 2 3 4

(次頁つづく)

29. 歩行：	0＝正常 1＝歩行は緩慢，小刻みでひきずることもあり，しかし，加速歩行や前方突進はない 2＝困難を伴うも一人で歩けるが，加速歩行，小刻み歩行．前方突進がみられることもある 3＝高度の歩行障害，介助を要する 4＝介助があっても歩けない	0 1 2 1 0
30. 姿勢の安定性： (後方突進現象)	0＝なし 1＝後方突進現象があるが，自分で立ち直れる 2＝後方突進現象があり，支えないと倒れる 3＝きわめて不安定で，何もしなくても倒れそうになる 4＝介助なしには起立が困難	0 1 2 3 4
31. 動作緩慢と運動減少： (動作緩慢，躊躇，腕振り減少，運動の振幅の減少，運動量の減少を総合的に評価)	0＝なし 1＝わずかに緩慢，慎重にやっているようにみえ，運動の振幅がやや小さいこともある 2＝軽度に運動緩慢があり，運動量が低下しているか，運動の大きさが低下している 3＝中等度の動作緩慢で中等度に運動量が低下するか運動の大きさが低下する 4＝高度の動作緩慢で，高度に運動量が低下するか運動の大きさが低下する	0 1 2 3 4

Part Ⅳ　治療の合併症

A. ジスキネジア		
32. ジスキネジアの出現時間： (起きている時間の何％ジスキネジアが起きているか病歴から聴取する)	0＝なし 1＝1～25% 2＝26～50% 3＝51～75% 4＝76～100%	0 1 2 3 4
33. ジスキネジアに起因する障害：(病歴ならびに診察室での所見を総合的に判断)	0＝不自由はない 1＝軽度の障害となる 2＝中等度の障害となる 3＝高度の障害となる 4＝ジスキネジアのため，ほとんどなにもできない	0 1 2 3 4
34. 痛みを伴うジスキネジア：どの位痛むか	0＝痛まない 1＝少し痛む 2＝かなり痛む 3＝とても痛む 4＝ものすごく痛む	0 1 2 3 4

（次頁つづく）

35. 早期のジストニア：(病歴より)	0＝なし 1＝あり	0 1
B. 症状の日内変動		
36. 服薬時間から予想できるオフ期間の有無	0＝なし 1＝あり	0 1
37. 服薬時間から予想できないオフ期間の有無	0＝なし 1＝あり	0 1
38. 数秒間の中に突然起きるオフ期間の有無	0＝なし 1＝あり	0 1
39. 起きている時間の何％がオフ期間か？	0＝なし 1＝1〜25％ 2＝26〜50％ 3＝51〜75％ 4＝76〜100％	0 1 2 3 4
C. その他の合併症状		
40. 食欲低下，吐き気，嘔吐の有無	0＝なし 1＝あり	0 1
41. 不眠，眠気などの睡眠障害の有無	0＝なし 1＝あり	0 1
42. 起立性低血圧による立ち眩み・失神の有無	0＝なし 1＝あり	0 1

Part Ⅴ　Hoehn and Yahr の修正重症度分類

Stage 0　＝パーキンソニズムなし
Stage 1　＝一側性パーキンソニズム
Stage 1.5 ＝一側性パーキンソニズム＋体幹障害
Stage 2　＝両側性パーキンソニズムだが平行障害なし
Stage 2.5 ＝軽度両側性パーキンソニズム＋後方突進があるが自分で立ち直れる
Stage 3　＝軽〜中等度パーキンソニズム＋平行障害，肉体的には介助不要
Stage 4　＝高度のパーキンソニズム，歩行は介助なしでどうにか可能
Stage 5　＝介助なしでは，車椅子またはベッドで寝たきりで介助でも歩行は困難

（次頁つづく）

Part Ⅵ　Schwab and England of Daily Living Scale

- 100% －完全に自立している．遅延，困難または機能障害なしに，全ての日常活動（家事，日常の雑用）を行うことができる．ほぼ正常．困難さに気付かない
- 90% －完全に自立している．ある程度の遅延，困難及び機能障害はあるが，全ての日常活動を行うことができる．2倍の時間がかかることがある．困難さに気付き始めている
- 80% －ほとんどの日常活動を一人でできる．2倍の時間がかかる．困難さ及び遅延を意識している
- 70% －完全には自立していない．一部の活動については，より困難である．3～4倍の時間がかかる．1日の大部分を日常生活に費やさなければならない
- 60% －ある程度自立している．大抵の日常活動はできるが，きわめて緩徐で，かなりの労力を要する．ミスがあり，一部の活動はできない
- 50% －より他人に依存しなければならないが，半分の日常活動については介助が必要であり，また緩徐である．全てについて困難である
- 40% －きわめて依存的である．全ての日常活動について介助が必要だが，2，3の活動については一人でできる
- 30% －時々，努力して2，3の日常活動を一人で行うまたは始めることができる．かなりの介助が必要である
- 20% －なにも一人ではできない．一部の活動については，少しの介助があればできる
- 10% －完全に依存的で．全面介助，無力かつ完全な病人
- 0% －嚥下，膀胱及び腸機能などの植物的機能は機能していない．寝たきり状態，排尿，排便のコントロール不能

（檜皮谷・他，2005，文献2より）

どう評価するか

Part Ⅰ：精神機能評価で4項目，16点である．認知機能障害，幻覚，うつなどの評価である．

Part Ⅱ：日常生活動作を33項目，52点である．言語や書字，食事，入浴，着衣，歩行，異常感覚などである

Part Ⅲ：運動機能評価で，言語野，振戦，固縮，姿勢反射障害，歩行，無動症状などパーキンソン症状の評価であり，27項目，108点である

Part Ⅳ：治療の合併症の評価である．ジスキネジア，日内変動，その他の合併症から成り，11項目，23点である．

- それぞれの項目を基本的に5段階に分けて点数で評価する．
- 以上より，パーキンソン病の重症度を点数で表すことができる．

結果の解釈

- 薬物療法の効果や,手術成績,リハなどの治療効果を評価する際に,その前後を比べることができる.
- UPDRS 総スコアと Hoehn and Yahr 重症度には高い相関がある.
- UPDRS は評価項目が多いため,評価にやや時間がかかる(約 20〜30 分).
- Part Ⅰ〜Ⅳの合計点は 199 点である.

文献

1) Hoehn MM, Yahr MD:Parkinsonism:onset, progression, and mortality. *Neurology* **17**:427-442, 1967.
2) 檜皮谷泰寛, 近藤智善:UPDRS, Hoehn and Yahr. 臨床リハ **14**:952-956, 2005.

(正門由久)

IV 主な疾患の評価 9

呼吸・循環器疾患

評価ポイント

① 呼吸・循環器疾患とは，呼吸器，循環器に病変の首座がある疾患であり，リハの観点からは運動負荷が問題となることが多い．

② 呼吸・循環器のリハを行うためには，その疾患の病態・重症度，安静時と労作時の自覚症状，筋力，運動耐用能，栄養，ADL，QOL などの多面的な評価を必要とする．その評価のひとつとして，自覚症状をスケール化したものが用いられ，間接的評価としては呼吸器疾患では Fletcher, Hugh-Jones 分類，MRC 息切れスケール，循環器疾患では NYHA 分類，直接的評価としては Borg スケール，ないし修正 Borg スケールが代表的である

③ これらの評価により呼吸・循環器疾患の重症度や運動負荷の程度を知ることができる．

Borg スケール

どんな評価法か

- 被検者が呼吸困難の程度を直接評価する方法である．
- 自覚的運動強度（Rating of Perceived Exertion；RPE）の指標のひとつであり，あらゆる体力レベルの者に用いることができる．
- 原法は 0 〜 20 の 21 段階であったが，6 〜 20 の 15 段階に改訂されたものが用いられている[1]．この数字は，運動負荷時の心拍数と相関するとされている．さらに，0 〜 10 の比例的分類尺度が考案され[2]，ともに利用されている．こちらは修正 Borg スケールとよばれている．

● Borg スケール

6		
7	非常に楽である	Very, very light
8		
9	かなり楽である	Very light
10		
11	楽である	Fairly light
12		
13	ややきつい	Somewhat hard
14		
15	きつい	Hard
16		
17	かなりきつい	Very hard
18		
19	非常にきつい	Very, very hard
20		

(Borg, 1970, 文献 1, 小野寺・他, 1976, 文献 6 より)

● 修正 Borg スケール

0	感じない	Nothing at all
0.5	非常に弱い	Very, very weak (just noticeable)
1	やや弱い	Very weak
2	弱い	Weak (light)
3		Moderate
4	多少強い	Somewhat strong
5	強い	Strong (heavy)
6		
7	とても強い	Very strong
8		
9		
10	非常に強い	Very, very strong (almost max)
・		Maximal

(Borg, 1982, 文献 2 より)

◯ どう評価するか

- 運動負荷試験中や運動療法中にスケールを被検者にパネルなどで提示し，該当する強度を指差してもらう．

呼吸・循環器疾患

結果の解釈

- Borg スケールの 6 ～ 20 が心拍数 60 ～ 200/分に相当することを想定しているが，心拍数と Borg スケールはしばしば乖離する．
- 運動負荷試験においては，運動強度の把握とともにリスク管理に用いられるが，RPE と客観的な各測定値は相互に補完するものと考えられている．
- 一般に，心肺機能のトレーニング効果や血中乳酸蓄積閾値は多少強い～強い，のところで現れるとされている[3]．

Fletcher, Hugh-Jones 分類

MRC（Medical Research Council）息切れスケール

どんな評価法か

- 呼吸器疾患で用いられる臨床的重症度の評価法である．Fletcher, Hugh-Jones 分類は，肺気腫の最も重要な症状である呼吸困難感の程度を把握するために，5 段階で臨床的重症度を評価する[3]．
- 国際的には MRC（Medical Research Council）息切れスケールが用いられており，呼吸器疾患の運動療法ガイドラインでは，今後 MRC の使用が望ましいとされている[4]．

どう評価するか

- 問診などにより医療スタッフが評価する．

結果の解釈

- 大雑把な重症度の把握に用いられる．いずれのスケールも再現性，弁別性に問題があるとされ，リハの効果判定には適さないとされる．

● Fletcher, Hugh-Jones 分類

Ⅰ度	同年齢の健常者とほとんど同様の労作ができ，歩行，階段昇降も健常者並みにできる．
Ⅱ度	同年齢の健常者とほとんど同様の労作ができるが，坂，階段の昇降は健常者並みにはできない．
Ⅲ度	平地でさえ健常者並には歩けないが，自分のペースでなら1マイル（1.6 km）以上歩ける．
Ⅳ度	休みながらでなければ50ヤード（約46 m）も歩けない．
Ⅴ度	会話，着物の着脱にも息切れを自覚する．息切れのため外出できない．

(Fletcher CM, 1952, 文献3より)

● MRC息切れスケール（修正MRC質問票）

グレード分類	当てはまるものにチェックしてください（1つだけ）	
0	激しい運動をした時だけ息切れがある．	☐
1	平坦な道を早足で歩く，あるいは緩やかな上り坂を歩く時に息切れがある．	☐
2	息切れがあるので，同年代の人より平坦な道を歩くのが遅い，あるいは平坦な道を自分のペースで歩いている時，息切れのために立ち止まることがある．	☐
3	平坦な道を約100 m，あるいは数分歩くと息切れのために立ち止まる．	☐
4	息切れがひどく家から出られない，あるいは衣服の着替えをする時にも息切れがある．	☐

上記の息切れスケールの0，1，2，3，4はGOLD 2011に従った．なお，呼吸リハビリテーションの保険適用における息切れスケールは1，2，3，4，5であるため，+1を加算して評価する．
(日本呼吸ケア・リハビリテーション学会・呼吸リハビリテーション委員会ワーキンググループ，日本呼吸器学会・呼吸管理学術部会，日本リハビリテーション医学会・呼吸リハビリテーションガイドライン策定委員会，日本理学療法士協会・呼吸理学療法診療ガイドライン作成委員会編，2012，文献4より)

NYHA（New York Heart Association）分類

どんな評価法か

- 心疾患をもつ患者の重症度分類で，症状が出現する身体活動の程度から4段階に分類される．
- 1928年に作成され，1973年と1994年に改訂された[5]．

● NYHA 分類

Class I	心疾患を有するが身体活動は制限されない．普通の身体活動では特に疲労，動悸，呼吸困難，狭心痛をきたさない．
Class II	身体活動が軽度制限される．安静時は無症状である．普通の身体活動で，疲労，動悸，呼吸困難，狭心痛をきたす．
Class III	身体活動が高度に制限される．安静時は無症状である．普通以下の身体活動で，疲労，動悸，呼吸困難，狭心痛をきたす．
Class IV	いかなる身体活動でも無症状では行えない．安静時にも心不全や狭心症がみられることがある．どのような身体活動を行っても症状は増悪する．

(The Criteria Committee of the New York Heart Association, 1994, 文献5より)

どう評価するか

- 問診などにより医療スタッフが評価する．

結果の解釈

- 大雑把な重症度の把握に用いられる．
- 主観的評価であり，バイアスが入りやすいとされる．

文献

1) Borg G：Perceived exertion as an indicator of somatic stress. *Scand J Rehab Med* **2**(3)：92-98, 1970.
2) Borg GA：Psychophysical bases of perceived exertion. *Med Sci Sports Exercise* **14**：377-381, 1982.
3) Fletcher CM：The clinical diagnosis of pulmonary emphysema. *Proc R Soc Med* **45**：577-584, 1952.
4) 日本呼吸ケア・リハビリテーション学会・呼吸リハビリテーション委員会ワーキンググループ，日本呼吸器学会・呼吸管理学術部会，日本リハビリテーション医学会・呼吸リハビリテーションガイドライン策定委員会，日本理学療法士協会・呼吸理学療法診療ガイドライン作成委員会編：呼吸リハビリテーションマニュアル―運動療法. 第2版，2012，pp25-34.
5) The Criteria Committee of the New York Heart Association：Nomenclature and criteria for diagnosis of the heart and great vessels. 9th ed, Boston, Little, Brown & Co, 1994, pp253-256.
6) 小野寺孝一・他：全身持久性運動における主観的強度と客観的強度の対応性. 体育学研究 **21**：191-203，1976.

（花山耕三）

介護保険

評価ポイント

① 介護保険は，介護を必要とする状態になっても自立した生活が送れるように，高齢者の介護を社会全体で支える社会保険制度である．
② 介護保険では，要支援，要介護の判定がなされる．その他にも<u>障害老人の日常生活自立度判定基準</u>と<u>認知症（痴呆性）老人の日常生活自立度判定基準</u>を評価することが必要である．
③ 簡易的な評価ではあるが，高齢者の状態をある程度把握できる．

障害老人の日常生活自立度（寝たきり度）判定基準

どんな評価法か

- 地域や施設などにおいて，何らかの障害を有する高齢者の日常生活自立度を客観的かつ短時間に判定することを目的として作成された．

どう評価するか

- 判定に際しては「～をすることができる」といった「能力」の評価ではなく，「状態」，特に「移動」にかかわる状態像に着目して，日常生活の自立の程度を4段階にランク分けすることで評価する．
- 自立度の判定と合わせて，市町村が保健，福祉サービスの供給量を測定するための基礎資料とするため，「移動」「食事」「排泄」「入浴」「着替」「整容（身だしなみ）」「意思疎通」といった個人の日常生活動作（ADL）に関する項目についても判定する．
- 結果は，J1，B1などと表記する．

●障害老人の日常生活自立度（寝たきり度）判定基準（抜粋）

生活自立	ランクJ	何らかの障害等を有するが，日常生活はほぼ自立しており独力で外出する 1　交通機関等を利用して外出する 2　隣近所へなら外出する
準寝たきり	ランクA	屋内での生活は概ね自立しているが，介助なしには外出しない 1　介助により外出し，日中はほとんどベッドから離れて生活する 2　外出の頻度が少なく，日中も寝たり起きたりの生活をしている
寝たきり	ランクB	屋内での生活は何らかの介助を要し，日中もベッド上での生活が主体であるが座位を保つ 1　車椅子に移乗し，食事，排泄はベッドから離れて行う 2　介助により車椅子に移乗する
寝たきり	ランクC	1日中ベッド上で過ごし，排泄，食事，着替において介助を要する 1　自力で寝返りをうつ 2　自力で寝返りもうたない

※判定に当たっては補装具や自助具等の器具を使用した状態であっても差し支えない．

〔「障害老人の日常生活自立度（寝たきり度）判定基準」の活用について（平成3年11月18日　老健第102-2号）厚生省大臣官房老人保健福祉部長通知〕

結果の解釈

- 生活自立　ランクJ：
  J-1はバス，電車などの公共交通機関を利用して積極的に，またかなり遠くまで外出する．
  J-2は隣近所への買い物や老人会などへの参加など，町内の距離程度の範囲までなら外出する．
- 準寝たきり　ランクA：
  A-1は寝たり起きたりはしてはいるものの食事，排泄，着替時はもとより，その他の日中時間帯もベッドから離れている時間が長く，介護者がいればその介助のもと，比較的多く外出する．

A-2 は日中時間帯，寝たり起きたりの状態にはあるものの
ベッドから離れている時間のほうが長いが，介護者がいて
も稀にしか外出しない．
- 寝たきり　ランクB：
B-1 は介助なしに車椅子に移乗し，食事も排泄もベッドから
離れて行う．
B-2 は介助のもと，車椅子に移乗し，食事または排泄に関し
ても，介護者の援助を必要とする．
- 寝たきり　ランクC：
C-1 はベッドの上で常時臥床している．
C-2 は自力で寝返りをうつこともなく，ベッド上で常時臥床
している．

認知症（痴呆性）老人の日常生活自立度判定基準

どんな評価法か

- 地域や施設などの現場において，認知症高齢者に対する適切
な対応がとれるよう，認知症と診断された高齢者の日常生活
自立度を客観的かつ短時間に判定することを目的として作成
された．

どう評価するか

- 判定に際しては，意志疎通の程度や患者にみられる症状，行
動に着目して，日常生活の自立の程度を5段階にランク分け
する．評価にあたっては，必要により家族ら介護にあたって
いる者からの情報も参考にする．

結果の解釈

- ランクⅠ：
在宅生活が基本であり，一人暮しも可能である．
- ランクⅡ：
在宅生活が基本であるが，一人暮らしは困難な場合もある．
- ランクⅡa：
家庭外で上記Ⅱの状態がみられる．慣れない場所で道に迷う

●認知症(痴呆性)老人の日常生活自立度判定基準

ランク	判定基準	みられる症状・行動の例
Ⅰ	何らかの認知症を有するが,日常生活は家庭内及び社会的にほぼ自立している	
Ⅱ	日常生活に支障を来すような症状・行動や意思疎通の困難さが多少見られても,誰かが注意していれば自立できる.	
Ⅱa	家庭外で上記Ⅱの状態が見られる.	たびたび道に迷うとか,買い物や事務,金銭管理等それまでできたことにミスが目立つ等
Ⅱb	家庭内でも上記Ⅱの状態が見られる.	服薬管理ができない,電話の対応や訪問者との対応等ひとりで留守番ができない等
Ⅲ	日常生活に支障を来すような症状・行動や意思疎通の困難さが見られ,介護を必要とする.	
Ⅲa	日中を中心として上記Ⅲの状態が見られる.	着替え,食事,排便,排尿が上手にできない・時間がかかるやたらに物を口に入れる,物を拾い集める,徘徊,失禁,大声・奇声を上げる,火の不始末,不潔行為,性的異常行為等
Ⅲb	夜間を中心として上記Ⅲaの状態が見られる.	ランクⅢaに同じ
Ⅳ	日常生活に支障を来すような症状・行動や意思疎通の困難さが頻繁に見られ,介護を必要とする.	ランクⅢに同じ
M	著しい精神症状や周辺症状あるいは重篤な身体疾患が見られ,専門医療を必要とする.	せん妄,妄想,興奮,自傷・他害等の精神症状や精神症状に起因する問題行動が継続する状態等

〔「痴呆性老人の日常生活自立度判定基準」の活用について(平成5年10月26日老健135号)厚生省老人保健福祉局通知〕

介護保険

とか，買物や事務，金銭管理などそれまでできたことにミスが目立つなど．
- ランクⅡb：
家庭内でも上記Ⅱの状態がみられる．
服薬管理ができない，電話の応対や訪問客との応対など一人で留守番ができないなど．
- ランクⅢ：
日常生活に支障をきたすような症状・行動や意志疎通の困難さがときどきみられ，介護を必要とする．日常生活に支障をきたすような行動や意志疎通の困難さがランクⅡより重度となり，介護が必要となる状態である．
- ランクⅢa：
日中を中心として上記Ⅲの状態がみられる．
着替えができない，排便・排尿を失敗する，食事することができない，同じことを何度も聞く，やたらに物を口に入れる，物を拾い集める，排徊，失禁，大声・奇声をあげる，火の不始末，不潔行為，性的異常行為など．
- ランクⅢb：
夜間を中心として上記Ⅲの状態がみられる．ランクⅢaに同じような症状．
- ランクⅣ：
日常生活に支障をきたすような症状・行動や意志疎通の困難さが頻繁にみられ，常に介護を必要とする．ランクⅢに同じような症状．
常に目を離すことができない状態である．症状・行動はランクⅢと同じであるが，頻度の違いにより区分される．
- ランクⅤ：
著しい精神症状や問題行動あるいは重篤な身体疾患がみられ，専門医療を必要とする．せん妄，妄想，興奮，自傷・他害等の精神症状や精神症状に起因する問題行為が継続する状態など．

文献
1) 厚生省老人保健福祉局老人福祉計画課・老人福祉振興課監修:「障害老人の日常生活自立度(寝たきり度)判定基準」の活用について. 平成3年11月18日老健102-2号厚生大臣官房老人保健福祉部長通知.
2) 厚生省老人保健福祉局老人福祉計画課・老人福祉振興課監修:「痴呆性老人の日常生活自立度判定基準」の活用について. 平成5年10月26日老健135号厚生省老人保健福祉局長通知.

(正門由久)

索引

い
意識障害 ·· 10
痛み ··· 139, 140
一般的記憶 ·· 100

う
うつ ··· 118
ウェクスラー記憶検査（WMS-R）
 ··· 91, 99
ウェクスラー式児童用知能検査
 第3版（WISC-Ⅲ）········ 55, 102
ウェクスラー成人知能検査 第3版
 （WAIS-Ⅲ）················ 44, 48, 102
ウェクスラー幼児用知能検査
 （WPPSI）······················· 55, 59
運動機能 ·· 104
運動年齢テスト（Motor-Age Test）
 ·· 39
運動反応 ·· 11
運動麻痺 ···································· 204, 229

え
遠城寺式・乳幼児分析的発達検査
 ··· 29, 32
嚥下障害 ·· 27
嚥下造影検査（VF）···························· 27
嚥下内視鏡検査（VE）························ 27

お
応用的 ADL ······································· 158

か
仮名ひろいテスト（浜松方式高次
 脳機能スケール）························ 61
介護度 ·· 145, 226
介護保険 ·· 290
改訂版 FAI 自己評価表 ···················· 158
改訂水飲みテスト（MWST）
 ··· 27, 28
開眼反応 ·· 11
外傷後健忘 ·· 219

鍵探し検査 ·· 83
片麻痺 ···························· 204, 206, 216
肩関節疾患 ··· 239
肩関節周囲炎 ····································· 239
活動制限 ··· 255
感情 ·· 131
感度 ··· 6
関節可動域（ROM）··························· 14
関節可動域表示ならびに測定法 14
関節リウマチ ····································· 254
 ──の活動性評価 ···················· 257
 ──の機能分類基準（クラス分類）
 ·· 254
 ──の病気分類（ステージ分類）
 ······································· 254, 255
簡易上肢機能検査（STEF）····· 214
観念失行 ··· 110
顔面動作 ··· 110

き
気分 ·· 125, 131
記憶 ·· 91
記憶検査 ·· 99
記憶障害 ·· 91
規則変換カード検査 ···················· 83
機能障害 ························ 2, 181, 196
機能的発達 ····································· 150
機能評価尺度 ································· 150
急性期脳卒中重症度スケール ·· 190
共同運動 ··· 204

く
クラスター ·· 12
クラス分類（関節リウマチの機能
 分類基準）································ 254
群指数 ··· 51

け
計画能力 ·· 87
痙縮 ·· 25
頚髄症 ·· 236
頚髄症治療成績判定基準〔改訂17
 （－2）点法〕··························· 236
頚椎疾患 ·· 236
慶應版 WCST ····································· 76

健康関連QOL（HRQOL）······· 174
腱板断裂············· 239
顕現性不安尺度（MAS）··· 125, 128
言語············· 29
言語性IQ········ 51, 56, 60
言語性記憶········· 100
言語反応············ 11

こ
コース立方体組み合わせ検査 91, 101
子ども·········· 29, 150
呼吸············· 284
呼吸器疾患·········· 284
呼吸困難感·········· 286
股関節機能判定基準······· 245, 246
股関節疾患·········· 245
個人-社会··········· 29
語の読みの流暢性の検査····· 79
語の流暢性·········· 80
口腔顔面失行········· 110
行為計画検査········· 83
行動観察············ 7
行動検査············ 72
行動障害性··········· 76
高次動作性検査········ 107
高次脳機能障害
············ 61, 70, 76, 91, 107, 111
高齢者·········· 122, 290, 292
国際疾病分類（ICD）······· 1
国際障害分類（ICIDH）······ 1, 2
国際生活機能分類（ICF）····· 1
骨関節疾患·· 236, 239, 242, 245, 248

さ
座位開始基準·········· 13
参加制約（社会的不利）······ 163

し
しているADL········· 143, 145
視覚構成能力········· 94
視覚性記憶······· 94, 100, 104
視覚性知覚·········· 104
視覚性注意·········· 94
視空間構成·········· 104
視知覚能力········· 55, 58

時間判断検査········· 84
失語············· 111
失語指数············ 115
失語症············· 53
失語症検査·········· 111
膝関節機能評価尺度······· 253
質問紙による遂行機能障害の評価
（DEX）············ 85
失行············· 107
疾患活動性·········· 260
社会参加············ 172
社会生活復帰········· 228
社会的不利（参加制約）······ 2, 163
尺度·············· 4
修正Borgスケール······· 284, 285
修正6要素検査········ 84
集中力············· 100
重症度············· 185
循環器疾患·········· 284
障害構造············ 114
障害老人の日常生活自立度（寝た
きり度判定基準）······· 290
上肢機能············ 214
心理··········· 118, 125, 133
信頼性·············· 5
神経行動発達········· 29
神経根症状··········· 236
新生児············· 40
新版K式発達検査2001······· 29, 37
人格············· 133
人格検査············ 133

す
ステージ分類（関節リウマチの病
期分類）·········· 254, 255
ステレオタイプ（日常的慣習的活
動）············· 79
遂行機能障害········· 83

せ
成長············· 29
性格特性············ 133
精神疾患············ 91
精神遅滞（MR）の区分······ 58

精神発達	37
脊髄障害	270
脊髄髄膜瘤	270
脊髄損傷	163, 229
脊柱管形態障害	270
線分二等分試験	70
全検査IQ	50
前頭葉機能	61
前頭葉機能障害	76, 93
前頭葉機能損傷	76
前頭葉損傷例	96

そ
粗大運動	29
粗大運動機能	263
粗大運動能力尺度（GMFM）	39, 263
粗大運動能力分類システム（GMFCS）	266, 267
粗大，微細運動機能	39

た
田中ビネー知能検査V	55, 57
妥当性	5
体幹機能	213

ち
知覚麻痺	229
知の能力	57
知的発達水準	59
知能	44, 55, 101
小児の――	55
成人の――	44
知能指数	50, 56
知能障害	44
遅延再生	100
中枢性麻痺	204
注意	81, 100
――の分配能力	79
注意検査法	61
注意障害	61, 93
聴覚性言語性対連合記憶検査	91

つ
津守式乳幼児精神発達質問紙	36
通常検査	72

て
できるADL	143, 145
デンバー発達判定法（DENVER II）	29

と
トリックモーション	23
徒手筋力検査（MMT）	22
東大脳研式	91
疼痛	139
頭頂-後頭葉病変	106
頭頂-後頭領域損傷例	96
頭部外傷患者	163, 169
動作性IQ	51, 56, 60
動物園地図検査	84
特異度	6

に
二分脊椎	270
日本語版BADS	83
日本語版DASH	239, 241
日本整形外科学会OA膝治療成績判定基準	248, 249
日本整形外科学会肩関節疾患治療成績判定基準	239
日本整形外科学会股関節機能判定基準（JOA Hip Score）	245
日本整形外科学会腰痛疾患治療成績判定基準	242
日本版膝関節症機能評価尺度（JKOM）	253
日常生活	97
日常生活上の問題点	83, 91
日常生活自立度	290, 292
日常生活動作（ADL）	143, 150
日常的習慣の活動（ステレオタイプ）	79
乳幼児	39
乳幼児健診	29
乳幼児発達スケール（KIDS）	36
認知機能	44
認知機能障害	228
認知症	91, 292

認知症（痴呆性）老人の日常生活
　自立度判定基準 ········· 290, 292
ね
寝たきり度 ················ 291
寝たきり度判定基準（障害老人の
　日常生活自立度）··········· 290
の
能力低下 ···················· 2
　——の全体像 ············· 193
脳外傷 ···················· 219
脳外傷後の予後予測 ·········· 222
脳外傷受傷後の帰結 ·········· 219
脳外傷受傷後の見当識と健忘 ·· 221
脳性麻痺 ·················· 263
脳卒中 ······ 185, 193, 196, 208, 214
脳卒中後遺症の転帰判定 ······ 193
脳卒中上肢機能検査（MFT）
　······················ 214, 216
脳卒中地域連携パス ·········· 193
　——の運動麻痺 ············ 204
　——の機能障害 ············ 196
　——の急性期リハビリテーション
　························· 13
脳損傷 ················· 94, 105
脳損傷者 ··················· 94
脳梁離断症候群 ············· 110
は
ハノイの塔（Tower of Hanoi）
　······················· 76, 87
バランス ·················· 208
パーキンソン病 ············· 273
長谷川式簡易知能評価スケール
　（HDS-R）················ 44, 46
肺気腫 ···················· 286
発達 ······················ 29
発達障害 ··················· 29
発達遅滞 ··················· 29
浜松方式高次脳機能スケール（仮
　名ひろいテスト）············ 61
反復唾液飲みテスト（RSST）··· 27
半側空間無視 ················ 70

ひ
非言語性検査 ··············· 101
微細運動-適応··············· 29
評価 ······················· 8
評価法の選択 ················ 3
標準化 ··················· 3, 4
標準高次動作性検査 ·········· 107
標準失語症検査（SLTA）······ 111
標準注意検査法 ·············· 61
描画試験 ··················· 70
ふ
フロスティッグ視知覚発達検査
　（DTVP）················ 55, 58
ブラゼルトン新生児行動評価
　（NBAS）················ 29, 40
不安 ······················ 125
へ
ベック抑うつ質問票（BDI-II）··· 118
変形性膝関節症 ············· 248
ほ
歩行能力 ·················· 270
ま
麻痺 ······················ 229
麻痺上肢 ·················· 234
抹消試験 ··················· 70
み
ミネソタ多面式人格テスト（MMPI）
　························ 128
三宅式記銘力検査 ············ 91
右大脳半球病変 ·············· 70
右半球損傷例 ··············· 96
む
無関係対語試験 ·············· 93
め
面接 ······················· 7
も
模写試験 ··················· 70
問診 ······················· 7
や
矢田部・Guilford 性格検査（YG）
　························ 133

ゆ
有関係対語試験 ……………………… 93

よ
腰椎疾患 ……………………………… 242
腰椎椎間板ヘルニア ……………… 242
腰痛 …………………………………… 242
腰痛疾患治療成績判定基準 …… 242
腰部脊柱管狭窄症 ………………… 242

り
リバーミード行動記憶検査（RBMT）
……………………………………… 91, 97
流暢性の検査 ……………………… 80

れ
レーブン色彩マトリックス検査
（RCPM） ………………………… 53

ろ
ロールシャッハテスト …… 133, 136

数字
3-3-9度方式 ……………………… 12
7つのクラスター ………………… 41
9-hole peg test …………………… 214

欧文
ACR コアセット（ACR Core set）
………………………………… 254, 257
Action Program Test …………… 83
Action Research Arm test …… 214
ADL（Activities of Daily Living）
………………………………… 143, 150
　小児の── ……………………… 150
APIB（Assessment of Preterm Infants' Behavior） …………… 43
ASIA Impairment Scale ……… 232
ASIA（American Spinal Cord Injury Association；Standard Neurological Classification Of Spinal Cord Injury） ………… 229
BADS（Behavioural Assessment of the Dysexecutive Syndrome）
………………………………… 76, 83
BBS（Berg Balance Scale） …… 208
BDI-Ⅱ（Beck Depression Inventory-Ⅱ） ………………… 118
Behavioural Inattention Test
………………………………… 70, 72
Benton 視覚記銘検査 ………… 91, 94
BI（Barthel Index） …………… 143
BIT行動性無視検査 日本版 70, 72
Borg スケール …………………… 284
Brunnstrom Stage ……… 196, 204
Burden of Care ………………… 145
CHART（Craig Handicap Assessment and Reporting Technique）
……………………………………… 163
CHART 日本語版質問表 ……… 164
CIQ（Community Integration Questionnaire） ………… 163, 169
CIQ 日本語版質問表 …………… 170
Controlled Oral Word Association
……………………………………… 80
CPT（Continuous Performance Test） …………………………… 61, 67
DAS（Disease Activity Score）
………………………………… 254, 260
DAS28 の計算式 ………………… 261
DENVER Ⅱ ……………………… 29
DEX（Dysexecutive Questionnaire）
……………………………………… 85
Disabilities of the Arm Shoulder and Hand ……………… 239, 241
DRS（Disability Rating Scale）
………………………………… 219, 222
DTVP（Developmental Test of Visual Perception） ……… 55, 58
EuroQol ……………………… 174, 182
FAI（Frenchay Activities Index）
……………………………………… 158
FAI 自己評価表 ………………… 158
FAM（Functional Assessment Measure） ………………… 219, 226
FAS テスト ………………………… 80
FIM（Functional Independence Measure） ………… 143, 145, 226

Fletcher, Hugh-Jones 分類 284, 286	KIDS 36
Fluency test 80	MAS (Manifest Anxiety Scale) 125, 128
FM (Fugl-Meyer Assessment) 196, 199	MAS (Modified Ashworth Scale) 25
Frankel 分類 229, 233	MFT (Manual Function Test) 214, 216
GCS (Glasgow Coma Scale) 10	MMPI (Minnesota Multiphasic Personality Inventry) 128
GDS (Geriatric Depression Scale) 122	MMSE (Mini Mental State Examination) 44
GMFCS (Gross Motor Function Classification System) 266, 267	MMT (Manual Muscle Test) 22
GMFM (Gross Motor Function Measure) 39, 263	Modified Six Elements Test 84
GMFM-66 263	Modified Stroop Test 76, 79
GMFM-88 264	Motor Activity Log test 214
GOAT (Galveston Orientation and Amnesia Test) 219, 221	Motor-Age Test 39
GOS (Glasgow Outcome Scale) 219	Motoricity Index 196, 206
HAQ 259	MPQ (McGill Pain Questionare) 139, 140
Harris Hip Score 245	MR (Mental Retardation) 58
HDS-R (Hasegawa Dementia Rating Scale-Revision) 44, 46	MRC (Medical Research Council) スケール 206
Health Assessment Questionnaire 257	MRC (Medical Research Council) 息切れスケール 284, 286
Hoehn and Yahr 重症度分類 273	mRS (modified Rankin Scale) 185, 193
Hoffer の分類 270	MWST (Modified Water Swallow Test) 27, 28
HRQOL 174	
IADL 158	NBAS (Neonatal Behavior Assessment Scale) 29, 40
ICD (International Classification of Disease) 1	NIDCAP (Newborn Individualized Developmental Care and Assessment Program) 43
ICF (International Classification of Functioning Disability and Health) 1	NIHSS (National Institute of Health Stroke Scale) 185
ICIDH (International Classification of Impairment Disability and Handicap) 1, 2	NYHA (New York Heart Association) 分類 284, 288
JCS (Japan Coma Scale) 10, 12	OA 膝 248
JKOM (Japanese Knee Osteoarthritis Measure) 248, 253	PASAT (Paced Auditory Serial Addition Task) 61, 64
JOA Hip Score 245	Peabody Developmental Motor Scales 39
JSS (Japan Stroke Scale) 185, 190	
Key Search Test 83	

PEDI (Pediatric Evaluation of Disability Inventory) ⋯ 150, 154
POMS (Profile of Mood States) ⋯⋯⋯⋯⋯⋯⋯⋯⋯⋯⋯ 125, 131
QOL ⋯⋯⋯⋯⋯⋯⋯⋯⋯⋯⋯ 174
QuickDASH ⋯⋯⋯⋯⋯⋯⋯⋯ 241
RBMT (Rivermead Behavioural Memory Test) ⋯⋯⋯ 91, 97, 100
RCPM (Raven's Colored Progressive Matrices) ⋯⋯⋯⋯⋯⋯⋯ 44, 53
RDQ (Roland-Morris Disability Questionnaire) 日本語版 242, 244
Reading Fluency ⋯⋯⋯⋯⋯⋯⋯ 79
Rey の複雑図形 ⋯⋯⋯⋯⋯ 91, 104
ROCFT (Rey-Osterrieth Complex Figure Test) ⋯⋯⋯⋯⋯⋯⋯ 104
ROM (Range of Motion) ⋯⋯⋯⋯ 14
RSST (Repetitive Swaliva Swallowing Test) ⋯⋯⋯⋯⋯⋯⋯⋯⋯⋯⋯ 27
Rule Shift Card Test ⋯⋯⋯⋯⋯⋯ 83
SDS (Zung Self-rating Depression Scale) ⋯⋯⋯⋯⋯⋯⋯⋯ 118, 120
SF-36 (Medical Outcome Study Short-Form 36 Item Health Survey) ⋯⋯⋯⋯⋯⋯⋯⋯⋯⋯ 174
SIAS (Stroke Impairment Assessment Set) ⋯⋯⋯⋯⋯⋯⋯⋯⋯ 196
SIP (Sickness Impact Profile) ⋯⋯⋯⋯⋯⋯⋯⋯⋯⋯⋯ 174, 181
SLTA (Standard Language Test of Aphasia) ⋯⋯⋯⋯⋯⋯⋯⋯ 111
STAI (State-Trait Anxiety Inventory) ⋯⋯⋯⋯⋯⋯⋯⋯⋯ 125
STEF (Simple Test for Evaluating Hand Function) ⋯⋯⋯⋯⋯⋯ 214
TCT (Trunk Control Test) ⋯ 212
Temporal Judgement Test ⋯⋯⋯ 84

TMT (Trail Making Test A & B) ⋯⋯⋯⋯⋯⋯⋯⋯⋯⋯⋯⋯ 76, 81
Tower of Hanoi ⋯⋯⋯⋯⋯⋯ 76, 87
UPDRS (Unified Parkinson's Disease Rating Scale) 273, 274
VAS (Visual Analogue Scale) 139
VE (Videoendoscopy) ⋯⋯⋯⋯⋯ 27
VF (Videofuluorography) ⋯⋯⋯ 27
WAB (Western Aphasia Battery) ⋯⋯⋯⋯⋯⋯⋯⋯⋯⋯⋯ 111, 115
WAB 失語症検査 (WAB) 111, 115
WAIS-Ⅲ (Wechsler Adult Intelligence Scale-3rd Edition) ⋯⋯⋯⋯⋯⋯⋯⋯⋯ 44, 48, 102
WAIS-R ⋯⋯⋯⋯⋯⋯⋯⋯⋯⋯⋯ 48
WCST (Wisconsin Card Sorting Test) ⋯⋯⋯⋯⋯⋯⋯⋯⋯⋯⋯ 76
WeeFIM (Functional Independence Measure for Children) ⋯⋯⋯⋯⋯⋯⋯⋯⋯⋯⋯⋯⋯ 150
WISC-Ⅲ (Wechsler Intelligence Scale for Children-3rd Edition) ⋯⋯⋯⋯⋯⋯⋯⋯⋯⋯⋯ 55, 102
WMS-R (Wechsler Memory Scale-Revised) ⋯⋯⋯⋯⋯⋯⋯⋯⋯ 99
Wolf Manual Function Test ⋯⋯ 214
WOMAC (Western Ontario and McMaster Universities) 248, 250
WOMAC と機能的に等価な TKA 患者の QOL 評価尺度 ⋯⋯⋯⋯ 251
Word Fluency Test ⋯⋯⋯⋯ 76, 80
WPPSI (Wechsler Preschool and Primary Scale of Intelligence) ⋯⋯⋯⋯⋯⋯⋯⋯⋯⋯⋯⋯ 55, 59
YG ⋯⋯⋯⋯⋯⋯⋯⋯⋯⋯⋯⋯ 133
Zancolli 分類 ⋯⋯⋯⋯⋯⋯ 229, 234
Zoo Map Test ⋯⋯⋯⋯⋯⋯⋯⋯ 84

リハビリテーション評価 ポケットマニュアル	ISBN978-4-263-21864-8

2011年 3月15日　第1版第1刷発行
2018年10月10日　第1版第6刷発行

編　者　正　門　由　久
発行者　白　石　泰　夫
発行所　医歯薬出版株式会社

〒113-8612　東京都文京区本駒込1-7-10
TEL.（03）5395-7628(編集)・7616(販売)
FAX.（03）5395-7609(編集)・8563(販売)
https://www.ishiyaku.co.jp/
郵便振替番号 00190-5-13816

乱丁，落丁の際はお取り替えいたします	印刷・あづま堂印刷／製本・明光社

© Ishiyaku Publishers, Inc., 2011. Printed in Japan

本書の複製権・翻訳権・翻案権・上映権・譲渡権・貸与権・公衆送信権（送信可能化権を含む）・口述権は，医歯薬出版(株)が保有します．
本書を無断で複製する行為（コピー，スキャン，デジタルデータ化など）は，「私的使用のための複製」などの著作権法上の限られた例外を除き禁じられています．また私的使用に該当する場合であっても，請負業者等の第三者に依頼し上記の行為を行うことは違法となります．

JCOPY ＜出版者著作権管理機構 委託出版物＞

本書をコピーやスキャン等により複製される場合は，そのつど事前に出版者著作権管理機構（電話 03-3513-6969，FAX 03-3513-6979，e-mail : info@jcopy.or.jp）の許諾を得てください．